针灸甲乙经

（第二版）

晋·皇甫谧 ◎ 著

周 琦 ◎ 校注

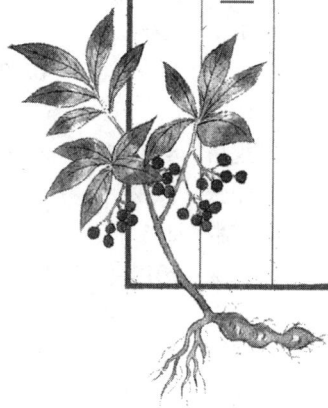

中医非物质文化遗产临床经典读本

第一辑

中国健康传媒集团

中国医药科技出版社·北京

图书在版编目（CIP）数据

针灸甲乙经 / （晋）皇甫谧著；周琦校注 . — 2 版 . —北京：中国医药科技出版社，2019.7（2025.8 重印）.

（中医非物质文化遗产临床经典读本）

ISBN 978-7-5214-0814-0

Ⅰ . ①针… Ⅱ . ①皇… ②周… Ⅲ . ①《针灸甲乙经》

Ⅳ . ① R245

中国版本图书馆 CIP 数据核字（2019）第 032398 号

美术编辑 陈君杞
版式设计 也 在

出版　**中国健康传媒集团** ｜ 中国医药科技出版社

地址　北京市海淀区文慧园北路甲 22 号

邮编　100082

电话　发行：010 - 62227427　邮购：010 - 62236938

网址　www.cmstp.com

规格　880 × 1230mm $\frac{1}{32}$

印张　12 $\frac{3}{4}$

字数　265 千字

初版　2010 年 12 月第 1 版

版次　2019 年 7 月第 2 版

印次　2025 年 8 月第 4 次印刷

印刷　大厂回族自治县彩虹印刷有限公司

经销　全国各地新华书店

书号　ISBN 978-7-5214-0814-0

定价　**28.00 元**

获取新书信息、投稿、为图书纠错，请扫码联系我们。

　　《针灸甲乙经》全书十二卷，共一百二十八篇，其内容大致为：卷一论脏腑、气血津液，卷二论经络，卷三论腧穴，卷四论脉诊，卷五论刺灸法，卷六论病因病机，卷七至卷十二论临床各科疾病的针灸治疗。如此按基础理论、经络腧穴、诊断、刺灸操作、临床治疗的编排次序，系统而有条理，对后世影响甚大。唐代《千金要方》《外台秘要》等有关针灸的内容多取材于此书，北宋官颁针灸腧穴专书《铜人腧穴针灸图经》也以本书第三卷为基础加以扩充而成。在唐代及稍后的日本、朝鲜等国医事律令中，本书均被列为中医学之必修教材。足显其在中医学中的经典地位。

　　《针灸甲乙经》经由北宋校正医书局校勘，南宋以后刊刻较少。后世传本皆据北宋校定本。现存最早刊本是明万历吴勉学校勘的《医学六经》本，此本于万历二十九年（1601年）收入吴勉学校勘的《古今医统正脉全书》中，清以后有十余种刻本，新中国建立后又有影印本刊行。但后各家印本均以《医统正脉》本为祖本。此次校注工作亦以明刊《医统正脉》本影印本为底本。

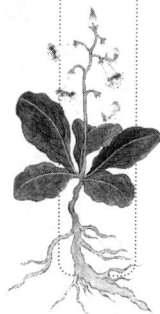

内
容
提
要

出版者的话

中国从有文献可考的夏、商、周三代，就进入了文明的时代。中国人认为自己是炎黄的子孙，若以此推算，中国的文明史可以追溯到五千年前。中华民族崇尚自然，形成了"天人合一"的信仰，中医学就是在这种信仰的基础上产生的一种传统医学。

中医的起源可以追溯到炎帝、黄帝时期，根据考古、文献记载和传说，炎帝神农氏发明了用药物治病，黄帝轩辕氏创造脏腑经脉知识，炎帝和黄帝不仅是中华民族的始祖，也是中医的缔造者。

大约在公元前1600年，商代的伊尹发明了用"汤液"治病，即根据不同的证候把药物组合在一起治疗疾病，后世称这种"汤液"为"方剂"，这种治病方法一直延续到现在。由此可见，中华民族早在3700多年前就发明了把各种药物组合为"方剂"治疗疾病，实在令人惊叹！商代的彭祖用养生的方法防治疾病，中国人重视养生的传统至今深入民心。根据西汉司马迁《史记》的记载，春秋战国时期的秦越人扁鹊善于诊脉和针灸，西汉仓公淳于意善于辨证施治。这些世代传承积累的医药知识，到了西汉时期已蔚为大观。汉文帝下诏命刘向等一批学者整理全国的图书，整理后的图书分为六大类，即六艺、诸子、诗赋、兵书、术数、方技，方技即医学。刘向等校书，前后历时27年，是对中国历史文献最为壮观的结集、整理、研究，真正起到了上对古人、下对子孙后代的承前启后的作用。后之学者，欲考中国学术的源流，可以此为纲鉴。

这些记载各种医学知识的医籍，传之后世，被遵为经典。医经中的《黄帝内经》，记述了生命、疾病、诊疗、药物、针灸、养生的原理，是中医学理论体系形成的标志。这部著作流传了2000多年，到现在，仍被视为学习中医的必读之书，且早在公元7世纪，就传播到了周边一些国家和地区，近代以来，更是被翻译成多种语言，在世界许多国家广泛传播。

经方医籍中记载了大量以方治病和药物的知识，其中有《汤液经法》一书，相传是伊尹所作。东汉时期，人们把用药的知识编纂为一部著作，称《神农本草经》，其中记载了365种药物的药性、产地、采收、加工和主治等，是现代中药学的起源。中国历代政府重视对药物进行整理规范，著名的如唐代的《新修本草》、宋代的《证类本草》，到了明代，著名医学家李时珍历经30余年研究，编撰了《本草纲目》一书，在世界各国产生了广泛影响。

东汉时期的张仲景，对医经、经方进行总结，创造了"六经辨证"的理论方法，编撰了《伤寒杂病论》，成为中医临床学的奠基人，至今仍是指导中医临床的重要文献。这部著作早在公元700年左右就传到日本等国家和地区，一直受到重视。

西晋时期，皇甫谧将《素问》《针经》和《黄帝明堂经》进行整理，编纂了《针灸甲乙经》，系统地记录了针灸的理论与实践，成为学习针灸的经典必读之书，一直传承到现在。这部著作也被翻译成多种语言，在世界各地广泛传播。

中医学在数千年的发展历程中，创造积累了丰富的医学理论与实践经验，仅就文献而言，保存下来的中医古籍就有1万余种。中医学独特的思想与实践，在人类社会关注健康、重视保护文化多样性和非物质文化遗产的背景下，显现出更加旺盛的生命力。

中医药学与中华民族所有的知识一样，是"究天人之际"的学问，所以，中国的学者们信守着"究天人之际，通古今之变，成一家之言"的至理。《素问·著至教论篇》记载黄帝与雷公讨论医道说："而道，上知天文，下知地理，中知人事，可以长久。以教众庶，亦不疑殆。医道论篇，可传后世，可以为宝。"这段话道出了中医学的本质。中医是医道，医道是文化、是智慧，《黄帝内经》中记载的都是医道。医道是究天人之际的学问，天不变，道亦不变，故可以长久，可以传之后世，可以为万世之宝。

医道可以长久，在医道指导下的医疗实践，也可以长久。故《黄帝内经》中的诊法、刺法可以用，《伤寒论》《金匮要略》《备急千金要方》《外台秘要》的医方今天亦可以用，《神农本草经》《证类本草》《本草纲目》的药今天仍可以用。

或许要问，时间太久了，没有发展吗？不需要创新吗？其实，求新是中华民族一贯的追求。如《礼记·大学》说："苟日新，日日新，又日新。"清人钱大昕有一部书叫《十驾斋养新录》，他以咏芭蕉的诗句解释"养新"之义说："芭蕉心尽展新枝，新卷新心暗已随，愿学新心养新德，长随新叶起新知。"原来新知是"养"出来的。

中华民族"和实生物，同则不继"的思想智慧，与当今国际社会提出的保护和促进文化多样性、保护人类的非物质文化遗产的需求相呼应。世界卫生组织2000年发布的《传统医学研究和评价方法指导总则》中，将"传统医学"定义为"在维护健康以及预防、诊断、改善或治疗身心疾病方面使用的各种以不同文化所特有的理论、信仰和经验为基础的知识、技能和实践的总和"，点明了文化是传统医学的根基。习近平总书记深刻指出："中医药学是中国古代科学的瑰宝，也是打开中华文明宝库的钥匙。"这套丛书的整理出版，也是为了打磨好中医药学这把钥匙，以期打开中华文明这个宝库。

希望这套书的再版，能够带您回归经典，重温中医智慧，获得启示，增添助力！

中国医药科技出版社

2019 年 6 月

校注说明

　　《针灸甲乙经》全名《黄帝三部针灸甲乙经》，皇甫谧撰辑于魏甘露（公元 256~259）年间。该书由《素问》《九卷》（即《灵枢》）《明堂孔穴针灸治要》三部古医经分类合编而成，亦为此三部医经古传本之一。而《明堂孔穴针灸治要》早已亡佚，其主要内容藉《针灸甲乙经》得以保存《针灸甲乙经》原书十卷（见《隋书·经籍志》），以天干编次，故名"甲乙"经，但至南北朝时期已被析为十二卷，现今通行本亦为十二卷。按《汉书·艺文志》记载的医经文献中，既有《内经》亦有《外经》。《内经》得以传承，然其称述多而切事少，主论医理，参合天地自然兼涉人事政治。而《外经》今只得其名未见其书，若其为相对《内经》而作之书，则主要内容当涉及临证施治、针灸方药等方面。《针灸甲乙经》一书参合《明堂孔穴针灸治要》收载针灸治疗各类病症之腧穴主治共八百余条，使《内经》中大部分理论价值在临床实践中得以充分体现。从这个意义上看，《针灸甲乙经》或有《外经》之余绪亦未可知。

一、校勘用书

　　底本：《针灸甲乙经》明刊《医统正脉》本影印本（简称《甲乙经》，人民卫生出版社 1956 年出版）。

　　校本：《钦定四库全书·子部·针灸甲乙经》影印本（简称四

库本）。

他校本：①《灵枢经》（简称《灵枢》）：明·赵府居敬堂刊，人民卫生出版社一九五六年影印本。②《黄帝内经素问》（简称《素问》）：以明·顾从德刻《重广补注黄帝内经素问》为蓝本。人民卫生出版社 1963 年出版。③《黄帝内经太素新校正》（简称《太素》，书中引用该书注文则简称《太素新校正》）：以日本仁和寺原钞本影印件为底本，钱超尘、李云校注，学苑出版社 2006 年出版。此外，此次校对还参考《针灸甲乙经校注》（简称《校注》张灿玾、徐国仟主编，人民卫生出版社 1996 年出版）《针灸甲乙经》刘衡如点校本（简称刘衡如本，人民卫生出版社 1962 年出版），以及《黄帝内经太素研究》（简称《太素研究》，钱超尘著，人民卫生出版社 1998 年版）对针灸孔穴主治部分及某些与音韵学相关的文句进行校注说明。

二、对医统正脉本《甲乙经》讹、衍、倒、夺文字的处理

本次校勘医统本《甲乙经》以保存原书原貌为基本原则，凡遇讹衍倒夺之处，多不改动原文，在注文中逐一说明。凡属相同问题，只在第一处出注，以下均保持原貌，不再出注。由于《甲乙经》与《灵枢》《素问》《太素》等书文字差异之处繁多，在此次校对过程中，凡底本与校本文字差异不影响文义者，均不出校记。黄帝与岐伯、伯高、少俞等臣子对话的谦恭之语，此类文字与《灵枢》《素问》《太素》不同之处，若不碍文义，虽有不同均不出校记。如有脱漏甚多，有碍理解阅读，均出校予以说明，但不补入正文。《甲乙经》与《灵枢》《素问》《太素》中存在大量虚词的不同，常有"也""之""者"等误衍之处，如无碍文以及阅读理解，则均不出校。

底本中的小字原为宋人林亿等注入，其中多有引用《灵枢》《素

问》及《太素》等古医经之文,若其引文与现今《灵枢》《素问》及《太素》不相符合者,本书均用"今《灵枢》《素问》或《太素》作某某"以示区别,不予改动。

三、对书中俗体字、异体字、通假字及避讳字的处理(含简化字处理)

凡书中"已""巳"不分,"泻"作"写","沉"作"沈","冰"作"氷","充"作"克"者等,均据文义及校本予以径改,不出校记。文字与《太素》《灵枢》《素问》不同,而此等校本中文字属俗体字者,均出校予以说明。如"两焦不通〔两焦不通:《素问》作"而上焦不通"。焦,《太素》作"瞧"。按《太素新校正》云:'瞧'为'膲'俗字,'膲',后世医籍多做'焦'"。焦,《太素》通篇多作"瞧",后文同此者,不复出。"详《素问》新校正云:"按《甲乙经》及《太素》'而上焦不通'作'两焦不通'。"〕"。

异体字及通假字的处理:凡医统本中有异体字如仅为上下结构与左右结构之不同,如"胸"作"胷","腰"作"胁"作"膂"等,均予以径改,不作说明;有些文字如"欬""瘀""慄""瘘"等,与今"咳""酸""栗""瘊"在古语中均不尽相同,文义或有延伸或有缩小,因而不改原文。底本与校本之间难于理解的通假字,均出校予以说明,不改原文。

避讳字处理:凡避讳字出现,均加注予以说明,并在该字首次出现时指出《甲乙经》避讳该字的缘由。另,参校本中有因避讳与医统本不同之处,亦同时出校予以说明。如:"刺匡(原文"匡"下一横阙失)〔匡:疑系避宋太祖赵匡胤讳缺笔。〕上陷骨中脉为漏为盲。"

简化字处理:凡简化后文字文义有所扩大或缩小者,均不予以简化,并出校说明。如"谿"作"溪","衝"作"冲"等,均仍其形。其余不碍阅读,根据现行简化字规范予以简化。

《针灸甲乙经》历经千余年的流传，辗转至今，其原貌我们已不可获知。许多文字只能借由《太素》《灵枢》《素问》《千金》《外台》等书中所互引内容参照比对，分析辨识其本真。其中存在的大量差异，部分已经可以有肯定的是非判断，而仍有许多异文至今仍无法考证出其真伪。这将有待于今后有更多的文物支持以及不断的研究去解开这些疑团。

　　　　　　　　　　　　　　　　　　校注者

　　　　　　　　　　　　　　　　　　2019 年 5 月

林 序

　　臣闻通天地人曰儒，通天地不通人曰技，斯医者虽曰方技，其实儒者之事乎。班固序《艺文志》，称儒者助人君，顺阴阳，明教化，此亦通天地人之理也。又云：方技者，盖论病以及国，原诊以知政。非能通三才之奥，安能及国之政哉。晋·皇甫谧博综典籍百家之言，沉静寡欲，有高尚之志。得风痹，因而学医，习览经方，遂臻至妙。取黄帝《素问》《针经》《明堂》三部之书，撰为《针灸经》十二卷，历古儒者之不能及也。或曰：《素问》《针经》《明堂》三部之书，非黄帝书，似出于战国。曰：人生天地之间，八尺之躯，藏之坚脆，府之大小，谷之多少，脉之长短，血之清浊，十二经之血气大数，皮肤包络其外，可剖而视之乎。非大圣上智，孰能知之，战国之人何与焉。大哉！《黄帝内经》十八卷，《针经》三卷，最出远古。皇甫士安能撰而集之，惜简编脱落者已多，是使文字错乱，义理颠倒，世失其传，学之者鲜矣。唐·甄权但修《明堂图》，孙思邈从而和之，其余篇第亦不能尽言之。国家诏儒臣校正医书，今取《素问》《九墟》《灵枢》《太素经》《千金方》及《翼》《外台秘要》诸家善书校对，玉成缮写，将备亲览。恭惟主上圣哲文明，光辉上下，孝慈仁德，蒙被众庶，大颁岐黄，远及方外，使皇化兆于无穷，和气浃而充塞，兹亦助人灵，顺阴阳，明教化之一端云。

国子博士臣高保衡、尚书屯田郎中
臣孙奇、光禄卿直秘阁臣林亿等上

皇　序

　　夫医道所兴，其来久矣。上古神农始尝草木而知百药。黄帝咨访岐伯、伯高、少俞之徒，内考五脏六腑，外综经络血气色候，参之天地，验之人物，本性命，穷神极变，而针道生焉。其论至妙，雷公受业传之于后。伊尹以亚圣之才，撰用《神农本草》以为汤液。中古名医有俞跗、医缓、扁鹊，秦有医和，汉有仓公。其论皆经理识本，非徒胗病而已。汉有华佗、张仲景。其它①奇方异治，施世者多，亦不能尽记其本末。若知直祭酒刘季琰，病发于畏恶，治之而瘥，云：后九年季琰病应发，发当有感，仍本于畏恶，病动必死，终如其言。仲景见侍中王仲宣，时年二十余，谓曰：君有病，四十当眉落，眉落半年而死，令服五石汤可免。仲宣嫌其言忤，受汤勿服。居三日，见仲宣谓曰：服汤否？仲宣曰：已服。仲景曰：色候固非服汤之胗，君何轻命也。仲宣犹不信②。后二十年果眉落，后一百八十七日而死，终如其言。此二事虽扁鹊、仓公无以加也。华陀③性恶矜技，终以戮死。仲景论广伊尹《汤液》为数十卷，用之多验。近代太医令王叔和撰次仲景，

---

① 其它：《校注》改作"华佗"。
② 信：原作"言"，据四库本改，《校注》亦据嘉靖本、正重抄本《医经正本书》改。
③ 陀：当据前文作"佗"。

选论甚精，指事①施用。

　　按《七略·艺文志》：《黄帝内经》十八卷。今有《针经》九卷，《素问》九卷，二九十八卷，即《内经》也。亦有所忘失，其论遐远，然称述多而切事少，有不编次。比按仓公传，其学皆出于是②，《素问》论病精微，《九卷》原本经脉，其义深奥，不易觉也。又有《明堂孔穴针灸治要》，皆黄帝岐伯选③事也。三部同归，文多重复，错互非一。甘露中，吾病风加苦聋，百日方治，要皆浅近，乃撰集三部，使事类相从，删其浮辞，除其重复，论其精要，至为十二卷。《易》曰：观其所聚，而天地之情事见矣。况物理乎？事类相从，聚之义也。夫受先人之体，有八尺之躯，而不知医事，此所谓游魂耳。若不精通于医道，虽有忠孝之心，仁慈之性，君父危困，赤子涂地，无以济之。此固圣贤所以精思极论，尽其理也。由此言之，焉可忽乎？其本论，其文有理，虽不切于近事，不甚删也。若必精要，后其闲暇，当撰核以为教经云尔。

---

① 指事：《校注》据正抄本、《伤寒论》林亿等序及《医经正本书》改作"皆可"。

② 是：原在下文"《九卷》"后，据《校注》移至此，义顺。

③ 选：疑为"遗"之误，《校注》及刘衡如本皆据《医经正本书》改作"遗"。

序 例

　　诸问，黄帝及雷公皆曰问。其对也，黄帝曰答，岐伯之徒皆曰对。上章问及对已有名字者，则下章但言问言对，亦不更说名字也。若人异则重复更名字。此则其例也。诸言主之者可灸可刺，其言刺之者不可灸，言灸之者不可刺，亦其例也。

晋·玄晏先生皇甫谧士安集

朝散大夫守光禄直秘阁判登闻检院上护军臣林亿

朝奉郎守尚书屯田郎中同校正医书上骑都尉赐绯鱼袋臣孙奇

朝奉郎守国子博士同校正医书上骑都尉赐绯鱼袋臣高保衡明

新安吴勉学校

目录

🪷 **卷一**

精神五脏论第一 ……………………………………… 1

五脏变腧第二 …………………………………………… 7

五脏六腑阴阳表里第三 ……………………………… 9

五脏六腑官第四 ……………………………………… 10

五脏大小六腑应候第五 ……………………………… 11

十二原第六 …………………………………………… 17

十二经水第七 ………………………………………… 18

四海第八 ……………………………………………… 20

气息周身五十营四时日分漏刻第九 ………………… 21

营气第十 ……………………………………………… 24

营卫三焦第十一 ……………………………………… 25

阴阳清浊精气津液血脉第十二 ……………………… 28

津液五别第十三 ……………………………………… 29

奇邪血络第十四 ……………………………………… 30

五色第十五 …………………………………………… 31

阴阳二十五人形性血气不同第十六 ……………… 34

🏵 卷二

十二经脉络脉支别第一（上） ……………… 42

十二经脉络脉支别第一（下） ……………… 52

奇经八脉第二 ……………… 60

脉度第三 ……………… 63

十二经标本第四 ……………… 64

经脉根结第五 ……………… 66

经筋第六 ……………… 68

骨度肠度肠胃所受第七 ……………… 73

🏵 卷三

诸穴 ……………… 77

头直鼻中发际傍行至头维凡七穴第一 ……………… 77

头直鼻中入发际一寸循督脉却行至风府凡八穴第二 …… 77

头直侠督脉各一寸五分却行至玉枕凡十穴第三 ……… 77

头直目上入发际五分却行至脑空凡十穴第四 ……… 77

头缘耳上却行至完骨凡十二穴第五 ……………… 78

头自发际中央傍行凡五穴第六 ……………… 78

背自第一椎循督脉行至脊骶凡十一穴第七 ……… 78

背自第一椎两傍侠脊各一寸五分下至节凡四十一穴第八… 78

背自第二椎两傍侠脊各三寸行至二十一椎下两傍侠脊

　凡二十六穴第九 ……………………………………………… 78

面凡二十九穴第十 ………………………………………………… 79

耳前后凡二十穴第十一 …………………………………………… 79

颈凡十七穴第十二 ………………………………………………… 79

肩凡二十六穴第十三 ……………………………………………… 79

胸自天突循任脉下行至中庭凡七穴第十四 …………………… 79

胸自输府侠任脉两傍各二寸下行至步廊凡十二穴第十五 … 80

胸自气户侠输府两傍各二寸下行至乳根凡十二穴第十六 … 80

胸自云门侠气户两傍各二寸下行至食窦凡十二穴第十七 … 80

腋胁下凡八穴第十八 ……………………………………………… 80

腹自鸠尾循任脉下行至会阴凡十五穴第十九 ………………… 80

腹自幽门侠巨阙两傍各半寸循冲脉下行至横骨凡

　二十一穴第二十 ……………………………………………… 81

腹自不容侠幽门两傍各一寸五分至气冲凡二十三穴

　第二十一 ……………………………………………………… 81

腹自期门上直两乳侠不容两傍各一寸五分下行至冲门

　凡十四穴第二十二 …………………………………………… 81

腹自章门下行至居凡十二穴第二十三 ………………………… 81

手太阴及臂凡一十八穴第二十四 ……………………………… 81

手厥阴心主及臂凡一十六穴第二十五 ………………………… 82

手少阴及臂凡一十六穴第二十六 ……………………………… 82

手阳明及臂凡二十八穴第二十七 ……………………………… 82

手少阳及臂凡二十四穴第二十八 ……………………………… 82

手太阳凡一十六穴第二十九 ……………………… 82

足太阴及股凡二十二穴第三十 ………………… 82

足厥阴及股凡二十二穴第三十一 ……………… 83

足少阴及股并阴跷阴维凡二十穴第三十二 …… 83

足阳明及股凡三十穴第三十三 ………………… 83

足少阳及股并阳维四穴凡二十八穴第三十四 … 83

足太阳及股并阳跷六穴凡三十四穴第三十五 … 83

头直鼻中发际傍行至头维凡七穴第一 ………… 84

头直鼻中入发际一寸循督脉却行至风府凡八穴第二 …… 84

头直侠督脉各一寸五分却行至玉枕凡十穴第三 …… 86

头直目上入发际五分却行至脑空凡十穴第四 …… 87

头缘耳上却行至完骨凡十二穴第五 …………… 87

头自发际中央傍行凡五穴第六 ………………… 88

背自第一椎循督脉行至脊骶凡十一穴第七 …… 88

背自第一椎两傍侠脊各一寸五分下至节凡四十一穴第八 … 90

背自第二椎两傍侠脊各三寸行至二十一椎下两傍侠脊

凡二十六穴第九 ……………………………… 93

面凡二十九穴第十 ……………………………… 94

耳前后凡二十穴第十一 ………………………… 97

颈凡十七穴第十二 ……………………………… 99

肩凡二十六穴第十三 …………………………… 101

胸自天突循任脉下行至中庭凡七穴第十四 …… 102

胸自输府侠任脉两傍各二寸下行至步廊凡十二穴

第十五 ………………………………………… 103

胸自气户侠输府两傍各二寸下行至乳根凡十二穴

第十六 ………………………………………… 104

胸自云门侠气户两傍各二寸下行至食窦凡十二穴

第十七 ………………………………………… 105

腋胁下凡八穴第十八 …………………………… 106

腹自鸠尾循任脉下行至会阴凡十五穴第十九 ……… 107

腹自幽门侠巨阙两傍各半寸循冲脉下行至横骨凡二十一

穴第二十 ……………………………………… 109

腹自不容侠幽门两傍各一寸五分至气凡二十三穴第

二十一 ………………………………………… 110

腹自期门上直两乳侠不容两傍各一寸五分下行至冲门

凡十四穴第二十二 …………………………… 112

腹自章门下行至居凡十二穴第二十三 ………… 112

手太阴及臂凡一十八穴第二十四 ……………… 113

手厥阴心主及臂凡一十六穴第二十五 ………… 115

手少阴及臂凡一十六穴第二十六 ……………… 116

手阳明及臂凡二十八穴第二十七 ……………… 118

手少阳及臂凡二十四穴第二十八 ……………… 120

手太阳凡一十六穴第二十九 …………………… 122

足太阴及股凡二十二穴第三十 ………………… 123

足厥阴及股凡二十二穴第三十一 ……………… 124

足少阴及股并阴跷阴维凡二十穴第三十二 …… 125

足阳明及股凡三十穴第三十三 ………………… 127

足少阳及股并阳维四穴凡二十八穴第三十四 …… 129

足太阳及股并阳跷六穴凡三十四穴第三十五 ············ 131

🪷 卷四

经脉第一（上） ································· 134

经脉第一（中） ································· 138

经脉第一（下） ································· 142

病形脉胗第二（上） ····························· 149

病形脉诊第二（下） ····························· 152

三部九候第三 ································· 154

🪷 卷五

针灸禁忌第一（上） ····························· 158

针灸禁忌第一（下） ····························· 163

九针九变十二节五刺五邪第二 ················· 165

缪刺第三 ····································· 172

针道第四 ····································· 176

针道终始第五 ································· 181

针道自然逆顺第六 ····························· 185

针道外揣纵舍第七 ····························· 187

🪷 卷六

八正八虚八风大论第一 ····················· 189

逆顺病本末方宜形志大论第二 ·················· 192

五脏六腑虚实大论第三 ····················· 195

阴阳清浊顺治逆乱大论第四 ·················· 200

四时贼风邪气大论第五 ····················· 201

内外形诊老壮肥瘦病旦慧夜甚大论第六 ·········· 202

阴阳大论第七 ··························· 205

正邪袭内生梦大论第八 ····················· 211

五味所宜五脏生病大论第九 ·················· 212

五脏传病大论第十 ······················· 218

寿夭形诊病候耐痛不耐痛大论第十一 ············ 223

形气盛衰大论第十二 ······················ 225

❀ 卷七

六经受病发伤寒热病第一（上）··············· 227

六经受病发伤寒热病第一（中）··············· 233

六经受病发伤寒热病第一（下）··············· 241

足阳明脉病发热狂走第二 ··················· 247

阴衰发热厥阳衰发寒厥第三 ·················· 248

太阳中风感于寒湿发痉第四 ·················· 253

阴阳相移发三疟第五 ······················ 255

❀ 卷八

五脏传病发寒热第一（上）··················· 265

五脏传病发寒热第一（下）……………………………… 268

经络受病入肠胃五脏积发伏梁息贲肥气痞气奔豚第二… 273

五脏六腑胀第三 …………………………………………… 278

水肤胀鼓胀肠覃石瘕第四………………………………… 281

肾风发风水面胕肿第五…………………………………… 283

卷九

大寒内薄骨髓阳逆发头痛第一（颔项痛附）…………… 286

寒气客于五脏六腑发卒心痛胸痹心疝三虫第二………… 288

邪在肺五脏六腑受病发咳逆上气第三 ………………… 290

肝受病及卫气留积发胸胁满痛第四 …………………… 293

邪在心胆及诸脏腑发悲恐太息口苦不乐及惊第五…… 296

脾受病发四肢不用第六 ………………………………… 297

脾胃大肠受病发腹胀满肠中鸣短气第七 ……………… 298

肾小肠受病发腹胀腰痛引背少腹控睾第八 …………… 302

三焦膀胱受病发少腹肿不得小便第九 ………………… 307

三焦约内闭发不得大小便第十 ………………………… 308

足厥阴脉动喜怒不时发癫疝遗溺癃第十一 …………… 309

足太阳脉动发下部痔脱肛第十二 ……………………… 312

卷十

阴受病发痹第一（上）…………………………………… 313

阴受病发痹第一（下）…………………………………… 316

阳受病发风第二（上）…………………………… 320

阳受病发风第二（下）…………………………… 324

八虚受病发拘挛第三 ……………………………… 328

热在五脏发痿第四 ………………………………… 329

手太阴阳明太阳少阳脉动发肩背痛肩前臑皆痛肩似

　拔第五 …………………………………………… 331

水浆不消发饮第六 ………………………………… 332

🪷 卷十一

胸中寒发脉代第一 ………………………………… 334

阳厥大惊发狂痫第二 ……………………………… 334

阳脉下坠阴脉上争发尸厥第三 …………………… 340

气乱于肠胃发霍乱吐下第四 ……………………… 341

足太阴厥脉病发溏泄下痢第五 …………………… 342

五气溢发消渴黄瘅第六 …………………………… 343

动作失度内外伤发崩中瘀血呕血唾血第七 ……… 345

邪气聚于下脘发内痈第八 ………………………… 348

寒气客于经络之中发痈疽风成发厉浸淫第九（上）… 349

寒气客于经络之中发痈疽风成发厉浸淫第九（下）… 350

🪷 卷十二

欠哕唏振寒噫嚏亸泣出太息漾下耳鸣啮舌善忘善饥

　第一………………………………………………… 357

寒气客于厌发瘖不能言第二 ·················· 361

目不得眠不得视及多卧卧不安不得偃卧肉苛诸息有

音及喘第三 ·················· 362

足太阳阳明手少阳脉动发目病第四 ·················· 365

手太阳少阳脉动发耳病第五 ·················· 368

手足阳明脉动发口齿病第六 ·················· 369

血溢发衄第七（鼻䶊息肉着附）·················· 371

手足阳明少阳脉动发喉痹咽痛第八 ·················· 372

气有所结发瘤瘿第九 ·················· 373

妇人杂病第十 ·················· 373

小儿杂病第十一 ·················· 376

卷　一

精神五脏论第一

黄帝问曰：凡刺之法，必先本于神。血脉营气精神，此五脏之所藏也^①。何谓德、气、生、精、神、魂、魄、心、意、志、思、智、虑，请问其故？岐伯对曰：天之在我者德也，地之在我者气也，德流气薄而生也。故生之来谓之精，两精相抟^②谓之神，随神往来谓之魂，并精出入谓之魄，可以任物谓之心，

---

① 所藏也：此后《太素》《灵枢》均有"至其淫泆离藏则精失，魂魄飞扬，志意恍乱，智虑去身者，何因而然乎？天之罪与，人之过乎。"三十五字。
② 抟：原本《灵枢》及四库本均作"搏"，据《太素》改。详《太素新校正》："《灵枢》《甲乙经》、萧注《太素》均误作'两精相搏'。按，'搏'为'抟'讹，说见前。"，又按此前《太素新校正·调阴阳》训"故圣人抟精神"句云："'抟'，为'抟'俗字，在此与'专'同。《集韵·僊韵》：'抟，擅也。通作专。'《史记·秦始皇本纪》：'普天之下，抟心揖志'司马贞索隐'抟，古专字。'按，'抟'又有捏、聚之义，《说文·手部》：'抟，圜也。'《广雅·释诂三》：'抟，着也。'王念孙疏证：'抟者，聚之着也。'检杨注云：'令精神相附不失。'乃以后义释'抟'，此为误训，当取前义作'专'字解为允。又按，原钞'抟'字右侧抄校者所注'勃客反'三字，以'抟'作'搏'，亦不可从。《素问》此句作"故圣人传精神"，王冰注云：'夫精神可传，惟圣人得道者乃能尔'王氏训传为薪传之义，亦误。"

1

心有所忆谓之意，意有所存谓之志，因志存变谓之思，因思远慕谓之虑，因虑处物谓之智。故智以养生也，必顺四时而适寒暑，和喜怒而安居处，节阴阳而调柔刚①，如是则邪僻不生，长生久视。

是故怵惕思虑者则神伤②，神伤则恐惧③，流淫而不正④。因悲哀动中者，则⑤竭绝而失生。喜乐者，神惮散而不藏；愁忧者，气闭塞而不行；盛怒者，迷惑而不治；恐惧者，荡惮而不收（《太素》不收作失守⑥）。

《素问》曰：怒则气逆，甚则呕血，及食而气逆，故气上。喜则气和志达，营卫通利，故气缓。悲则心系急，肺布叶举，两焦不通⑦，营卫不散，热气在中，故气消。恐则精⑧却，却则上焦闭，闭则气还，还则下焦胀，故气不行。寒则腠理闭，营

---

① 柔刚：原作"刚柔"。《太素研究》云："'刚柔'二字误倒，作'柔刚'则与'阴阳'相押。'阳''刚'皆在古韵第十部阳韵。"因据《灵枢》《太素》改。

② 神伤：刘衡如本据《灵枢·本神》篇改作"神伤"。

③ 则神伤，神伤则恐惧：《太素》无此八字；神伤，《灵枢》作"伤神"。

④ 不正："正"疑为"止"之误，《灵枢》作"不止"；《太素》作"不固"，义胜，杨上善注："怵惕思虑，多伤于心，神伤无守，所为不固也。"

⑤ 则：《灵枢》《太素》及《素问》王冰注引均无，疑衍。

⑥ 按：《太素新校正》亦作"不收"，《甲乙经》此处所引《太素》文与日本仁和寺本文异。失守：刘衡如本点校本注云：今本《太素》卷六及杨注作'不收'"。

⑦ 两焦不通：《素问》作"而上焦不通"。焦，《太素》作"膲"。按《太素新校正》云："'膲'为'膲'俗字，'膲'，后世医籍多做'焦'"。焦，《太素》中作"三焦"义的"焦"通篇多作"膲"，后文同此者，不复出。"详《素问》新校正云："按《甲乙经》及《太素》'而上焦不通'作'两焦不通'。"

⑧ 精：原作"神"，按恐伤肾，肾藏精之义，此当作"精"，据《太素》《素问》改。

中医非物质文化遗产临床经典读本

卫不行，故气收矣①。热则腠理开，营卫通，汗大泄②。惊则心无所倚，神无所归，虑无所定，故气乱。劳则喘③且汗出，内外皆越，故气耗。思则心有所伤④，神有所止，气流⑤而不行，故气结。（已上言九气，其义小异大同。）

肝藏血，血舍魂⑥，在气为语⑦，在液为泪⑧。肝气虚则恐，实则怒。《素问》曰：人卧血归于肝，肝⑨受血而能视，足受血而能步，掌受血而能握，指受血而能摄。

---

① 寒则腠理闭，营卫不行，故气收矣：原脱，《太素》《素问》均有"寒则腠理闭，气不行，故气收矣"十二字。《素问》新校正云："按《甲乙经》'气不行'作'营卫不行'。"且此段与下文"热则腠理开"句为对文，因据《素问》《太素》补，并将"气不行"改为"营卫不行"。

② 汗大泄：《素问》此后有"故气泄矣"四字，原文疑脱；《太素》作"故汗大泄"。详《太素新校正》注："泄：'泄'避讳字。宋·张世南《游宦纪闻》云：'世'字因唐太宗讳世民，故今牒、叶、弃多去'世'而从'云'。'漏泄''缧绁'又去'世'而从'曳'。'世'与'云'形相近，与'曳'声相近，若皆从'云'，而'泄'为'沄'矣，故又从'曳'而变为'泄'也。"仁和寺本《太素》"泄"均作"泄"，后文同此者不复出。

③ 且：《太素》作"喝"；《素问》作"息"，义胜，原文疑误。

④ 伤：《太素》《素问》均作"存"字，杨上善注："专思一事，则心气驻一物。"合下文"所止""不行"之文，疑作"存"是。

⑤ 流：《太素》《素问》均作"留"字。按：流、留、溜三字，古互通。

⑥ 肝藏血，血舍魂：《素问》《灵枢》均作"肝藏魂"。后心、脾、肺、肾四脏行文皆同此例，不复出。

⑦ 在气为语：《太素》无此四字。《素问》作"肝为语"，《灵枢》作"肝主语"。后心、脾、肺、肾四脏行文皆同此例，不复出。

⑧ 在液为泪：《太素》无此四字。《素问》作"肝为泪"，《灵枢》作"肝主泣"，后心、脾、肺、肾四脏条行文同此例，不复出。

⑨ 肝：四库本作"目"，《校注》云："《宣明论方》引《素问》作'目'，律之此后诸文，于义为顺，然守真引文尚有'耳得血而能听''藏得血而能液'等，显非《素问》原文，故疑此'目'字，系守真自增"。

心藏脉，脉舍神，在气为吞，在液为汗①。心气虚则悲忧，实则笑不休。

脾藏营，营舍意，在气为噫（噫音作嗳），在液为涎②。脾气虚则四肢不用，五脏不安③；实则腹胀，泾溲不利。

肺藏气，气舍魄，在气为欬，在液为涕④。肺气虚则鼻息不⑤利少气，实则喘喝胸凭⑥（《九墟》作盈）仰息。

肾藏精，精舍志⑦，在气为欠，在液为唾⑧。肾气虚则厥，实则胀，五脏不安。必审察五脏之病形，以知其气之虚实而谨调之。

肝气⑨悲哀动中则伤魂，魂伤则狂妄，其精不守（一本作不精，不精则不正当）。令人阴缩而筋挛，两胁肋骨不举⑩，毛悴色夭，死于秋。《素问》曰：肝在声为呼，在变动为握，在志为怒，怒伤肝。《九卷》及《素问》又曰：精气并于肝则忧。解

---

① 在气为吞，在液为汗：《太素》无此八字；吞，《素问》《灵枢》均作"噫"，《校注》据改之，下"脾藏营"句亦同此改"噫"为"吞"。

② 在气为噫，在液为涎：《太素》无此八字；噫，《素问》《灵枢》均作"吞"。

③ 五脏不安：本经卷六第三无，且与心、肝、肺三脏体例不一，疑衍。

④ 在气为欬，在液为涕：《太素》无此八字。

⑤ 不：刘衡如本据《太素》卷六及《素问·调经论》王冰注引《针经》文删。

⑥ 凭：《灵枢》作"盈"，《九墟》即《九卷》《灵枢》。此疑是避汉惠帝刘盈讳改字。

⑦ 志：原作"气"，据《太素》《灵枢》改。

⑧ 在气为欠，在液为唾：《太素》无此八字；在气为欠，《素问》作"为欠为嚏"、《灵枢》均作"肾主欠"。

⑨ 气：《灵枢》《太素》均无，与后文体例不和，疑衍。

⑩ 肋骨不举：《太素》作"骨举"，《灵枢》作"骨不举"。

曰①：肝虚则恐，实则怒，怒而不已，亦生忧矣。② 肝之与肾，脾之与肺③，互相成也。脾者土也，四脏皆受成焉。故恐发于肝而成于肾；忧④发于脾而成于肝。肝合胆，胆者中精之府也。肾藏精，故恐同其怒，怒同其恐，一过其节，则二脏俱伤。（经言若错，其归一也⑤。）

心怵惕思虑则伤神，神伤则恐惧自失，破䐃⑥脱肉，毛悴色夭，死于冬。《素问》曰：心在声为笑，在变动为忧，在志为喜，喜伤心。《九卷》及《素问》又曰：精气并于心则喜，或言：心与肺脾二经有错，何谓也？解曰：心虚则悲，悲则忧；心实则

---

① 解曰：此下之文疑非皇甫士安之文。按《校注》云："此以下至'二藏俱伤'共八十七字，与后文心下'解曰'之解文一段同体，该文《素问·调经论》新校正引谓'皇甫士安云'，然综观全书，似此大段明言'解曰'之解文，惟此两段而已，加之后文又有'杨上善云'等，疑非士安自语，若系士安自解，岂一书之中，只此二者可解。奈须恒德云：'下文有引杨上善者，以知非士安之笔，然亦在林亿之前。'是则此文，或已久矣，今一仍其旧。"

② 此处刘衡如本迳补"夫"字，并注云"准下段句法补"。

③ 肺：参后文义，似作"肝"义长。

④ 忧：原作"爱"，形近致误。据《校注》改。

⑤ 经言若错，其归一也：原作大字。按《校注》云："正抄本、正重抄本均无此八字。小岛尚真云：'按经以下恐宋臣校语。'又本篇后文心'解曰'下'此经互言其义耳，非有错也'十一字，与本文义同，然《素问·调经论》新校正引此解文时亦无此十一字，可知原非本经正文，故改作小字注文。"因据改作小字注文。

⑥ 䐃：原作"䐃"，据《太素》改。按，《康熙字典》："《广韵》：渠陨切，肠中脂也；《集韵》：巨陨切，从音窘，兽脂聚貌；《玉篇》：腹中䐃脂也；《正字通》：支春切，音朘，谓腹中积聚成形块膜也。"《甲乙经》后其余卷篇中此字或作"䐃"，疑"䐃"为"䐃"之别字，余作"䐃"字者，均迳改作"䐃"，不复出。

笑，笑则喜。① 心之与肺，脾之与心，亦互相成也。故喜发②于心而成于肺，思发于脾而成于心，一过其节，则二脏俱伤。（此经互言其义耳，非有错也③。又杨上善云：心之忧在心变动，肺之忧在肺之志。是则肺主于秋，忧为正也；心主于夏④，变而生忧也⑤。）

脾愁忧不解则伤意，意伤则闷乱，四肢不举，毛悴色夭，死于春。《素问》曰：脾在声为歌，在变动为哕，在志为思，思伤脾。《九卷》及《素问》又曰：精气并于脾则饥⑥（一作畏）。

肺喜乐无⑦极则伤魄，魄伤则狂，狂者意不存，其人皮革焦，毛悴色夭，死于夏。《素问》曰：肺在声为哭，在变动为欬，在志为忧，忧伤肺。《九卷》及《素问》又曰：精气并于肺则悲。

肾盛怒未止则伤志，志伤则喜忘其前言，腰脊不可俯仰，毛悴色夭，死于季夏。《素问》曰：肾在声为呻，在变动为栗，

---

① 此处刘衡如本据《素问·调经论》新校正补"夫"字。

② 发：原作"变"，按喜为心志，不当言变，据《素问》改。

③ 此经互言其义耳，非有错也：原作大字。《素问·调经论》新校正引无此十一字，可知此十一字原非本经正文，今改作小字注文。

④ 夏：原作"忧"，形近致误。据文义及《太素》《素问》阴阳应象大论及调经论新校正引本经改。

⑤ 又杨上善云……变而生忧也：此三十八字原作大字。详《校注》云："此或系杨氏对《素问·阴阳应象大论》'在变动为忧'之解文。今此《太素》已缺，故无所考。上善，唐人，其语岂得为士安引用，故其为后人增无疑。观其起语用'又'字，或与上文'此经互言其义耳，非有错也'，同出一人手笔。"今并改作小字注文。

⑥ 饥：《太素》《素问》均作"畏"，义胜。详《校注》云："是作'饥'或饥、作畏，经文古传本自不相同，然据余脏心曰喜、肺曰悲、肝曰忧、肾曰恐诸义，皆言情志，此当作'畏'义胜，今从改，并删原校"，杨上善注："脾为土也，水并于土，被克生畏"。

⑦ 无：原作"乐"，涉上而误。据《太素》《灵枢》改。

在志为怒，怒伤肾①。《九卷》及《素问》又曰：精气并于肾则恐，故恐惧而不改（一作解）则伤精，精伤则骨酸痿厥，精时自下。

是故五脏主藏精者也，不可伤；伤则失守阴虚，阴虚则无气，无气则死矣。是故用针者，观察病人之态，以知精神魂魄之存亡得失之意。五者已伤，针不可以治也。

五脏变腧第二

黄帝问曰：五脏五腧②，愿闻其数？岐伯对曰：人有五脏，藏有五变，变有五腧，故五五二十五腧，以应五时。

肝为牡脏，其色青，其时春，其日甲乙，其音角，其味酸（《素问》曰：肝在味为辛③，于经义为未通）

心为牡脏，其色赤，其时夏，其日丙丁，其音徵，其味苦（《素问》曰：心在味为咸④，于经义为未通）。

脾为牡脏⑤，其色黄，其时长夏，其日戊己，其音宫，其味甘。

肺为牝脏，其色白，其时秋，其日庚辛，其音商，其味辛（《素问》曰：肺在味为苦，于经义为未通）。

---

① 在志为怒，怒伤肾：今《素问》作"在志为恐，恐伤肾"。
② 五脏五腧：《灵枢》《太素》均作"余闻刺有五变，以主五输"。按："腧"，此后《灵枢》《太素》均作"输"，作腧穴之"腧"解，"输""腧""俞"三者音义均同，后有混用此字形者，均不予改动，仍其旧。
③ 肝在味为辛：详察今《素问》中无此义，五行肝与辛配，属古文五行，而非时行中医今文五行配属，下文注语"肺在味为苦"亦同。
④ 心在味为咸：今《素问》无此五字。
⑤ 牡藏：《灵枢》《太素》均作"牝藏"，《素问·金匮真言论》云："腹为阴，阴中之至阴脾也"，原文疑误。

肾为牝脏，其色黑，其时冬，其日壬癸，其音羽，其味咸。是谓五变。

脏主冬，冬刺井；色主春，春刺荥①；时主夏，夏刺腧；音主长夏，长夏刺经；味主秋，秋刺合。是谓五变，以主五腧。

曰：诸原安合，以致五腧②？曰：原独不应五时，以经合之，以应其数，故六六三十六腧。

曰：何谓脏主冬，时主夏，音主长夏，味主秋，色主春？曰：病在脏者取之井，病变于色者取之荥③，病时间时甚者取之腧，病变于音者取之经，经（一作络）满而血者，病在胃（一作胸），及以饮食不节得病者取之合。故命曰：味主合，是谓五变也。人逆春气则少阳不生，肝气内变；逆夏气则太阳不长，心气内洞；逆秋气则太阴不收，肺气焦满④；逆冬气则少阴不藏，肾气浊沉。

夫四时阴阳者，万物之根本也。所以圣人春夏养阳，秋冬养阴，以从其根，逆其根则伐其本矣。故阴阳者，万物之终始也⑤。顺之则生，逆之则死⑥；反顺为逆，是谓内格。是故圣人不

---

① 荥：原作"荣"，按荥与荣古通。此述四时分刺井、荥、输、经、合诸穴之配属，据《灵枢》《太素》改。
② 五腧：《灵枢》《太素》均作"六输"。杨上善注："五变合于五输，原之一输与何物合？"疑此当作"六"为是。
③ 荥：原作"营"，按上文"色主春，春刺荥"之义及《灵枢》《太素》改。
④ 焦满：《太素》作"燋漏"，《素问》新校正引全元起本作"进满"，疑"进"为"焦"形近误。
⑤ 万物之终始：此后《太素》《素问》均有"死生之本也"等三十二字。
⑥ 逆之则死：此后《素问》有"从之则治，逆之则乱"八字，《太素》有"顺之则治，逆之则乱"八字。

治已病治未病^①，论五脏相传所胜也。假使心病传肺，肺未病逆治之耳。

五脏六腑阴阳表里第三

肺合大肠，大肠者，传道^②之府。心合小肠，小肠者，受盛之府。肝合胆，胆者清净^③之府。脾合胃，胃者五谷之府。肾合膀胱，膀胱者津液之府。少阴属肾，上连肺，故将两脏。三焦者，中渎之府，水道出焉，属膀胱，是孤之府。此六府之所合者也^④。

《素问》曰：夫脑、髓、骨、脉、胆、女子胞，此六者，地气之所生也。皆藏于阴象于地，故藏而不泻，名曰奇恒之府。胃、大肠、小肠、三焦、膀胱，此五者，天气之所生也。其气象天，故泻而不藏，此受五脏浊气，名曰传化之府。此不能久留，输泻者也。魄门亦为五脏使，水谷不得久藏。五脏者，藏精神^⑤而不泻，故满而不能实。六腑者，传化物而不藏，故实而不能满。水谷入口，则胃实而肠虚，食下则肠实而胃虚，故实而不

---

① 治未病：《太素》《素问》此后均有"不治已乱治未乱"等一段四十字，或为皇甫谧所删。

② 传道：《太素》作"传导"，原文"道"字疑误。

③ 清净：本卷第一解曰引本文、《灵枢》《太素》均作"中精"，原文义误。详《校注》云："'清净之府'本出《难经·十五难》，疑后人据此改本文。"

④ 所合者也：《灵枢》作"所与合者"，《太素》作"所与合者也"。疑原本脱"与"字。

⑤ 精神：原作"精气"，《素问》新校正云："按全元起本、《甲乙经》《太素》精气作精神。"因据《太素》改作"精神"。

满，满而不实也①。气口何以独为五脏主？胃者，水谷之海，六腑之大源也。（称六腑虽少错，于理相发为佳。）

肝胆为合，故足厥阴与少阳为表里。脾胃为合，故足太阴与阳明为表里。肾膀胱为合，故足少阴与太阳为表里。心与小肠为合，故手少阴与太阳为表里。肺大肠为合，故手太阴与阳明为表里。

五脏者，肺为之盖，巨肩陷咽喉②，见于外。心为之主，缺盆为之道，骭（音滑）骨有余，以候髑骺（音曷于）。肝为之主将，使之候外，欲知坚固，视目小大③。脾主为胃（《九墟》《太素》作卫），使之迎粮，视唇舌好恶，以知吉凶。肾者主为外，使之远听，视耳好恶，以知其性。六腑者，胃为之海，广骸（《太素》作胭）大颈张胸，五谷乃容。鼻隧以长，以候大肠。唇厚人中长，以候小肠。目下裹大，其胆乃横。鼻孔在外，膀胱漏泄。鼻柱中央起，三焦乃约。此所以候六腑也。上下三等，脏安且良矣。

五脏六腑官④ 第四

鼻者肺之官，目者肝之官，口唇者脾之官，舌者心之官，耳者肾之官。凡五官者，以候五脏。肺病者喘息鼻张，肝病者目眦青，脾病者唇黄，心病者舌卷颧赤，肾病者颧与颜黑。故

---

① 满而不实也：《太素》无此五字。

② 喉：《灵枢》作"候"，连下句读。

③ 小大：原作"大小"，按《校注》云："本节系韵文，'大'与上文'外'合韵，古皆月韵。若作'大小'则失韵，故据改。"

④ 六府官：四库本作"五官"。

中医非物质文化遗产临床经典读本

肺气通于鼻，鼻和则能知香臭矣。心气通于舌，舌和则能知五味矣。《素问》曰：心在窍为耳（一云舌）。夫心者火也，肾者水也，水火既济。心气通于舌，舌非窍也，其通于窍者，寄在于耳（王冰云手少阴之络会于耳中）。故肝气通于目，目和则能视五色矣①。《素问》曰：诸脉者皆属于目。又《九卷》曰：心藏脉，脉舍神②。神明通体，故云属目。脾气通于口，口和则能别五谷味矣。肾气通于耳，耳和则能闻五音矣。

《素问》曰：肾在窍为耳。然则肾气上通于耳，下通于阴也。五脏不和，则九窍③不通。六府不和，则留结为痈。故邪在府则阳脉不和，阳脉不和则气留之，气留之则阳气盛矣。邪在脏则阴脉不和，阴脉不和则血留之，血留之则阴气盛矣。阴气太盛，则阳气不得相营也，故曰格④。阴阳俱盛，不得自相营也，故曰关格。关格者，不得尽（一作尽期）而死矣。

五脏大小六腑应候第五

黄帝问曰：人俱受气于天，其有独尽天寿者，不免于病

---

① 目和则能视五色矣：《灵枢》作"肝和则目能辨五色矣"，《太素》作"目和则目能辨五色"。按，"视"于《灵枢》《太素》均作"辨"，较原文义胜。

② 心藏脉，脉舍神：原作"心藏肺，肺舍神"。据《灵枢》《太素》及《素问·五脏生成篇》新校正引本经改。

③ 九窍：《灵枢》《太素》均作"七窍"。作"九窍"者，计眼耳作四窍，合为九窍，《甲乙经》皆作"九窍"。

④ 故曰格：此前《灵枢》有"故曰关，阳气太盛则阴气弗能荣也"十四字，《太素》有"故曰关，阳气大盛则阴气弗得也"十三字。疑《甲乙经》脱此数十字。

者①，何也？岐伯对曰：五脏者②，固有大小、高下、坚脆、端正、偏倾者，六腑亦有大小、长短、厚薄、结直、缓急者。凡此二十五变者，各各不同，或善或恶，或吉或凶也。

心小则安，邪弗能伤（《太素》云：外邪不能伤），易伤于忧；心大则忧弗能伤，易伤于邪（《太素》亦作外邪）；心高则满于肺中，闷而善忘，难开以言；心下则脏外，易伤于寒，易恐以言；心坚则脏安守固；心脆则善病消瘅热中；心端正则和利难伤；心偏倾则操持不一，无守司也。（杨上善云：心脏言神，有八变，后四脏但言脏变，不言神变者，以神为魂魄意③之主，言其神变则四脏可知，故略而不言也④。）

肺小则少饮⑤，不病喘⑥（一作喘喝）；肺大则多饮，善病胸痹⑦，逆气；肺高则上气喘息欬逆⑧；肺下则逼贲迫肝⑨，善胁下痛；肺坚则不病欬逆上气；肺脆则善病消瘅易伤也（一云易伤

---

① 不免于病者：《灵枢》《太素》此前均有"而毋邪僻之病……毋怵惕之恐，然犹"三十八字。

② 五脏者：《灵枢》《太素》此前均有"所以参天地，副阴阳，而连四时，化五节者也"十七字。

③ 魂魄意：《太素》作"魂魄意志"，刘衡如本据《太素》杨注补"志"字，按上下文义，此言肺脾肝肾之所藏，缺"志"则肾无藏矣，当补"志"字。

④ 杨上善云……故略而不言也：凡此杨注诸文，原作大字正文，必系后人或宋臣增文误混，今改作小字注文。

⑤ 肺小小饮：按《校注》云："按心肝脾肾四脏，均言'小则安'，岂有肺可例外之理，必经文早脱，故诸书均无，今按四藏文例补。"此说或可从。

⑥ 喘：《灵枢》《太素》作"喘喝"。参原校疑此后当脱"喝"字。

⑦ 善病胸痹：《灵枢》《太素》均"喜病胸痹、喉痹"。原文疑脱"喉痹"二字。

⑧ 喘息欬逆：《灵枢》作"肩息欬"，《太素》作"肩息欲欬"。肩息，杨上善注："上气喘息，两肩而动，故曰肩息。"用词较原文生动形象。

⑨ 肝：原作"肺"，按作"肺"则于义未安，据《太素》改。

于热喘息鼻衄）；肺端正则和利难伤；肺偏倾则病胸胁偏痛。

肝小则安，无胁下之病；肝大则逼胃迫咽，迫咽则善（一作苦）膈中，且胁下痛；肝高则上支贲，加胁下急，为息贲；肝下则逼胃，胁下空，空则易受邪；肝坚则脏安难伤；肝脆则善病消瘅易伤；肝端正则和利难伤；肝偏倾则胁下偏痛。

脾小则安，难伤于邪；脾大则善腠䏚^①（音停）而痛，不能疾行；脾高则䏚引季胁而痛；脾下则下加于大肠，下加于大肠则脏外易受邪；脾坚则脏安难伤；脾脆则善病消瘅易伤；脾端正则和利难伤；脾偏倾则瘈疭善胀。

肾小则安，难伤；肾大则（一本云：耳聋或鸣，汁出）善病腰痛，不可以俯仰，易伤于邪；肾高则善病背膂痛，不可以俯仰（一云背急缀耳脓血出或生肉塞）；肾下则腰^②尻痛，不可^③俯仰，为狐疝；肾坚则不病腰痛；肾脆则善病消瘅易伤；肾端正则和利难伤；肾偏倾则善腰尻痛。凡此二十五变者，人之所以善常病也。

曰：何以知其然？

曰：赤色小理者心小，粗理者心大，无髑骬者心高，髑骬小短举者心下，髑骬长者心坚，髑骬弱小以薄者心脆，髑骬直下不举者心端正，髑骬^④（一作面）一方者心偏倾。

---

① 䏚：《太素》作"眇"，详《太素新校正》云："'眇'为'䏚'俗字，下文数'眇'字。按，俗体字'月'旁与'目'旁多互用，'䏚（眇）''膲（瞧）'等皆此例也。萧本作'则善凑䏚'……。"

② 腰：四库本作"病"。

③ 不可：《灵枢》《太素》均作"不可以"，按上文例，此后疑脱"以"字。

④ 髑骬：此后《灵枢》《太素》均有"倚"字。按杨上善注："髑骬，胸前弊骨，蔽心神也。"又此二字后有"一作面"三字注文，疑原文脱"倚"字，亦即："倚"，一作"面"。

白色小理者肺小，粗理者肺大，巨肩反（一作大）膺陷喉者肺高，合腋①张胁者肺下，好肩背厚者肺坚，肩背薄者肺脆，背膺厚者肺端正，膺偏竦（一作敧）者肺偏倾。

青色小理者肝小，粗理者肝大，广胸反骹者肝高，合胁脆②骹者肝下，胸胁好者肝坚，胁骨弱者肝脆，膺胁腹好相得者肝端正，肋骨偏举者肝偏倾。

黄色小理者脾小，粗理者脾大，揭唇者脾高，唇下纵者脾下，唇坚者脾坚，唇大而不坚者脾脆，唇上下好者脾端正，唇偏举者脾偏倾。

黑色小理者肾小，粗理者肾大，耳高者肾高，耳后陷者肾下，耳坚者肾坚，耳薄不坚者肾脆，耳好前居牙车者肾端正，耳偏高者肾偏倾。凡此诸变者，持则安，减③则病也。

曰：愿闻人之有不可病者，至尽天寿，虽有深忧大恐怵惕之志，犹弗能感也，大寒甚热，弗能伤也；其有不离屏蔽室内，又无怵惕之恐④，然不免于病者何也？曰：五脏六腑，邪之舍也。五脏皆小者，少病，善焦心，人愁忧。五脏皆大者，缓于事，难使以忧。五脏皆高者，好高举措。五脏皆下者，好出人

---

① 腋：《太素》作"掖"。按，掖为腋之古字，后文有"腋""掖"混杂者，仍其旧，不复出。

② 脆：《灵枢》作"兔"，《太素》作"菟"。按《校注》云："本经作'脆'，义可通，脆，弱也。然犹疑作'兔'者，或为俛之坏文'免'，又误为'兔'。俛，低下也，与上文'合胁'之义可互应。义通。"

③ 减：《灵枢》及四库本均作"减"，《太素》作"咸"。按《太素新校正》："'咸'通'减'。《集韵·豏韵》：'减，《说文》：损也，或作咸。'……《玉篇·冫部》：'减，俗减字'"。

④ 又无怵惕之恐：按《校注》云："此与上'虽有……怵惕之志'相应为文，故疑'恐'为'志'之误。且'怵惕'，惊动也，此言'怵惕之恐'，似义亦欠安。"

下。五脏皆坚者，无病。五脏皆脆者，不离于病。五脏皆端正者，和利得人心。五脏皆偏倾者，邪心善盗，不可为人卒[①]，反复言语也。

曰：愿闻六腑之应。曰：肺合大肠，大肠者，皮其应也。《素问》曰：肺之合皮也，其荣毛也，其主心也（下章言肾之应毫毛，于义为错[②]）。心合小肠，小肠者，脉其应也。《素问》曰：心之合肺[③]也，其荣色也，其主肾也。（其义相顺）。肝合胆，胆者，筋其应也。《素问》曰：肝之合筋也，其荣爪也，其主肺也（其义相顺）。脾合胃，胃者，肉其应也。《素问》曰：脾之合肉也，其荣唇也，其主肝也（其义相顺）。肾合三焦膀胱，三焦膀胱者，腠理毫毛其应也。《九卷》又曰：肾合骨。《素问》曰：肾之合骨也，其荣发也，其主脾也（其义相同）。

曰：应之奈何？曰：肺应皮。皮厚者大肠厚，皮薄者大肠薄，皮缓腹里[④]，大者大肠缓而长，皮急而短[⑤]，皮滑者大肠直，皮肉不相离者大肠结。

心应脉。皮厚者脉厚，脉厚者小肠厚，皮薄者脉薄；脉薄

---

① 卒：《灵枢》《太素》均作"平"，按上文义，疑作"平"是。

② 下章言肾之应毫毛，于义为错：原作大字正文。此句当为后人注语，仿本卷第一第二等篇文例，改作小字注文。后文"其义相顺""其义相同"亦同此例，不复出。

③ 肺：《素问》作"脉"，按此以五脏分别配属"筋、脉、肌、皮、骨"而言，则此当作"脉"是，原文疑误。

④ 里：《太素》作"果"。按《校注》云："《千金》卷十八第一作'裹'，据改。裹，囊也。《吕氏春秋·本生》：'无不裹也。'高诱注：'裹，犹囊也。'腹若皮囊，故曰腹囊。"此训是，当改作"裹"。

⑤ 皮急而短：刘衡如本据《灵枢·本脏》篇改作"皮急者大肠急而短"。

者小肠薄；皮缓者脉缓，脉缓者小肠大而长；皮薄而脉冲①小者，小肠小而短；诸阳经脉皆多纡屈者，小肠结。

脾应肉。肉䐃坚大者胃厚，肉䐃么②者胃薄，肉䐃小而么者胃不坚，肉䐃不称其身者胃下，胃下者小脘③约不利（《太素》作下脘未约④。），肉䐃不坚者胃缓，肉䐃无小裹絫标紧⑤，（一本作无小裹累）者胃急，肉䐃多小裹絫（一本亦作累字）者胃结，胃结者，上脘约不利。

肝应筋。爪厚色黄者胆厚，爪薄色红者胆薄，爪坚色青者胆急，爪濡色赤者胆缓，爪直色白无约者胆直，爪恶色黑多文者胆结。

肾应骨。密理厚皮者三焦膀胱厚，粗理薄皮者三焦膀胱薄，腠理疏者三焦膀胱缓，皮急而无毫毛者三焦膀胱急，毫毛美而粗者三焦膀胱直，稀毫毛者三焦膀胱结。

曰：薄厚美恶皆有其形，愿闻其所病。曰：各视其外应，

---

① 冲：《太素》作"沖"。按，"冲"为"沖"俗字。《说文·冫部》："冲，涌繇也，从水，中声，读若动。"杨上善注："冲，虚也。脉虚小也。"此当以别现行简体之"冲"字。

② 么：《太素》作"麼"。按《太素新校正》云："'麼'字当作'么小'二字，此抄书者误合'么小'为'麼'。理由有三：其一，上句曰'坚大者胃厚'，此句当作'么小者胃薄'，则文字相应；其二，此下句承上云：'肉䐃小而麼者胃不坚。'可证'麼'为'么'讹；其三'麼'，音迷，牵系之义。"此训是。后有"么"者亦同，疑原本脱"小"字。

③ 小脘：《灵枢》《太素》均作"下管"。按：脘与管，医经通用，后文"脘"与此同。小，疑作"下"于义更胜。

④ 下脘未约：今《太素》作"下管约不利"。

⑤ 裹絫标紧：《灵枢》作"里累"，里疑误；《太素》作"果累"。按《龙龛手镜·系部》："絫，古；缫、累，今。"，即"絫"为古"累"字。又详《太素新校正》："《说文》段玉裁注：絫之隶变作'累'，'累'行而'絫'废。又疑《甲乙经》'标紧'二字为后世注文。"

以知其内藏，则知所病矣。

十二原第六

五脏有六府，六府有十二原。十二原者，出于四关。四关主治五脏，五脏有疾，当取之十二原。十二原者，五脏之所以禀三百六十五骨[①]之气味者也。五脏有疾，出于十二原，而原各有所出。明知其原，观其应，知五脏之害矣。阳中之少阴肺也，其原出于大渊二；阳中之太阳心也，其原出于太陵二；阴[②]中之少阳肝也，其原出于太冲二；阴中之太阴肾也，其原出于太溪二；阴中之至阴脾也，其原出于太白二；膏[③]之原出于鸠尾，一；肓[④]之原出于脖（蒲没切[⑤]）胦（乌朗切），一。凡十二原主治五脏六腑之有病者也。胀取三阳，飧泄取三阴（一云滞取三阴）。

今夫五脏之有病，譬犹刺也，犹污也，犹结也，犹闭也。刺虽久犹可拔也，污虽久犹可雪也，结虽久犹可解也，闭虽久犹可决也。或言久疾之不可取者，非其说也。夫善用针者，取其疾也，犹拔刺也，犹雪污也，犹解结也，犹决闭也，疾虽久

---

① 骨：《灵枢》《太素》均作"节"，刘衡如本据《灵枢·九针十二原》篇改作"节"。按《灵枢》此前"节之交，三百六十五会……"之言，此处当作"节"为是。

② 阴：《太素》作"阳"。详《太素·阴阳和》云："肝为阴中之少阳。"当改此处《太素》之"阳"为"阴"。

③ 膏：《太素》作"鬲"。

④ 肓：原作"盲"，形近致误。据《灵枢》《太素》、四库本改。杨上善注："肓谓下肓，在齐下一寸。"

⑤ 蒲没切：原作"满没切"。据《广韵·没韵》及《灵枢》注音改。原"满"疑为形近而误抄。

犹可毕也。言不可治者，未得其术也。

十二经水第七

黄帝问曰：经脉十二者，外合于十二经水而内属于五脏六腑。夫十二经水者①，受水而行之。五脏者，合神气魂魄而藏之。六腑者，受谷而行之，受气而扬之。经脉者，受血而营之。合而以治奈何？刺之深浅，灸之壮数，可得闻乎？岐伯对曰②：脏之坚脆，府之大小，谷之多少，脉之长短，血之清浊，气之多少，十二经中多血少气，与其少血多气，与其皆多气血，与其皆少血气，皆有定数③。

其治以针灸，各调其经气，固其常有合也。此人之参天地而应阴阳，不可不审察之也。

足阳明外合于海④，内属于胃⑤；足太阳外合于清水，内属于膀胱，而通水道焉；足少阳外合于渭水，内属于胆；足太阴外合于湖水，内属于脾；足厥阴外合于渑水，内属于肝；足少阴外合于汝水，内属于肾；手阳明外合于江水，内属于大肠；手太阳外合于淮水，内属于小肠，而水道出焉；手少阳外合于漯

---

① 者：此后《灵枢》有"其有大小……夫经水者"一段三十八字，《太素》同，惟无"有"字。

② 曰：此后《灵枢》有"善哉问也……其"一段八十字，《太素》同，文稍异。

③ 定数：《灵枢》《太素》均作"大数"。按《校注》云："详经文多言'大数'，不言'定数'，如《灵枢·五味》：'其大数常出三入一。'……大数，大计之数也。"

④ 海：刘衡如本据《素问·离合真邪论》新校正改作"海水"。

⑤ 胃：原作"肾"，形近之误，此言脏腑配属，据《灵枢》《太素》及《素问·离合真邪论》新校正引本经改。

水，内属于三焦；手太阴外合于河水，内属于肺；手心主外合于漳水，内属于心包；手少阴外合于济水，内属于心。

凡此五脏六腑十二经水者，皆外有源泉而内有所禀，此皆内外相贯，如环无端。人经亦然。故天为阳，地为阴，腰以上为天，下为地。故海^①以北者为阴，湖以北者为阴中之阴，漳以南者为阳，河以北至漳者为阳中之阴，漯以南至江者为阳中之阳，此一州之阴阳也。此人所以与天地相参也。

曰：夫经水之应经脉也，其远近之浅深，水血之多少，各不同。合而刺之奈何？曰：足阳明，五脏六腑之海也，其脉大而血多，气盛热壮，刺此者不深弗敢^②，不留不泻。足阳明多血气^③，刺深六分，留十呼。足少阳少血气，刺深四分，留五呼。足太阳多血气^④，刺深五分，留七呼^⑤。足太阴多血少气，刺深三分，留四呼。足少阴少血多气，刺深二分，留三呼。足厥阴多血少气，刺深一分，留一呼^⑥。

手之阴阳，其受气之道近，其气之来也疾，其刺深皆无过二分，留皆无过一呼。其少长小大肥瘦，以心料之，命曰法天之常，灸之亦然。灸而过此者，得恶火则骨枯脉涩，刺而过此者则脱气。

---

① 海：刘衡如本注云："海，《太素》卷五作'清'"。

② 弗敢：《灵枢》《太素》均作"弗散"，义胜。疑原文"敢"为"散"之讹写。

③ 多血气：《灵枢》《太素》均无此三字。本篇后文余同此例。按《校注》云："此或皇氏自别篇移来，抑或后人增补。"

④ 气：刘衡如本据《素问·血气形志》篇新校正改作"多气"。

⑤ 留七呼：此上足三阳脉之文序，《太素》为足太阳、足少阳、足阳明，《灵枢》为足阳明、足太阳、足少阳。

⑥ 留一呼：《灵枢》《太素》及《素问》新校正引本经均作"留二呼"。按《校注》云："足三阴脉，太阴留五呼，少阴留四呼，递减一呼，则厥阴亦当作二呼，故据改。"

曰：夫经脉之大小，血之多少，肤之厚薄，肉之坚脆，及䐃之大小，可以为度量乎？曰：其可为度量^①者，取其中度者也，不甚脱肉而血气不衰者也。若失度人之，痟（音消，渴病）瘦而形肉脱者，乌^②可以度量刺乎。审、切、循、扪、按，视其寒温盛衰而调之，是谓因适而为之真也。

四海第八

人有四海，十二经水者，皆注于海。有髓海，有血海，有气海，有水谷之海。胃者为水谷之海，其腧上在气街，下至三里。冲脉者为十二经之海，其腧上在大杼，下出巨虚上下廉。膻中者为气之海，其腧上在柱骨之上下，前在人迎。脑者为髓之海，其腧上在其盖，下在风府。凡此四海者，得顺者生，得逆者败；知调者利，不知调者害。

曰：四海之逆顺奈何？曰：气海有余，则气满胸中，悗急息面赤；不足则气少不足以言。血海有余，则常想其身大，怫郁也^③。然不知其所病；不足则常想其身小，狭然不知其所病。水谷之海有余，则腹胀满；不足则饥不受谷食。髓海有余，则轻劲多力，自过其度；不足则脑转耳鸣，胫胻痠^④，眩冒目无所见，懈怠安卧。曰：调之奈何？曰：审守其腧而调其虚实，无犯其害；顺者得复，逆者必败。

---

① 度量：原作"量"，据下文义文例及《灵枢》《太素》补"度"字。
② 乌：四库本、《灵枢》《太素》均作"恶"。按，乌与恶音同而义通。《经传释词》言："恶，犹安也，何也。字亦作'乌'。"
③ 郁也：《灵枢》《太素》均无此二字，疑"郁也"为"怫"之释文。
④ 胫胻痠：《灵枢》作"胫痠"，《太素》作"胻痠"。按胫、胻、义同，似有一字衍。

中医非物质文化遗产临床经典读本

气息周身五十营四时日分漏刻第九

黄帝问曰：五十营奈何？岐伯对曰：周天二十八宿，宿三十六分，人气行一周千八分。人经络[1]上下左右前后二十八脉，周身十六丈二尺，以应二十八宿，漏水下百刻，以分昼夜。故人一呼，脉再动，气行三寸；一吸，脉亦再动，气行三寸；呼吸定息，气行六寸。十息，脉行六尺，日行二分。二百七十息，气行十六丈二尺，气行交通于中，一周于身，下水二刻，日行二十分有奇。五百四十息，气行再周于身，下水四刻，日行四十分有奇。二千七百息，气行十周于身，下水二十刻，日行五宿二百[2]十分有奇。一万三千五百息，气行五十营于身，水下百刻，日行二十八宿，漏水皆尽，脉已终矣。（王冰曰：此略而言之也，细言之，则常以一千周加一分又十分分之六，乃奇分尽也）。所谓交通者，并行一数也。故五十营备，得尽天地之寿矣。气凡行八百一十丈也。一日一夜五十营，以营五脏之精。不应数者，谓之狂生。所谓五十营者，五脏皆受气也。（此段旧在经脉根结之末，今移在此。）

曰：卫气之行，出入之会何如？曰：岁有十二月，日有十二辰，子午为经，卯酉为纬；天一面七宿，周天四七二十八宿，房昴为纬，张虚为经；是故房至毕为阳，昴至心[3]为阴。阳主昼，阴主夜；故卫气之行，一日一夜五十周于身。昼日行

---

① 络：《灵枢》《太素》均作"脉"。参下文义作"脉"义胜。

② 百：《素问》无，疑衍。刘衡如本据《素问·八正神明论》王注删。

③ 心：《太素》作"尾"。杨上善注："经云：昴至尾为阴，便漏心宿也。"按此说则作"尾"是。

于阳二十五周，夜行于阴亦二十五周，周于五脏（一本作岁）；是故平旦阴气尽，阳气出于目，目张则气行于头，循于项，下足太阳，循背下至小指端。其散者，分于目别[①]（一云别于目锐眦），下手太阳，下至手小指外侧。其散者，别于目锐眦，下足少阳，注小指次指之间。以上循手少阳之分侧，下至小指之间[②]。别者以上至耳前，合于颔脉，注足阳明，下行至跗上。入足[③]五指之间。其散者从耳，下手阳明入大指之间。入掌中，直至于足，入足心，出内踝下行阴分，复合于目，故为一周。

是故日行一舍，人气行于身一周与十分身之八；日行二舍，人气行于身三周与十分身之六；日行三舍，人气行于身五周与十分身之四；日行四舍，人气行于身七周与十分身之二；日行五舍，人气行于身九周；日行六舍，人气行于身十周与十分身之八；日行七舍，人气行于身十二周在身与十分身之六；日行十四舍，人气二十五周于身有奇分与十分身之四[④]。阳尽于阴，阴受气矣。其始入于阴，常从足少阴注于肾，肾注于心，心注于肺，肺注于肝，肝注于脾，脾复注于肾，为一周。是故夜行一舍，人气行于身[⑤]（一云阴脏）一周与十分藏之八，亦如阳之行二十五周而复会于目。阴阳一日一夜，舍于[⑥]奇分十分身之

---

① 分于目别：《灵枢》作"别于目锐眦"，《太素》作"别于目兑眦"。按："兑"与"锐"通。作"分于目别"义晦，作"别于目锐眦"义胜。

② 小指之间：《太素》作"小指次指之间"。原文疑脱"次指"二字。

③ 足：《灵枢》《太素》均无。

④ 四：四，详《校注》云："《太素》注：'人气昼日行阳，二十五周于身有奇分十分之二，言四误也。'《灵枢》日刻本、《类经》卷八第二十五均作'二'。"

⑤ 于身：《灵枢》《太素》均作"阴藏"，义胜。

⑥ 舍于：《灵枢》《太素》均作"合有"，义胜。

四①与十分藏之四②（一作二，上文十分藏之八，此言十分藏之四，疑有误）。是故人之所以卧起之时有早晏者，以奇分不尽故也。

曰：卫气之在身也，上下往来无已，其③候气而刺之奈何？曰：分有多少，日有长短，春秋冬夏，各有分理，然后常以平旦为纪，夜尽为始。是故一日一夜，漏水百刻。二十五刻者，半日之度也。常如是无已，日入而止，随日之长短，各以为纪。谨候气之所在而刺之。是谓逢时。病在于阳分，必先候其气之加在于阳分而刺之；病在于阴分，必先候其气之加在于阴分而刺之，谨候其时，病可与期；失时反候，百病不除④。

水下一刻，人气在太阳；水下二刻，人气在少阳；水下三刻，人气在阳明；水下四刻，人气在阴分；水下五刻，人气在太阳；水下六刻，人气在少阳；水下七刻，人气在阳明；水下八刻，人气在阴分；水下九刻，人气在太阳；水下十刻，人气在少阳；水下十一刻，人气在阳明；水下十二刻，人气在阴分；水下十三刻，人气在太阳；水下十四刻，人气在少阳；水下十五刻，人气在阳明；水下十六刻，人气在阴分；水下十七刻，人气在太阳；水下十八刻，人气在少阳；水下十九刻，人气在阳明；水下

① 四：《太素》作"二"，刘衡如本注云："《太素》卷十二及杨注均作'二'，应是"。
② 四：《灵枢》《太素》均作"二"，刘衡如本注云："《太素》卷十二及杨注均作'二'，应是"。参原校文，疑作"二"是。
③ 无已，其：《灵枢》《太素》均作"不以期"，若如此，则断句于"不以期"之后，而不在"其"之前。然考后文"常如是无已"，则原文义胜。
④ 谨候其时，病可与期；失时反候，百病不除：此十六字《灵枢》《太素》均在前文"各以为纪"下，且《太素》此后有"刺实者刺其来也，刺虚者刺其去也。此言气行存亡之时，以候实虚而刺之"二十九字。除，《灵枢》《太素》均作"治"。

二十刻，人气在阴分；水下二十一刻，人气在太阳；水下二十二刻，人气在少阳；水下二十三刻，人气在阳明；水下二十四刻，人气在阴分；水下二十五刻，人气在太阳。此少半日之度也。

从房至毕一十四度^①，水下五十刻，半日之度也。从昴至心亦十四度，水下五十刻，终日之度也^②。日行一舍者^③，水下三刻与十（《素问》作七）分^④刻之四^⑤《大要》常以日加之于宿上也，则知人气在太阳。是故日行一宿，人气在三阳与阴分。常如是无已，与天地同纪，纷纷盼盼^⑥（普巴切），终而复始。一日一夜，水行百刻而尽矣。故曰：刺实者刺其来，刺虚者刺其去，此言气之存亡之时，以候虚实而刺之也^⑦。

营气第十

营气之道，内谷为宝。谷入于胃，气传之肺，流溢于中，布散于外。精专者行于经隧，常营无已，终而复始，是谓天地

---

① 一十四度：《灵枢》作"一十四宿"，《太素》作"十四舍"。《素问·八正神明论》王冰注引文作"十四宿"。

② 从昴至心亦十四度，水下五十刻，终日之度也：《灵枢》《太素》均无此十八字。《太素新校正》云："此十八字与前后文义颇合。"

③ 日行一舍者：《灵枢》《太素》均作"迴行一舍"。按刘衡如本于人民卫生出版社《灵枢》注云："迴，应据《甲乙经》卷一第九改为'日'，与《素问·八正神明论》王注合。"

④ 十分：《灵枢》《太素》均作"七分"。

⑤ 四：《太素》作"二"。据杨上善注，则作"四"是。

⑥ 盼：《太素》作"盻"，详《太素新校正》："《灵枢》此下注云：'按《太素音义》云：普巴切。'据此注，则宋·史崧所见之古本《太素》作'盼盼'。"萧本《太素》原钞作"盻"。

⑦ 故曰刺实者刺其来，……以候虚实而刺之：此段文《灵枢》《太素》均在前文"失时反候，百病不除"下。

之纪。故气从太阴出，循臂内上廉①。

注手阳明上行至面。注足阳明，下行至跗上，注大指间，与太阴合。上行抵脾，从脾注心中。循手少阴出腋下臂，注小指之端。合手太阳上行乘腋，出顿（一作项）内，注目内眦，上巅下项，合足太阳。循脊下尻，下②行注小指之端。循足心，注足少阴，上行注肾，从肾注心，外散于胸中。循心注③脉，出腋下臂，入（一作出）两筋之间，入掌中，出手④中指之端，还注小指次指之端，合手少阳。上行注膻中，散于三焦，从三焦⑤注胆出胁。注足少阳下行至跗上，复从跗注大指间，合足厥阴。上行至肝，从肝上注鬲⑥，上循喉咙，入颃颡之窍，究于畜门（一作关）。其支别者，上额循颠下项中，循脊入骶（音氐），是督脉也。络阴器，上过毛中，入脐中，上循腹里，入缺盆，下注肺中，复出太阴。此营气之行，逆顺之常也。

营卫三焦第十一

黄帝问曰：人焉受气，阴阳焉会，何气为营，何气为卫，营安从生，卫安从会？老壮不同气，阴阳异位，愿闻其会。岐伯对曰：人受气于谷，谷入于胃，气传于肺，五脏六腑皆以受

---

① 循臂内上廉：《灵枢》《太素》均无此五字，疑脱。

② 下：《太素》无，疑衍。

③ 注：原作"主"，据四库本作及《太素》改。

④ 手：《灵枢》《太素》均无，疑衍。

⑤ 三焦：焦，原本空一字之格，据《灵枢》《太素》及四库本补作"三焦"。

⑥ 上注鬲：《灵枢》《太素》均作"上注肺"。详肝足厥阴经脉循行"属肝络胆，上贯膈"，"其支者，复从肝，别贯膈，上注肺。"据此当作"上注肺"为是。

气。其清者为营，浊者为卫，营行脉中，卫行脉外，营周不休，五十而复大会。阴阳相贯，如环无端，卫气行于阴二十五度，行于阳亦二十五度，分为昼夜。故①至阳而起，至阴而止。故日中而阳陇（一作袭，下同）为重阳，夜半而阴陇为重阴。故太阴主内，太阳主外，各行二十五度，分为昼夜。夜半为阴陇，夜半后而阴衰，平旦阴尽而阳受气。日中为阳陇，日西而阳衰，日入阳尽而阴受气。夜半而大会，万民皆卧，名曰合阴。平旦阴尽而阳受气。如是无已，与天地同纪。

曰：老人不夜瞑，少壮不夜寤者，何气使然？曰：壮者之气血盛，其肌肉滑，气道利，营卫之行，不失其常，故昼精而夜瞑。老者之气血减，其肌肉枯，气道涩，五脏之气相薄②，营气衰少而卫气内伐③，故昼不精而，夜不得瞑。

曰：愿闻营卫之所行，何道从始？曰：营出于中焦，卫出于上④焦。上焦出于胃口⑤，并咽以上贯膈而布胸中，走腋，循足太阴⑥之分而行，还注手⑦阳明，上至舌，下注足阳明，常与

---

① 故：此后《灵枢》《太素》均有"气"字，原文疑脱。

② 薄：《灵枢》作"搏"，作"搏"字义胜。

③ 伐：《太素》作"代"，按《太素新校正》："《灵枢》《甲乙经》均作'卫气内伐'按，'代'，停止之义。杨上善释云：'代，寒息也。'寒，止也，寒息即止息也。又检《素问·脉要精微论篇》第十七：'代则气衰。'王冰注：'代脉者，动而中止，不能自还。'亦训'代'为'止'，疑《灵枢》《甲乙经》作'伐'者，传写之误。"又详《校注》云："《说文·人部》：'伐，……一败也。'《说文通训定声·泰部》：'伐，假借又为悖。《诗·宾之初筵》：是谓伐德。按：乱也。'是伐者，败乱也。以五脏之气相搏，卫气之行，失其常序，故败乱于内也。《太素》作'代'，疑有误。"

④ 上：原作"下"，与本节所论文义不合，据四库本、《太素》及文义改。

⑤ 胃口：《灵枢》《太素》均作"胃上口"。

⑥ 足太阴：《灵枢》《太素》均作"太阴"。

⑦ 手：《灵枢》《太素》均无。

营俱行于阴阳各二十五度，为一周，故日夜五十周而复始，大会于手太阴。

曰：人有热饮食下胃，其气未定，则汗出于面，或出于背，或出于身半，其不循卫气之道而出何也？曰：此外伤于风，内开腠理，毛蒸理泄，卫气走之^①，固不得循其道，此气悍慓滑疾，见开而出，故不得从其道，名曰漏泄。中焦亦并于胃口，出上焦之后，此所以受气，泌糟粕，蒸津液，化其精微，上注于肺^②，乃化而为血，以奉生身，莫贵于此，故独得行于经隧，命曰营^③。

曰：血之与气，异名同类何也？曰：营卫者精气也，血者神气也，故血之与气，异名同类也。故夺血者无汗，夺汗^④者无血，故人有两死而无两生也。下焦者，别于回肠，注于膀胱而渗入焉。故水谷者，常并居于胃中，成糟粕而俱下于大肠，而为下焦，渗而俱下，渗泄别汁，循下焦而渗入膀胱也。

曰：人饮酒，酒亦入胃，米^⑤未熟而小便独先下者何也？曰：酒者熟谷之液也，其气悍以滑（一作清），故后谷而入先谷而液出也。故曰上焦如雾，中焦如沤，下焦如渎，此之谓也。

---

① 之：四库本作"乏"。

② 上注于肺：《灵枢》《太素》均作"上注于肺脉"。

③ 命曰营：四库本、《灵枢》《太素》均作"命曰营气"，原文疑脱"气"字。

④ 汗：《太素》作"气"。杨上善注云："脱血亦死，脱气亦死，故有两死也；有血亦生，有气亦生，随有一即生，故无两生也。"依此，则此句当言血与气，而非血与汗。

⑤ 米：《灵枢》《太素》均作"谷"。

阴阳清浊精气津液血脉第十二

黄帝问曰：愿闻人气之清浊者何也？岐伯对曰：受谷者浊，受气者清。清者注阴，浊者注阳。浊而清者，上出于咽；清而浊者，下行于胃。清者上行，浊者下行[1]。清浊相干，名曰乱气。

曰：夫阴清而阳浊，浊中有清，清中有浊，别之奈何？曰：气之大别，清者上注于肺，浊者下流于胃；胃之清气上出于口，肺之浊气下注于经，内积于海。曰：诸阳皆浊，何阳独甚？曰：手太阳独受阳之浊，手太阴独受阴之清。其清者上走孔窍，其浊者下行诸经。故诸阴皆清，足太阴独受其浊。

曰：治之奈何？曰：清者其气滑，浊者其气涩，此气之常也。故刺阴者深而留之，刺阳者浅而疾取[2]之，清浊相干者，以数调之也。

曰：人有精、气、津、液、血、脉，何谓也？曰：两神相搏[3]，合而成形，常先身生，是谓精。上焦开发，宣五谷味，熏肤充身泽毛，若雾露之溉，是谓气，腠理发泄，汗出腠理（一作溱溱）是谓津。谷入气满，淖泽注于骨，骨属屈伸，出泄，补益脑髓，皮肤润泽，是谓液。中焦受汁[4]，变化而赤，是谓血。

---

[1] 清者上行，浊者下行：《灵枢》《太素》均无此八字，疑衍。

[2] 刺阴者深而留之，刺阳者浅而疾取之：取，《灵枢》《太素》均无，疑衍。又《太素》"阴""阳"互倒，详杨上善注："人气清而滑利者，刺浅而疾之；其气浊而涩者，刺深而留之。"则《太素》似误。

[3] 搏：《太素》作"薄"。详《太素新校正》："明赵府居敬堂本《灵枢》及《甲乙经》均作'搏'；明刊无名氏本《灵枢》作'搏'。又下三句'形''生''精'三字押韵，古韵皆在耕韵。"，因疑"搏"为"搏"之误。

[4] 受汁：《灵枢》作"受气取汁"，《太素》作"受血于汁"。

拥遏营气，令无所避，是谓脉也。

曰：六气者，有余不足，气之多少，脑髓之虚实，血脉之清浊，何以知之？曰：精脱者耳聋；气脱者目不明；津脱者腠理开，汗大泄；液脱者骨痹①，屈伸不利，色夭，脑髓消，胻痠，耳数鸣；血脱者色白，夭然不泽；脉脱者②其脉空虚。此其候也。曰：六气贵贱何如？曰：六气者，各有部主也，其贵贱善恶可为常主，然五谷与胃为大海也。

津液五别第十三

黄帝问曰：水谷入于口，输于肠胃，其液别为五。天寒衣薄，则为溺与气，天暑衣厚则为汗，悲哀气并则为泣，中热胃缓则为唾，邪气内逆，则气为之闭塞而不行，不行则为水胀，不知其何由生？岐伯对曰：水谷皆入于口，其味有五，分注其海，津液各走其道。故上焦（一作三焦）出气以温肌肉充皮肤者为津，其留而不行者为液。天暑衣厚，则腠理开，故汗出。寒留于分肉之间，聚沫则为痛。天寒则腠理闭，气涩不行，水下流于膀胱，则为溺与气。

五脏六腑，心为之主，耳为之听，目为之候，肺为之相，肝为之将，脾为之卫，肾为之主外③，故五脏六腑之津液，尽上渗于目。心悲气并则心系急，急则肺叶举，举则液上溢。夫心系急，

---

① 骨痹：《灵枢》《太素》均作"骨属"。
② 脉脱者：《灵枢》《太素》均无此三字，疑衍。
③ 外：《太素》作"水"，义胜。

肺不能常举①，乍上乍下，故欬而涩②出矣。中热则胃中消谷，消谷则虫上下作矣，肠胃充郭故胃③缓，缓则气逆，故唾出矣。五谷之津液和合而为膏者，内渗入于骨空，补益脑髓，而下流于阴股。阴阳不和，则使液溢而下流于阴，髓液皆减而下，下过度则虚，虚则腰脊痛而胫疫，阴阳气道不通，四海闭塞，三焦不泻，津液不化，水谷并于肠胃之中，别于回肠，留于下焦，不得渗于膀胱，则下焦胀，水溢则为水胀。此津液五别之顺逆也。

奇邪血络第十四

黄帝问曰：愿闻其奇邪而不在经者，何也？岐伯对曰：血络是也。曰：刺血络而仆者，何也？血出而射者，何也？血出黑而浊者，血出清而半为汁者，何也？发针而肿者，何也？血出若多若少而面色苍苍然者，何也？发针而面色不变而烦闷者，何也？血出多而不动摇者，何也？愿闻其故。曰：脉气甚④而血虚者，刺之则脱气，脱气则仆。血气俱盛而阴⑤气多者，其血滑，刺之则射。阳气积蓄久留不泻者，其血黑以浊，故不能射。新饮而液渗于络，而未和合于血，故血出而汁别焉。其不新饮

---

① 急，肺不能常举：《灵枢》作"与"，疑连下句读。举，《太素》无，且《太素》此下无"乍上乍下，故欬而涩出矣"十字，疑脱，详《太素新校正》："萧本及《灵枢》'常'下皆有'举，乍上乍下，故哕而泣出矣'十一字"可知。

② 涩：《灵枢》《太素》（上注文中所言）均作"泣"。按，本经卷一第一云：肺"在气为欬，在液为涕"，《说文·水部》："泣，无声出涕曰泣。"则此处当作"泣"为是，原文疑误。

③ 充郭故胃：充，原作"克"，疑原本讹写"充"之俗字而误作"克"，据《灵枢》《太素》改。胃，《太素》无。

④ 甚：刘衡如本据《灵枢·血络论》及《太素》卷二十三改作"盛"。

⑤ 阴：刘衡如本注云："阴，《太素》卷二十三杨注谓是'阳'字之误。"

者，身中有水，久则为肿，阴气积于阳，其气因于络，故刺之血未出而气先行，故肿。阴阳之气，其新相得而未和合，因而泻之，则阴阳俱脱，表里相离，故脱色而①苍苍然也。刺之不变②而烦闷者，刺络而虚经，虚经之属于阴者，阴气脱，故烦闷。阴阳相得而合为痹者，此为内溢于经，而外注于络，如是，阴阳皆有余，虽多出血，弗能虚也。

曰：相之奈何？曰：血脉盛，坚横以赤，上下无常处，小者如针，大者如筋③，刺而泻之万全，故无失数；失数而返，各如其度。曰：针入肉着，何也？曰：热气因于针则热，热则肉着于针，故坚焉。

五色第十五

雷公问曰：闻风者，百病之始也；厥逆，寒湿之所起也。别之奈何？黄帝苔曰：当候眉间④（《太素》作关中⑤）。薄泽为

---

① 而：《太素》作"面"，义胜。

② 刺之不变：《灵枢》作"刺之血出多，色不变"，《太素》作"刺之血多，色不变"，刘衡如本据《灵枢·血络论》及《太素》卷二十三改作"刺之色不变"。

③ 筋：《太素》作"揩"。按《太素研究》："'筋'字《甲乙经》卷一第十四（按，《甲乙经》此字即作'筋'。）及《灵枢》别本皆作'筋'，均误。《太素》卷二十三量络刺作'揩'，即'樜'字，亦作'箸'，与'筋'同，音助，与锋部之'赤'、鱼部之'处'、锋部之'度'押韵，此三字均在段氏古韵第五部。'数'字在段氏古音第四部屋韵，第四五两部常合韵，此为鱼锋屋合韵，若作'筋'，则于韵不谐。"

④ 眉间：《灵枢》作"阙中"《校注》云："《灵枢》原有文曰：'阙者，眉间也。'是眉间与阙中义并同。阙，空隙，《小尔雅·广诂》：'阙，隙也'。《左传·昭公二十年》：'以当其阙'。杜预注：'阙，空也'，两眉间空隙，故名曰阙"。

⑤ 关中：《灵枢》、新校正引《太素》均作"阙中"，原注疑为形近致误而将"关"作"阙"。

风，冲浊为痹，在地为厥，此其常也，各以其色言其病也。

曰：人有不病卒死，何以知之？曰：大气入于脏腑者，不病而卒死矣。曰：凡病少愈而卒死者，何以知之？曰：赤色出于两颧，大如拇指者，病虽少愈，必卒死。黑色出于颜（《太素》作庭），大如拇指，不病亦必卒死矣。

曰：其死有期乎？曰：察其色以言其时。颜者，首面也。眉间以上者，咽喉也（《太素》眉间以上作阙上）。眉间以中（《太素》亦作阙中）者，肺也。下极者，心也。直下者，肝也。肝左者，胆也。下者，脾也。方上者，胃也。中央者，大肠也，侠傍者，肾也。当肾者，脐也。面王以上者（王古本作壬字），小肠也。面王以下者，膀胱字①子处也。颧者，肩也。后颧者，臂也。臂以下者，手也。目内眦上者，膺乳也。侠绳而上者，背也。循牙车以上者，股也。中央者，膝也。膝以下者，胻也。当胻以下者，足也。巨分者，股里也。巨屈者，膝膑也。此五脏六腑支局②（一作节）之部也。五脏五色之见者，皆出其部也。其部骨陷者，必不免于病。其部色乘袭者，虽病甚不死也。

曰：五官具五色，何也？曰：青黑为痛，黄赤为热，白为寒，是谓五官。曰：以色言病之间甚奈何？曰：其色麤③以明者为间，沉垔（一作夭，下同）者为甚，其色上行者病亦甚，其色下行如云彻散者病方已。五色各有藏部，有外部，有内部。其色从外部走内部者，其病从外走内。其色从内部走外部者，其病从

---

① 字：《灵枢》无，若无"字"，则此句意为：面王（即鼻准）以下，为膀胱与子处（子宫）之位也。若有"字"，或作"怀子"之义解，则义难安。待考。

② 局：《灵枢》作"节"，义胜，原文疑误。

③ 麤：《灵枢》作"麤"。按：麤为麤之俗字，麤为粗之古字。

内走外。病生于内者，先治其阴，后治其阳，反者益甚。病生于外者，先治其阳，后治其阴（《太素》云：病生于阳者，先治其外，后治其内。与此文异，义同），反者益甚。

用阳和阴，用阴和阳。审明部分，万举万当。能别左右，是谓大通。男女异位，故曰阴阳。审察泽垚，谓之良工。沉浊为内，浮清为外，黄赤为风，青黑为痛，白为寒，黄而膏泽者为脓，赤甚者为血，痛甚者为挛，寒甚者为皮不仁。各见其部，察其浮沉，以知浅深，审其泽垚，以观成败，察其散浮[①]，以知近远，视色上下，以知病处，积神于心，以知往今。故相气不微，不知是非。属意勿去，乃知新故。色明不粗，沉垚为甚。不明不泽，其病不甚，其色散驹驹然未有聚，其病散而气痛，聚未成也。肾乘心，心先病，肾为应，色其（一作皆）如是。

男子色在面王，为少腹痛，下为卵痛，其圜直为茎痛，高为本，下为首，狐疝癞阴病之属也。女子色在面王，为膀胱字子处病[②]，散为痛，搏[③]为聚，方圜左右各如其色形，其随而下至骶为淫，有润如膏状，为暴食不洁，左为右（一作左），右为左（一作右），其色有邪，聚空满而不端，面色所指者也。色者，青黑赤白黄，皆端满有别乡。别乡赤者，其色亦赤，大如榆荚，在面王为不月[④]。其色上锐首空上向，下锐下向，在左右如法。以五色命脏，青为肝，赤为心，白为肺，黄为脾，黑为肾。肝合筋，青当筋，心合脉，赤当脉。脾合肉，黄当肉。肺[⑤]合皮，

---

① 浮：《灵枢》作"搏"，义胜，且此段为韵文，"搏"与"远"古音同在元韵，当据改。

② 字子处病：《灵枢》作"子处之病"，"字"疑衍。

③ 搏：原作"薄"，"搏"与"散"相对而言，据文义及《灵枢》改。

④ 不月：《灵枢》作"不日"。

⑤ 肺：原作"脾"，据四库本改。

白当皮。肾合骨，黑当骨。

夫精明五色者，气之华也。赤欲如白^①裹朱，不欲如赭色也。白欲如白璧之泽（一云鹅羽），不欲如垩（一云盐）也。青欲如苍璧之泽，不欲如蓝也。黄欲如罗裹雄黄，不欲如黄土也。黑欲如重漆色，不欲如炭^②（《素问》作地苍）也。

五色精微象见，其寿不久也。青如草滋，黑如始煤，黄如枳实，赤如衃（音披）血，白如枯骨，此五色见而死也。青如翠羽，黑如乌羽，赤如鸡冠，黄如蟹腹，白如豕膏，此五色见而生也。生于心，如以缟裹朱；生于肺，如以缟裹红；生于肝，如以缟裹绀；生于脾，如以缟裹栝楼实；生于肾，如以缟裹紫。此五脏所生之外营也。凡相五色，面黄目青，面黄目赤，面黄目白，面黄目黑者，皆不死也。面青目赤（一作青），面赤目白，面青目黑，面黑目白，面赤目青者，皆死也。

阴阳二十五人形性血气不同第十六

黄帝问曰：人有阴阳，何谓阴人，何谓阳人？少师对曰：天地之间，不离于五，人亦应之，非徒一阴一阳而已。盖有太阴之人，少阴之人，太阳之人，少阳之人，阴阳和平之人。凡此五人者，其态不同，其筋骨血气亦不同也。

太阴之人，贪而不仁，下济湛湛，好内而恶出，心抑而不发，不务于时，动而后人，此太阴之人也。

少阴之人，少贪而贼心，见人有亡，常若有得，好伤好害，

---

① 白：《太素》作"帛"。按，白与帛通。详后文"黄欲如罗裹雄黄"，则此处当作"如帛裹朱"解。

② 炭：刘衡如本据《素问·脉要精微论》新校正改作"炭色"。

见人有荣，乃反愠怒，心嫉而无恩，此少阴之人也。

太阳之人，居处于于，好言大事，无能而虚说，志发于四野，举措不顾是非，为事如常自用，事虽败而无改（一作悔），此太阳之人也。

少阳之人，谉谛好自贵，有小小官，则高自宣，好为外交而不内附，此少阳之人也。

阴阳和平之人，居处安静，无为惧惧，无为欣欣，婉然从物，或与不争，与时变化，尊而谦让①，卑而不谄②，是谓至治。

古之善用针灸者，视人五态乃治之，盛者泻之，虚者补之。

太阴之人，多阴而无阳，其阴血浊，其卫气涩，阴阳不和，缓筋而厚皮，不之疾泻，不能移之。

少阴之人，多阴而少阳，小胃而大肠，六府不调，其阳明脉小而太阳脉大，必审而调之，其血易脱，其气易败。

太阳之人，多阳而无阴，必谨调之，无脱其阴而泻其阳，阳重脱者易狂，阴阳皆脱者暴死不知人。

少阳之人，多阳而少阴，经小而络大，血在中而气在外，实阴而虚阳，独泻其络脉则强，气脱而疾，中气重不足，病不起矣。

阴阳和平之人，其阴阳之气和，血脉调，宜谨审其阴阳，视其邪正，安其容仪，审其有余，察其不足，盛者泻之，虚者补之，不盛不虚，以经取之，此所以调阴阳，别五态之人也。

---

① 谦让：《灵枢》作"谦谦"。

② 卑而不谄：《灵枢》作"谭而不治"。按上下文义，此阴阳平和之人有道家清静无为之德，则此处作"谭而不治"更近其义旨。谭，《篆隶万象名义·言部》："谭，着也，诡也，诞也。"有绵延不绝而大之义，不治而治，治者之最高境界。"卑而不谄"与"尊而谦让"义重，因作"谭而不治"义胜。

太阴之人，其状黮黮（音朕）然黑色，念然下意，临临然长大，腘（音窘）然未偻[1]。

少阴之人，其状清然窃然，固以阴贼，立而躁险，行而似伏。

太阳之人，其状轩轩储储，反身折腘。

少阳之人，其状立则好仰，行则好摇，其两臂两肘[2]皆出于背。

阴阳和平之人，其状逶逶然，随随然，颙颙然，衮衮然[3]，豆豆然，众人皆曰君子。（一本多愉愉然，暶暶[4]然。）

黄帝问曰：余闻阴阳之人于少师。少师曰：天地之间不离于五，故五五二十五人之形，血气之所生别，而以候从外知内何如？岐伯对曰：先立五形，金木水火土，别其五色，异其五声，而二十五人具也。

木形之人，比于上角，苍色小头，长面大肩，平背直身，小手足，好有材，好劳心，少力，多忧劳于事，柰[5]春夏不柰秋冬，感而成病，主足厥阴佗佗然。大角（一曰左角）之人，比于左足少阳，少阳之上遗遗然。右角（一曰少角）之人，比于右足少阳，少阳之下随随然。钛角[6]（音太，一曰右角）之人，比于

---

① 偻：此后《灵枢》有"此太阴之人也"六字。下文"少阴""太阳""少阳"三条句末之《灵枢》异文皆同此例有。

② 肘：此前原有"臂"字，疑涉上衍文，据《灵枢》删之。

③ 衮衮然：《灵枢》此三字作"愉愉然，暶暶然"。

④ 暶：疑当作"瞚"，《灵枢》注音"辞缘切"。

⑤ 柰：《灵枢》作"能"，《广韵·泰韵》："柰，本亦作奈"，按，奈与能耐通。后文有"奈""柰"同出者，皆仍底本原文不改。

⑥ 钛角：《灵枢》本篇及五音五味篇均作"鈦"。《龙龛》：鈦，音大，钳。又音弟，以镽加足也。

右足少阳，少阳之下①鸠鸠然（一曰推推然）。判角之人，比于左足少阳，少阳之下括括然。

火形之人，比于上征，赤色，广䏶，兑②面小头，好肩背髀腹，小手足，行安地，疾心行摇，肩背肉满，有气轻财，少③信多虑，见事明了，好颜急心，不寿暴死，奈春夏不奈秋冬，感④而生病，主手少阴窍窍⑤然（一曰核核然）。太征之人，比于左手太阳，太阳之上肌肌然。少征之人，比于右手太阳，太阳之下慆慆然（慆音剔，又音倘）。右征之人，比于右手太阳，太阳之上鲛鲛然（一曰熊熊然）。判征之人，比于左手太阳，太阳之下支支然，熙熙然。

土形之人，比于上宫，黄色，大头圆面，美肩背，大腹，好股胫，小手足，多肉，上下相称，行安地，举足浮，安心，好利人，不喜权势，善附人，奈秋冬不奈春夏，春夏感而生病，主足太阴敦敦然。太宫之人，比于左足阳明，阳明之上婉婉然。加宫之人，比于左足阳明，阳明之下炫炫（音欱）然（一曰坎坎然）。少宫之人，比于右足阳明，阳明之上枢枢然。左宫之人，比于右足阳明，阳明之下兀兀然（一曰众之人，一曰阳明之上）。

金形之人，比于上商，白色，小头方面，小肩背，小腹，小手足，如骨发踵，外骨轻身（一曰发动轻身）清廉急心，静悍善为吏，奈秋冬不奈春夏，春夏感而生病，主手太阴敦敦然。太商之人，奈比于左手阳明，阳明之上廉廉然。右商之人，比

---

① 下：原作"上"，据上下文例及《灵枢》改。

② 兑：《灵枢》作"脱"。按：兑与锐同。脱与锐皆取声于兑，故亦相假。

③ 少：原作"必"，形近致误。据《灵枢》改。

④ 感：此前《灵枢》有"秋冬"二字。考前后文例，原文疑脱。

⑤ 窍窍：刘衡如本迳改作"戁戁"，并注云："形近致误。"

于左手阳明，阳明之下脱脱然。左商之人，比于右手阳明，阳明之上监监然。少商之人，比于右手阳明，阳明之下严严然。

水形之人，比于上羽，黑色，大头面不平（一云曲面），广颐①小肩，大腹小手足（小②作大），发行摇身，下尻长，背延延然，不敬畏，善欺绐人，殆戮死，奈秋冬不奈春夏，春夏感而生病，主足少阴污污③然。

大羽之人，比于右足太阳，太阳之上颊颊然。

少羽之人，比于左足太阳，太阳之下纡纡然。

众之为人，比于右足太阳，太阳之下洁洁然。

桎之为人，比于左足太阳，太阳之上安安然。

曰：得其形不得其色何如？曰：形胜色，色胜形者，至其胜时年加，害则病行，失则忧矣。形色相得，富贵大乐。曰：其形色相胜之时，年加可知乎？曰：凡人之大忌常加七岁。九岁，十六岁，二十五岁，三十四岁，四十三岁，五十二岁，六十一岁，皆人之忌，不可不自安也。感则病④，失则忧矣。

曰：脉之上下血气之候，以知形气奈何？

曰：足阳明之上，血气盛则须美长，血多气少则须短，气多血少则须少，血气俱少则无须，两吻多画。（须字一本俱作髯

---

① 广颐：《灵枢》作"廉颐"，疑"廉"为"廣"之讹。

② 小：按上下文例，疑当作"一"字。

③ 污污：《灵枢》作"汗汗"。详《校注》云："明抄本作'汗汗'，然下明抄本有'汗，音污'三小字注音，《千金》卷十九第一正作'污污'"。按，污、污二字《说文》均不录，《龙龛手镜·水部》："污，音乌，水流也。……污，乌故乌卧二反，染也，涂也，秽也。"《玉篇》："从亏者古文，从于者今文。欧阳氏曰：污污本一字，今经传皆以今文书之。"由此则疑《灵枢》之"汗"为"污"之讹写，"汗"为之俗字，或可知此《甲乙经》之文较《灵枢》更古。污污然，卑下庸陋之行然。

④ 感则病：《灵枢》作"感则病行"。按上文例，则此后当脱"行"字。

字，吻音稳。）足阳明之下，血气盛则下毛美长至胸；血多气少则下毛美短至脐，行则善高举足，足大指少肉，足善寒，血少气多则肉善瘃（瘃音斸）；血气皆少则无毛，有则稀而枯瘁，善痿厥足痹。

足少阳之上，血气盛则通须美长，血多气少则通须美短，血少气多则少须，血气皆少则无须，感于寒湿，则善痹骨痛爪枯。足少阳之下，血气盛则胫毛美长，外踝肥；血多气少则胫毛美短，外踝皮坚而厚；血少气多则胻毛少，外踝皮薄而软；血气皆少则无毛，外踝瘦而无肉。

足太阳之上，血气盛则美眉，眉有毫毛；血多气少则恶眉，面多小理；血少气盛则面多肉，血气和则美色。足太阴①之下，血气盛则跟肉满，踵坚；气少血多则瘦，跟空；血气皆少则善转筋，踵下痛。

手阳明之上，气血盛则上髭美，血少气多则髭恶，血气皆少则善转筋，无髭。手阳明之下，血气盛则腋下毛美，手鱼肉以温；气血皆少则手瘦以寒。

手少阳之上，血气盛则眉美以长，耳色美；血气皆少则耳焦恶色。手少阳之下，血气盛则手拳多肉以温；血气皆少则瘦以寒；气少血多则瘦以多脉。

手太阳之上，血气盛则多髯，面多肉以平；血气皆少则面瘦黑色②。手太阳之下，血气盛则掌肉充满；血气皆少则掌瘦以寒。黄赤者多热气，青白者少热气，黑色者多血少气。

---

① 太阴：此上及本段皆言阳经之事，参上下文例，"太阴"疑为"太阳"之误。《校注》据《灵枢发微》及《类经》改之。
② 黑色：《灵枢》作"恶色"。按上文言眉分美恶，耳色分美恶，则此作"恶色"义长。

美眉者太阳多血，通髯极须者少阳多血，美须者阳明多血，此其时然也。夫人之常数，太阳常多血少气，少阳常多气少血，阳明常多血多气，厥阴①常多气少血，少阴②常多血少气，太阴常多血少气③，此天之常数也。

曰：二十五人者，刺之有约乎？曰：美眉者，足太阳之脉血气多；恶眉者，血气少。其肥而泽者，血气有余；肥而不泽者，气有余，血不足。瘦而无泽者，血气俱不足。审察其形气有余不足而调之，可以知顺逆矣。

曰：刺其阴阳奈何？曰：按其寸口人迎以调阴阳，切循其经络之凝泣④，结而不通者，此于身背⑤为痛痹，甚则不行故凝泣，凝泣者致气以温之，血和乃止。其结络者，脉结血不行，决之乃行。故曰：气有余于上者，导而下之；气不足于上者，推而往之；其稽留不至者，因而迎之。必明于经隧，乃能持之。寒与热争者，导而行之；其菀陈血不结者，即而取之。必先明知二十五人，别血气之所在，左右上下，则刺约毕矣。

曰：或神动而气先针行，或气与针相逢，或针已出，气独行，或数刺之乃知，或发针而气逆，或数刺病益甚。凡此六者，各不同形，愿闻其方？曰：重阳之盛人，其神易动，其气易往也，矫矫蒿蒿（一本作熇熇高高），言语善疾，举足喜高，心肺

---

① 厥阴：刘衡如本据《素问·血气形志》篇新校正改作"少阴"。

② 少阴：刘衡如本据《素问·血气形志》篇新校正改作"厥阴"

③ 多血少气：刘衡如本据《素问·血气形志》篇新校正改作"多气少血"。

④ 泣：《灵枢》作"涩"。按，泣，医籍中常作血凝不消，不通解，同涩。后同，不复出。

⑤ 背：刘衡如本据《灵枢·阴阳二十五人》篇改作"皆"。

之藏气有余，阳气滑盛而扬，故神动而气先行，此^①人颇有阴者也。多阳者多喜，多阴者多怒，数怒者易解，故曰颇有阴。其阴阳之离合难，故其神不能先行。阴阳和调者，血气淖泽滑利，故针入而气出，疾而相逢也。其阴多而阳少，阴气沉而阳气浮者内藏，故针已出，气乃随其后，故独行也。其多阴而少阳者，其气沉而气往难，故数刺之乃知。其气逆与其数刺病益甚者，非阴阳之气也，沉浮之势也，此皆粗之所败，工之所失，其形气无过也。

---

① 此：此前《灵枢》《太素》均有"黄帝曰：重阳之人而气不先行者何也？"一句十五字。

卷 二

十二经脉络脉支别第一（上）

雷公问曰：禁脉①之言，凡刺之理，经脉为始，愿闻其道？黄帝答曰：经脉者，所以决死生，处百病，调虚实，不可不通也。

肺，手太阴之脉，起于中焦，下络大肠，还循胃口，上膈属肺，从肺系横出腋下，下循臑内，行少阴心主之前，下肘中，循臂内②上骨下廉，入寸口，上鱼，循鱼际，出大指之端。其支者，从腕后直出次指内廉，出其端。是动则病肺胀满，膨膨然而喘咳，缺盆中痛，甚则交两手而瞀（音务，又音茂），是谓臂③厥。是主肺所生病者，咳，上气，喘喝，烦心，胸满，臑（音如）臂内前廉痛，厥，掌中热。气盛有余则肩背痛，风寒汗出中风，小便数而欠④。气虚则肩背痛寒，少气不足以息，

---

① 脉：刘衡如注云："《铜人》卷一作'服'"。
② 内：此后刘衡如本据明堂残本补"廉"字，并注云："文义较明"。
③ 臂：原作"擘"，据四库本改。
④ 小便数而欠：《太素》作"不泆数欠"。

溺色变（一云卒遗矢无变①）。为此诸病。凡十二经之病，盛则泻之，虚则补之，热则疾之，寒则留之，陷下则灸之，不盛不虚，以经取之。盛者则寸口大三倍于人迎，虚者则寸口反小于人迎也。

大肠，手阳明之脉，起于大指次指之端外侧②，循指上廉，出合骨两骨之间，上入两筋之中，循臂上廉，入肘外廉，上循臑外廉③上肩，出髃（音隅）骨之前廉，上出柱骨之会上，下入缺盆，络肺下膈，属大肠。其支者，从缺盆直上至颈，贯颊，下入齿④中，还出侠口，交人中，左之右，右之左，上侠鼻孔。是动则病齿痛，颊⑤肿。是主津液⑥所生病者，目黄，口干，鼽（音求）衄，喉痹，肩前臑痛者，大指次指痛不用。气盛有余则当脉所过者热肿，虚则寒慄不复。为此诸病。盛者则人迎大三倍于寸口；虚者则人迎反小于寸

---

① 变：四库本作"度"，义胜，即遗矢无度，言大便不知节度。

② 外侧：《灵枢》《太素》均无此二字。详本经卷三第二十七商阳穴文："在手大指次指内侧。"此作"外侧"者，疑误。刘衡如本注云："《铜人》卷一作'内侧'，误。

③ 廉：《灵枢》《太素》均作"前廉"，详此经之循行，原文疑脱"前"字。刘衡如本兼据《脉经》卷六、《千金》卷十八、《铜人》卷一补"前"字。

④ 下入齿：《灵枢》《太素》均作"入下齿"，刘衡如本兼据《脉经》卷六、《千金》卷十八及《铜人》卷一改作"入下齿"，并注云："《脉经》《千金》'齿'下有'缝'字。"，疑作"入下齿"是。

⑤ 颊：《灵枢》作"颈"，非；《太素》及《素问·至真要大论》新校正引本经均作"顄"。按《说文解字注·页部》："顄，应劭曰：'颊权，准也'师古曰：'顄'，权。顄字岂当借准为之……权顄之名又出汉后也。"原文作"颊"，似是古传本之文亦未可知。

⑥ 液：《太素》无，刘衡如本兼据《脉经》卷六、《千金》卷十八及《铜人》卷一删"液"字。详后小肠之脉文："是主液"。则此主"津液"似义重，疑衍"液"字。

口也。

胃，足阳明之脉，起于鼻交頞中，傍约大肠之脉①，下循鼻外，上入齿②中，还出侠口环唇，下交承浆，却循颐后下廉，出大迎，循颊车，上耳前，过客主人，循发际至额颅。其支者，从大迎前下人迎，循喉咙入缺盆，下鬲属胃络脾。其直③者，从缺盆下乳内廉，下侠脐，入气街中。其支④者，起于胃口，下⑤循腹里，下至气街中而合，以下髀关⑥，抵伏兔，下入膝膑中，下循胻外廉，下足跗，入中指内间。其支者，下膝三寸而别，以下入中指外间。其支者，别跗上入大指间，出其端。是动则病凄凄然⑦振寒，善伸数欠，颜黑。病至则恶人与火，闻木音则惕然惊，心欲动⑧，独闭户塞牖而处，甚则欲上高而歌，弃衣

----

① 傍约大肠之脉：《太素》无此六字，《灵枢》作"傍纳太阳之脉"，刘衡如本注云："《灵枢》（一本）、《脉经》卷六、《千金》卷十六及《铜人》卷二均作'傍约太阳之脉'"。按此非大肠经循行之线路，"大肠"疑为"大阳"之讹写，当据改作"太阳"。

② 上入齿：《灵枢》《太素》均作"入上齿"，刘衡如本兼注云："《脉经》卷六《千金》卷十八及《铜人》卷二均作'入上齿'"，疑作"入上齿"是。

③ 直：此后刘衡如本注云："直下，《素问·五脏生成论》王注有'行'字。下同。"

④ 支：此后刘衡如本注云："支下，《素问·五脏生成论》王注有'别'字。下同。"

⑤ 口，下：刘衡如本据《脉经》卷六、《素问·欬论》王注及《太素》卷八杨注改作"下口"。

⑥ 关：刘衡如本注云："《素问·五脏生成论》及《太素》无'关'字。

⑦ 凄凄然：刘衡如本据《素问·至真要大论》新校正、《灵枢·经脉》篇及《太素》卷八改作"洒洒"。

⑧ 心欲动：《校注》云："《脉经》十六卷第六、《千金》卷十六第一均作'心动'，'欲'字连下句，文安义顺。"，刘衡如本据《脉经》卷六及《太素》卷八杨注改作"心动，欲"。

而走，贲响腹胀，是为臂^①（一作骭）厥。是主血所生病者，狂瘛（一作疟）温淫汗出，䶝衄，口㖞唇紧^②，颈肿喉痹，大腹水肿，膝膑肿痛，循膺、乳、气街、股、伏兔、骭外廉、足跗上皆痛，中指不用。气盛则身以前皆热，其有余于胃，则消谷善饥，溺色黄。气不足则身以前皆寒慄，胃中寒则胀满。为此诸病。盛者人迎大三倍于寸口，虚者人迎反小于寸口也。

脾，足太阴之脉，起于大指之端，循指内侧白肉际，过核骨后，上内踝前廉，上腨内，循胫骨后，交出厥阴之前，上循膝股内前廉，入腹属脾络胃，上膈侠咽，连舌本，散舌下。其支者，复从胃别上膈注心中。是动则病舌本强，食则呕，胃脘痛，腹胀善噫，得后与气则快然而衰，身体皆重。是主脾所病者，舌本痛，体不能动摇，食不下，烦心，心下急^③、寒疟^④、溏、瘕（音加）泄、水闭、黄疸，不能食^⑤，唇青^⑥，强立^⑦，股膝内肿痛^⑧，厥，足大指不用。为此诸病。盛者则寸口大三倍于人

---

① 臂：《灵枢》作"骭"，《太素》作"胕"。按是经之循行，作"臂厥"义不安，当从《灵枢》及原校作"骭"。

② 紧：刘衡如本注云："《灵枢·经脉》篇、《太素》卷八、《铜人》卷二及发挥卷中均作'胗'"。

③ 心下急：《灵枢》《太素》均作"心下急痛"，刘衡如本兼据《脉经》卷六、《铜人》卷二及发挥卷改作"心下急痛"。

④ 寒疟：《灵枢》《太素》均无此二字。

⑤ 不能食：《灵枢》《太素》均作"不能卧"，刘衡如本兼注云："《铜人》卷二注及《脉经》卷六作'好卧，不能食肉'，较好。《千金》卷十六、《铜人》卷二及发挥卷均作'不能卧'"。

⑥ 唇青：《灵枢》《太素》均无此二字。刘衡如本注云："《太素》卷八作'强欠'，《千金》卷十六作'而烦'"。

⑦ 强立：义未安，《太素》作"强欠"，义胜。杨上善注："将欠不得欠，名曰强欠"。

⑧ 痛：《灵枢》《太素》均无。

迎，虚者则寸口反小于人迎也。

心，手^①少阴之脉，起于心中，出属心系，下鬲络小肠。其支者，从心系，上侠咽，系目系（一本作循胸出肠）。其直者，复从心系却上肺，上出^②腋下，下循臑内后廉，循太阴，心主之后，下肘中内廉^③，循臂内后廉，抵掌后兑骨之端，入掌内后廉^④，循小指内出其端。是动则病嗌干心痛，渴而欲饮，是为臂厥。是主心所生病者，目黄胁满^⑤痛，臑臂内后廉痛，厥，掌中热痛。为此诸病。盛者则寸口大再倍于人迎，虚者则寸口反小于人迎也。

小肠，手太阳之脉，起于小指之端，循手外侧，上腕出踝中，直上循臂骨下廉，出肘内侧两骨^⑥之间，上循臑外后廉，出肩解，绕肩胛，交肩上，入缺盆，向腋下^⑦，络心，循咽下鬲抵胃，属小肠。其支者，从缺盆循颈上颊，至目锐眦，却入耳中。其支者，别颊上䪼（音拙）抵鼻，至目内眦，斜络于颧^⑧。是动则病嗌痛颔肿，不可以顾，肩似拔，臑似折。是主液所生

---

① 手：原脱，据《灵枢》及《太素》改。

② 上出：刘衡如本注云："《灵枢·经脉》篇《铜人》卷二均作'下出'，《千金》卷十三、发挥作'出'。"

③ 下肘中内廉：刘衡如本注云："《灵枢·经脉》篇、《太素》卷八均作'下肘内'，《千金》卷十三、《铜人》卷二及发挥作'下肘内廉'"。

④ 入掌内后廉：《太素》作"入掌内廉"，刘衡如本兼注云："《千金》卷十三作'后内廉'"。详本经卷三神门穴云："在掌后兑骨之端"乃臂之最下端，进则入掌，据此当依《太素》作"入掌内廉"为确。"后"字疑衍。

⑤ 满：刘衡如本注云："《灵枢·经脉》篇、《太素》卷八、《铜人》卷二及发挥均无'满'字。"

⑥ 两骨：《太素》亦作"两骨"，《灵枢》作"两筋"，此定位与"两骨"差异大，待考。

⑦ 向腋下：《灵枢》《太素》均无此三字。

⑧ 斜络于颧：《太素》无此四字。

病者，耳聋目黄，颊肿，颈颔肩臑肘臂外后廉痛。为此诸病。盛者则人迎大再倍于寸口，虚者则人迎反小于寸口也。

膀胱，足太阳之脉，起于目内眦，上额交巅。其支者，从巅至耳上角。其直者，从巅入络脑，还出别下项，循肩膊内，挟脊抵腰中，入循膂，络肾属膀胱。其支者，从腰中下会于后阴①，贯臀入腘中。其支者，从膊内左右别下贯胂②（一作髋），挟脊内③，过髀枢，循髀外后廉，下合腘中，以下贯踹（足跟也）内④，出外踝之后，循京骨，至小指外侧。是动则病冲头痛，目似脱，项似拔，脊腰似折，不可⑤以曲⑥，腘如结，踹如裂，是谓踝厥。是主筋所生病者，痔疟狂颠疾，头囟（音信）项颈间痛，目黄泪出，鼽衄，项背腰尻腘踹脚皆痛，小指不用。为此诸病。盛者则人迎大再倍于寸口。虚者则人迎反小于寸口也。

肾，足少阴之脉，起于小指之下，斜趋⑦足心，出然谷之下，循内踝之后，别入跟中，以上腨内，出腘中内廉，上股内后廉，贯脊属肾络膀胱。其直者，从肾上贯肝膈，入肺中，循喉咙，

---

① 会于后阴：《灵枢》作"挟背"，《太素》无此四字。

② 胂：《太素》作"肿"，刘衡如本兼据杨注及《素问·三部九候论》新校正改作"肿"，并将此后"挟脊内"改作正文"挟脊肉"。按《校注》云："《说文·肉部》：'胂，夹脊肉也。'……据上下文义，当以作'肿'为是。"

③ 挟脊内：《灵枢》《太素》均无此三字。按上文注，《校注》云："据上文'肿'义，'内'或为'肉'之误，本文疑为肿之注文，混为正文。"此说可从。

④ 踹（足跟也）内：刘衡如本据《脉经》卷六、《千金》卷二十《素问·厥论》王注及发挥改作"腨内"，并删原注"足跟也"三字。

⑤ 不可：此前《太素》《灵枢》均有"髀"字，刘衡如本兼据《素问·至真要大论》新校正、《脉经》卷六、《千金》卷二十《铜人》卷二及发挥补"髀"字，原文疑脱。

⑥ 曲：刘衡如本据《素问·至真要大论》新校正及《太素》卷八改作"回"。

⑦ 斜趋：《灵枢》作"邪走"，《太素》作"耶趋"。按：斜、耶、邪互通，《说文·走部》："趋，走也，……趋，疾也"。趋、走、趋，义亦通。

侠舌本（一本云从横骨中挟脐循腹里上行而入肺）。其支者，从肺出络心，注胸中。是动则病饥不欲食，面黑如炭色，咳唾则有血，喝喝而喘（一作喉鸣），坐而欲起，目䀮䀮无所见，心如悬若^①饥状^②，是为骨厥。是主肾所病者，口热舌干，咽肿上气，嗌干及痛，烦心，心痛，黄疸，肠澼，脊股内后廉痛，痿厥，嗜卧，足下热而痛。灸则强食生肉，缓带被发，大杖重履而步。为此诸病。盛者则寸口大再倍于人迎，虚者则寸口反小于人迎也。

心主手厥阴^③之脉，起于胸中，出属心包络，下鬲，历络三焦。其支者，循胸出胁下腋三寸，上抵腋，下循臑内，行太阴、少阴之间，入肘中，下循臂，行两筋之间，循^④中指出其端。其支者，别掌中，循小指次指出其端。是动则病手心^⑤热，臂肘挛急^⑥，腋肿，甚则胸胁支满，心中憺憺^⑦大动，面赤目黄，喜笑不休。是主脉（一作心包络）所生病者，烦心心痛，掌中热。为此诸病。盛者则寸口大一倍于人迎，虚者则人迎反大^⑧寸口反小于人迎也。

---

① 如悬若：刘衡如本据《素问·至真要大论》新校正并参考《脉经》卷六改作"悬如"。

② 心如悬若饥状：《太素》作"心如悬病饥状"。此后《灵枢》《太素》均有"气不足则善恐，心惕惕如人将捕之"十四字，刘衡如本兼据《脉经》卷六、《千金》卷十六、《铜人》卷一及发挥补之，原文疑脱。

③ 此处《灵枢》有"心包络"三字，《太素》有"心包"二字。

④ 循：此前《灵枢》《太素》均有"入掌中"三字，刘衡如本兼据《脉经》卷六、《千金》卷十三、《铜人》卷二及发挥补之，按其经脉循行，原文疑脱。

⑤ 心：《太素》及《素问·至真要大论》新校正引本经均无，疑衍。

⑥ 手心热，臂肘挛急：刘衡如本据《素问·至真要大论》新校正及《太素》卷八改作"手热，肘挛"。

⑦ 中憺憺：刘衡如本据《素问·至真要大论》新校正及《太素》卷八改作"澹澹"。

⑧ 人迎反大：《灵枢》《太素》均无此四字。详上下文义，当为衍文。

三焦手少阳之脉，起于小指次指之端，上出两指之间，循手表腕出臂外两骨之间，上贯肘，循臑外上肩，而交出足少阳之后，入缺盆，布膻中，散络心包，下鬲，遍属三焦。其支者，从膻中，上出缺盆，上项侠耳后，直上出耳上角，以屈下额①（一作颊），至顷。其支者，从耳后入耳中，出走耳前，过客主人前，交颊，至目兑眦。是动则病耳聋，浑浑焞焞，嗌肿喉痹。是主气所生病者，汗出，目兑眦痛，颊痛②，耳后肩臑肘臂外皆痛，小指次指不为用。为此诸病。盛者则人迎大一倍于寸口，虚者则人迎反小于寸口也。

胆，足少阳之脉，起于目兑眦，上抵头角，下耳后，循颈行手少阳之前，至肩上，却交出手少阳之后，入缺盆。其支者，从耳后，入耳中，出走耳前，至目兑眦后。其支者，别③兑眦，下大迎，合手少阳抵④于顷下（一本云别兑眦上迎手少阳于颊），加颊车，下颈，合缺盆，以下胸中，贯膈络肝属胆，循胁里，出气街，绕毛际，横入髀厌中。其直者，从缺盆下腋，循胸中，过季胁，下合髀厌中，以下循髀阳，出膝外廉，下外辅骨之前，直下抵绝骨之端，下出外踝之前，循足跗上，入小指次指之端⑤。其支者，别跗上，入大指之间，循大指岐骨内出其端，

---

① 额：《灵枢》《太素》均作"颊"，按其循行，则作"颊"义胜。

② 颊痛：原脱"痛"字，据《灵枢》《太素》补。

③ 别：此后《太素》有"目"字。

④ 抵：《太素》《素问·刺腰痛篇》王注均无，疑衍。刘衡如本兼据《脉经》卷六、《千金》卷十二、《素问·厥论》王注及《铜人》卷一删。

⑤ 入小指次指之端：《灵枢》《太素》均作"入小指次指之间"，《素问·厥论》王注作"出小指次指之端"，刘衡如本兼据《脉经》卷六、《千金》卷十二及《铜人》卷一疑"本书'入''端'二字似有一误"。又《素问·阴阳离合论》王注引《灵枢》"入"作"出"。

还贯入爪甲，出三毛。是动则病口苦，善太息，心胁痛不能反侧，甚则面微尘，体无膏泽，足外反热，是为阳厥。是主骨所生病者，头面①颔痛，目兑眦痛，缺盆中肿痛，腋下肿痛②，马刀挟瘿，汗出振寒，疟，胸中胁肋髀膝外至胻绝骨外踝前及诸节皆痛，小指次指不用。为此诸病。盛者则人迎大倍于寸口③，虚者人迎反小于寸口也。

　　肝足厥阴之脉，起于大指丛毛之际，上循足跗上廉，去内踝一寸，外④踝八寸，交出太阴之后，上腘内廉，循股阴入毛中，环阴器，抵小腹，侠胃属肝络胆，上贯膈，布胁肋，循喉咙之后，上入颃颡，连目系，上出额，与督脉会于巅。（一云：其支者，从小腹与太阴、少阳结于腰髁夹脊下第三第四骨孔中）。其支者，从目系下颊里，环唇内。其支者，复从肝别贯膈，上注肺中。是动则病腰痛不可以俯仰，丈夫㿉疝⑤，妇人少腹肿，甚则嗌干，面尘脱色⑥。是主肝所生病者，胸满呕逆，洞泄，狐疝，遗精癃闭⑦。为此诸病。盛者则寸口大一倍于人迎，虚者则

---

① 头面：《灵枢》作"头痛"，《太素》作"头角"。

② 痛：《灵枢》《太素》及《素问》新校正引本经均无，疑衍。

③ 大倍于寸口：《灵枢》《太素》均作"大一倍于寸口"，疑原文脱"一"字。刘衡如本兼据《脉经》卷六、《千金》卷十二及《铜人》卷一补"一"字。

④ 外：《灵枢》《太素》均作"上"，原文疑误。刘衡如本兼据《脉经》卷六、《千金》卷十一、《素问·厥论》王注及《铜人》卷一改作"上"。

⑤ 㿉疝：《灵枢》作"㿗疝"，《太素》作"颓疝"。按：㿉，颓之从疒，义与㿗同，阴病也。

⑥ 脱色：《太素》及《素问》新校正引本经均无此二字，疑衍。

⑦ 遗精癃闭：刘衡如本据《灵枢·经脉》《脉经》卷六、《千金》卷十一、《太素》卷八及《铜人》卷一改作"遗溺闭癃"。遗精，《太素》作"遗溺"。按《校注》云："《脉经》卷六第一、《千金》卷十一第一均作'遗溺'，且遗精一症，唐以前均称失精或泄精。"疑此当作"遗溺"是。

寸口反小于人迎也。

足少阴气绝则骨枯，少阴者冬脉①也，伏行而濡骨髓者也，故骨不濡（一作软）则肉不能着骨也，骨肉不相亲则肉濡而却，肉濡而却故齿长而垢，发无润泽，无②润泽者骨先死，戊笃己死，土胜水也。

手少阴气绝则脉不通，脉不通则血不流，血不流则发色不泽，故面色如黧（一作漆柴）者血先死，壬笃癸死，水胜火也。《灵枢》云：少阴终者，面黑齿长而垢，腹胀闭，上下不通而终矣。

足太阴气绝则脉不营其口唇③，口唇者肌肉之本也，脉弗营则肌肉濡，肌肉濡则人中满（一作舌痿），人中满则唇反，唇反者肉先死，甲笃乙死，木胜土也。

手太阴气绝则皮毛焦，太阴者行气温于皮毛者也，气弗营则皮毛焦，皮毛焦则津液去，津液去则皮节着，皮节着则爪枯毛折，毛折者毛先死，丙笃丁死，火胜金也。《九卷》云：腹胀闭不得息，善噫、善④呕，呕则逆，逆则面赤，不逆上下不通，上下不通则面黑皮毛焦而终矣。

足厥阴气绝则筋弛⑤，厥阴者肝脉也，肝者筋之合也，筋者聚于阴器，而脉络于舌本，故脉弗营则筋缩急，筋缩急则引卵与舌，故唇青舌卷卵缩则筋先死，庚笃辛死，金胜木也。《九卷》云：中热嗌干，喜溺烦心，甚则舌卷卵上缩而终矣。

① 冬脉：《校注》据《太平圣惠方》改作"肾脉"。
② 无：此前《灵枢》有"发"字。
③ 口唇：刘衡如本据《灵枢·经脉》改作"肌肉"。
④ 善：刘衡如本据《素问·诊要经络论》新校正改作"噫则"。
⑤ 筋弛：《灵枢》作"筋绝"。详下文义，则作"弛"于义不通，疑此字为"绝"字俗体之讹。当从《灵枢》作"筋绝"。

五阴俱绝则目系转，转则目运，运为志先死，故志先死则远一日半而死矣。

太阳脉绝，其终也，戴眼，反折瘛疭，其色白，绝汗乃出，则终矣。

少阳脉绝，其终也，耳聋，百节尽纵，目𥈤①（一作𥈤，一本无）系绝，系绝一半日②死，其死也，目白乃死（一作色青白）。

阳明脉绝，其绝也，口目动作，善惊妄言，色黄，其上下经盛而不行（一作不仁），则终矣。

六阳俱绝则阴阳相离，阴阳相离则腠理发泄，绝汗乃出，大如贯珠，转出不流，则气先死矣③。故旦占夕死，夕占旦死。此十二经之败也。

十二经脉络脉支别第一（下）

黄帝问曰：经脉十二，而手太阴④之脉独动不休何也？岐伯对曰：足阳明胃脉也，胃者五脏六腑之海，其清气上注于肺，肺⑤气从太阴而行之，其行也以息往来，故人脉一呼再动⑥，一吸脉亦再动，呼吸不已，故动而不止。

曰：气口何以独为五脏主？曰：胃者水谷之海，六府之大

---

① 𥈤：《素问》作"𥈤"，《灵枢》无此字。作"𥈤"于义不通，"𥈤"，《说文·目部》："𥈤，目惊视也"，疑此当作"𥈤"为是。

② 一半日：于义未安，当据上文例及《灵枢》《素问》作"一日半"。

③ 大如贯珠，转出不流，则气先死矣：《灵枢》无此十三字。

④ 太阴：此后《灵枢》《太素》均有"足少阴、阳明"五字，疑脱。

⑤ 肺：《太素》无，原文疑衍。

⑥ 人脉一呼再动：《灵枢》《太素》均作"人一呼脉再动"，义胜。

源也。五味入于口，藏于胃，以养五脏气，气口亦太阴也，是以五脏六腑之气味皆出于胃，变见于气口。故五气入于鼻，藏于心肺，肺①有病而鼻为之不利也。(《九卷》言其动，《素问》论其气，此言其为五脏之所主，相发明也)。曰：气之过于寸口也，上出焉息，下出②焉伏，何道从还，不知其极也？曰：气之离于藏也，卒然如弓弩之发，如水岸之下③，上于鱼以反衰，其余气衰散以逆上，故其行微也。

曰：足阳明因何而动？曰：胃气上注于肺④，其悍气上冲头者，循喉上走空窍，循眼系入络脑，出颔下客主人，循牙车，合阳明，并下人迎，此胃气⑤走于阳明者也。故阴阳上下，其动也若一。故阳病而阳脉小者为逆，阴病而阴脉大者为逆，阴阳俱盛⑥与其俱动，若引绳相倾者病。曰：足少阴因何而动？曰：冲脉者十二经脉之海也，与少阴之络起于肾下，出于气街，循阴股内廉，斜入腘中，循胻骨内廉，并少阴之经，下入内踝之后，入⑦足下。其别者，斜入踝内，出属跗⑧上，入大指之间，以注诸络，以温足跗，此脉之常动者也。

曰：卫气⑨之行也，上下相贯，如环无端，今有卒遇邪气，

---

① 肺：此前《素问》《太素》均有"心"字。

② 出：《太素》无；《灵枢》作"入"。按："入"为"入"形近之误，作"入"义胜。

③ 岸之下：刘衡如本据《灵枢·动输》《太素》卷九及杨注改作"之下岸"。

④ 肺：原作"胃"，据四库本、《灵枢》及《太素》改。

⑤ 气：此后刘衡如本据《灵枢·动输》《太素》卷九及杨注补"别"字。

⑥ 盛：《灵枢》《太素》均作"静"。

⑦ 入：原脱，据《灵枢》《太素》补。

⑧ 属跗：《校注》乙作"跗属"，并改后文"上"为"下"，连下句读。

⑨ 卫气：《灵枢》《太素》均作"营卫"。

及逢大寒，手足①，不随其脉阴阳之道相腧之会行相失也，气何由还？曰：夫四末阴阳之会，此气之大络也。四衝者，气之经也（经，一作径）。故络绝则经通，四末解则气从合，相输如环。黄帝曰：善！此所谓如环无端，莫知其纪，终而复始，此之谓也。

十二经脉伏行于分肉之间，深而不见。其常见者，足太阴脉过于外踝②之上，无所隐。故诸脉之浮而常见者，皆络脉也。六经络，手阳明、少阴③之大络起五指间，上合肘中。饮酒者，卫气先行皮肤，先充络脉，络脉先盛，则卫气以平，营气乃满，而经脉大盛也。脉之卒然动者，皆邪气居之，留于本末，不动则热，不坚则陷且空，不与众同，是以知其何脉之动也。

雷公问曰：何以知经脉之与络脉异也？黄帝答曰：经脉者，常不可见也。其虚实也，以气口知之。脉之见者，皆络脉也。诸络脉皆不能经大节之间，必行绝道而出入复合于皮中，其会皆见于外。故诸刺络脉者，必刺其结上，甚血者虽无血结，急取之以泻其邪而出其血，留之发为痹也。

凡诊络脉，脉色青则寒且痛，赤则有热。胃中有寒，则手鱼际④之络多青。胃中有热，则鱼际之络赤。其暴黑者，久留痹也。其有赤有青有黑者，寒热也。其青而小短者，少气也。凡刺寒热者，皆多血络，必间日而取之，血尽乃止，调其虚实。其小而短者少气，甚者泻之则闷，闷甚则仆不能言，闷则急坐之也。

---

① 手足：《灵枢》《太素》均作"手足懈惰"。
② 外踝：《太素》作"内踝"。按，足太阴之脉无过外踝者，疑原文误。
③ 少阴：《灵枢》《太素》均作"少阳"。
④ 际：刘衡如本据《太素》卷九删。

手太阴之别，名曰列缺，起于腕上^①分间，并太阴之经直入掌中，散入于鱼际。其病实则手兑骨掌热，虚则欠䶎（音掐，开口也），小便遗数，取之去腕一寸^②，别走阳明。

手少阴之别，名曰通里，在腕一寸半^③，别而上行，循经入于心中，系舌本，属目系。实则支膈，虚则不能言，取之腕后一寸，别走太阳。

手心主之别，名曰内关，去腕二寸，出于两筋之间，循经以上，系于心包络，心系实则心痛，虚则为烦心^④，取之两筋间。

手太阳之别，名曰支正，上腕五寸，内注少阴，其别者上走肘，络肩髃。实则筋^⑤弛肘废，虚则生肬，小者如指痂疥，取之所别。

手阳明^⑥之别，名曰偏历，去腕三寸，别走太阴，其别者上循臂，乘肩髃^⑦，上曲颊偏齿。其别者入耳，会于宗脉。实则龋（音禹）齿耳聋，虚则齿寒痹隔，取之所别。

手少阳之别，名曰外关，去腕二寸，外绕臂，注胸中，合心主。实则肘挛，虚则不收，取之所别。

足太阳之别，名曰飞扬，去踝七寸，别走少阴，实则窒鼻

---

① 腕上：《太素》作"掖下"。

② 一寸：《灵枢》作"半寸"。《太素》作"一寸半"。按：证之本经卷三第二十四列缺穴云"去腕上一寸五分"，作"一寸半"是《灵枢》等作"半寸"者，疑为"寸半"之倒。刘衡如本据本书卷三及《太素》卷九作"一寸半"。

③ 半：刘衡如本据本书卷三及《太素》卷九删。

④ 烦心：《灵枢》作"头强"。《太素》无"心"字。

⑤ 筋：刘衡如本据《灵枢·经脉》及《太素》卷九改作"节"。

⑥ 明：原作"名"，据四库本改。

⑦ 髃：原作"髃"，疑"髃"为"髃"之俗字，《龙龛》《篆隶》皆不录。

（一云骱室）头背痛，虚则骱衄，取之所别。

足少阳之别，名曰光明，去踝上五寸，别走厥阴，并经下络足跗。实则厥，虚则痿躄，坐不能起，取之所别。

足阳明之别，名曰丰隆，去踝八寸，别走太阴。其别者，循胫骨外廉上络头项，合诸经之气，下络喉嗌。其病气逆则喉痹瘁①暗。实则颠狂，虚则足不收，胫枯，取之所别。

足太阴之别，名曰公孙，去本节后一寸，别走阳明。其别者，入络肠胃。厥气上逆则霍乱，实则肠②中切痛，虚则鼓胀，取之所别。

足少阴之别，名曰大锺，当踝后绕跟，别走太阳。其别者，并经上走于心包，下外贯腰脊。其病气逆则烦闷，实则癃闭，虚则腰痛，取之所别。

足厥阴之别，名曰蠡沟，去内踝上五寸，别走少阳。其别者，循经③上睾④，结于茎。其病气逆则睾肿卒疝，实则挺长热，虚则暴痒，取之所别。

任脉之别，名曰尾翳，下鸠尾，散于腹。实则腹皮痛，虚则搔痒，取之所别。

督脉之别，名曰长强。侠脊上项，散头上，下当肩胛左右，别走太阳，入贯膂。实则脊强，虚则头重，高摇之，挟脊之有过者（《九墟》无此九字），取之所别。

脾之大络名曰大包，出渊腋⑤下三寸，布胸胁。实则一身

---

① 瘁：刘衡如本据《太素》卷九改作"卒"。

② 肠：刘衡如本据《太素》卷九及杨注改作"腹"。

③ 经：刘衡如本据《灵枢·经脉》及《太素》卷九改作"胫"。

④ 睾：原作"睪"，为"睾"之俗字。据四库本改。

⑤ 渊腋：《太素》作"泉掖"。按：掖与腋通，泉系避唐高祖李渊讳改字。

尽痛，虚则百脉[1]皆纵，此脉若罗络之血者，皆取之。凡此十五络者，实则必见，虚则必下，视之不见，求之上下，人经不同，络脉异所别也[2]。

黄帝问曰：皮有分部，脉有经纪，愿闻其道？岐伯对曰：欲知皮部以经脉为纪者，诸经皆然。

阳明之阳，名曰害蜚，十二经上下同法，视其部中有浮络者，皆阳明之络也。其色多青则痛，多黑则痹，黄赤则热，多白则寒，五色皆见，则寒热也。络盛则入客于经，阳主外，阴主内。

少阳之阳，名曰枢杼（一作持），视其部中有浮络者，皆少阳之络也。络盛则入客于经。故在阳者主内，在阴者主外，以渗于内也。诸经皆然。

太阳之阳，名曰关枢，视其部中有浮络者，皆太阳之络也。络盛则入客于经。

少阴之阴，名曰枢儒[3]，视其部中有浮络者，皆少阴之络也。络盛则入客于经，其入于经也，从阳部注于经，其出者，从阴部内注于骨。

心主之阴，名曰害肩，视其部中有浮络者，皆心主之络也。络盛则入客于经。

太阴之阴，名曰关蛰[4]，视其部中有浮络者，皆太阴之络也。络盛则入客于经。

---

① 百脉：《灵枢》《太素》均作"百节"。

② 别也：刘衡如本据《太素》卷九及杨注删。

③ 枢儒：《太素》及《素问》新校正引本经均作"枢橣"。"儒"或为"橣"之假借。

④ 蛰：刘衡如本据《素问·皮部论》新校正改作"执"。

凡此十二经络脉者。皮之部也，是故百病之始生也，必先客于皮毛，邪中之则腠理开，开则入客于络脉，留而不去，传入于经，留而不去，传入于府，禀于肠胃。邪之始入于皮也，淅然起毫毛，开腠理。其入于络也，则络脉盛，色变。其入客于经也则盛①，虚乃陷下。其留于筋骨之间，寒多则筋挛骨痛，热多则筋弛骨消，肉烁䐃②破，毛直而败也。曰：十二部，其生病何如？曰：皮者，脉之部也。邪客于皮则腠理开，开则邪入客于络脉，络脉满则注于经脉，经脉满则入舍于府藏。故皮有分部，不愈而生大病也。

曰：夫络脉之见，其五色各异，③其故何也？曰：经有常色，而络无常变。曰：经之常色何如？曰：心赤肺白肝青脾黄肾黑，皆亦应其经脉之色也。曰：其络之阴阳亦应其经乎？曰：阴络之色应其经，阳络之色变无常，随四时而行。寒多则凝泣，凝泣则青黑；热多则淖泽④（音皋），淖泽则黄赤。此其常色者，谓之无病。五色俱见，谓之寒热。

曰：余闻人之合于天地也，内有五脏，以应五音、五色、五味、五时、五位。外有六府，以合六律，主持阴阳诸经，而合之十二月、十二辰、十二节、十二时、十二经水、十二经脉，此五脏六腑所以应天道也。夫十二经脉者，人之所以生，病之所以成，人之所以治，病之所以起，学之所始，工之所止，粗之所易，上⑤之所难也。其离合出入奈何？曰：此粗之所过，上

---

① 盛：《素问》作"感"，《太素》作"减"，按上下文义，原文疑误。

② 䐃：《太素》《素问》均作"䐃"。按，《正字通》："䐃，膝后曲节中也。"此作"䐃"似于义未安，当作"䐃"。

③ 此处《素问》《太素》均有"青黄赤白黑不同"七字。

④ 淖：《太素》《素问》均作"泽"。按，淖与泽同。

⑤ 上：《太素》作"工"。按，上与工义同。

之所悉也，请悉言之。

足太阳之正，别入于腘中，其一道下尻五寸，别入于肛，属于膀胱，散之肾，循膂当心入散。直者，从膂上出于项，复属于太阳，此为一经也。

足少阴之正，至腘中，别走太阳而合，上至肾，当十四椎，出属带脉。直者，系①舌本，复出于项，合于太阳，此为一合。（《九墟》云：或以诸阴之别者皆为正也）。

足少阳②之正，或以诸阴别者为正③（一本云：绕髀，入于毛际，合于厥阴）。别者入季胁之间，循胸里，属胆，散之上肝贯心，以上侠咽，出颐颔中，散于面，系目系，合少阳于外眦。

足厥阴之正，别跗上，上至毛际，合于少阳，与别俱行，此为二合。

足阳明之正，上至髀，入于腹里，属于胃，散之脾，上通于心，上循咽，出于口，上颏顄，还系目④，合于阳明。

足太阴之正⑤，则别⑥上至髀，合于阳明，与别俱行，上终⑦于咽，贯舌本，此为三合。

手太阳之正，指地，别入于肩解，入腋走心，系小肠。

---

① 系：《灵枢》《太素》均作"繋"，按文义，当作"繋"为是。

② 阳：原作"阴"，据四库本、《灵枢》及《太素》改。

③ 或以诸阴别者为正：《灵枢》《太素》均无此八字。刘衡如本改作"绕髀入毛际，合于厥阴"，并注云："核《灵枢·经别》篇，此句当系上条足少阴末句之文，误植于此。原注别本所云，正与《灵枢·经别》篇及《太素》九卷相同，今改从之。"

④ 目：此后刘衡如本据《灵枢·经别》及《太素》卷九补"系"字。

⑤ 正：《太素》作"别"。

⑥ 则别：《灵枢》《太素》均无此二字。

⑦ 终：《灵枢》作"结"，《太素》作"络"，均较原文义长。

手少阴之正①，别下②于渊腋③两筋之间，属心主④，上走喉咙，出于面，合目内眦，此为四合。

手少阳之正，指天，别于巅，入于缺盆，下走三焦，散于胸中。

手心主之正，别下渊腋三寸，入胸中，别属三焦，出⑤循喉咙，出耳后，合少阳完骨之下，此为五合。

手阳明之正，从手循膺乳，别于肩髃，入柱骨下，走大肠，属于肺，上循喉咙，出缺盆，合于阳明。

手太阴之正，别入渊腋少阴之前，入走肺，散之太阳⑥，上出缺盆，循喉咙，复合阳明，此为六合。

奇经八脉第二

黄帝问曰：脉行之逆顺奈何？岐伯对曰：手之三阴，从脏走手。手之三阳，从手走头。足之三阳，从项走足。足之三阴，从足走腹。曰：少阴之脉独下行何也？曰：冲脉者，五脏六腑之海也，五脏六腑皆禀焉。其上者出于颃颡，渗诸阳，灌诸阴。其下者注少阴之大络，出于气衝⑦，循阴股内廉，斜入腘中，伏行骱骨⑧

---

① 正：《太素》无。

② 下：刘衡如本据《灵枢·经别》及《太素》卷九改作"入"。

③ 渊腋：《太素》作"泉掖"。按：泉，乃避唐高祖李渊讳改字，后同。腋与掖通。

④ 属心主：刘衡如本据《灵枢·经别》及《太素》卷九改作"属于心"。

⑤ 出：刘衡如本据《素问·缪刺论》新校正改作"上"。

⑥ 太阳：《太素》作"大肠"。刘衡如本据《太素》卷九及杨注改作"大肠"。

⑦ 衝：刘衡如本据本卷第四、《灵枢·逆顺肥瘦》篇及《太素》卷十改作"街"。

⑧ 骱骨：《灵枢》作"骭骨"，《太素》作"骱"。参前篇有云："斜入腘中，循骭骨内廉"，则此当据《太素》作"骱"是。刘衡如本据本卷一下及《太素》卷十改作"胻骨"，按，胻与骱同。

内，下至内踝之后属而别。其下者，至^①于少阴之经，渗三阴。其前者，伏行出属跗，下循跗入大指间，渗诸络而温肌肉。故别络结则跗上不动，不动则厥，厥则寒矣。曰：何以明之？曰：以言道之，切而验之，其非必动，然后可以明逆顺之行也。

冲脉任脉者，皆起于胞中，上循脊里，为经络之海。其浮而外者，循腹上（一作右）行，会于咽喉，别而络唇口。血气盛则充肤热肉，血独盛则渗灌皮肤，生毫毛。妇人有余于气，不足于血，以其月水下^②，数脱血，任冲并伤故^③也。任冲之交^④脉，不营其唇，故髭^⑤须不生焉。任脉者，起于中极之上，以下^⑥毛际，循腹里，上关元，至咽喉，上颐循目入面^⑦。冲脉者，起于气衝^⑧，并少阴^⑨之经（《难经》作阳明之经）挟脐上行，至胸中而散（其言冲脉与《九卷》异）。任脉为病，男子内结七疝，女子带下瘕聚。冲脉为病，逆气里急。督脉为病，脊强反折（亦与《九卷》互相发也）。

曰：人有伤于阴，阴气绝而不起，阴不为用，髭须不去，

---

① 至：刘衡如本据本卷第一下、《灵枢·逆顺肥瘦》篇及《太素》卷十改作"并"。

② 月水下：《灵枢》《太素》均无此三字，疑衍。

③ 任冲并伤故：《灵枢》无此五字；任冲并伤，《太素》无。疑原文衍此五字。

④ 交：《灵枢》《太素》均无，疑衍。

⑤ 髭：《灵枢》《太素》均无。按，《说文·髟部》："髭，口上须也。"

⑥ 上，以下：《素问》作"上，以上"，义胜。刘衡如本据《素问·骨空论》《难经·二十八难》及《太素》卷十杨注改作"下，以上"。

⑦ 上颐循目入面：《素问》新校正引本经无此六字。循目入面：《素问》作"循面入目"。

⑧ 气衝：《素问》作"气街"。

⑨ 少阴：刘衡如本据《素问·骨空论》新校正改作"阳明"。

宦者独去，何也？曰：宦者去其宗筋，伤其冲脉，血泻不复，皮肤内结，唇口不营，故无髭须。夫①宦者，其任冲之脉不盛，宗筋不成，有气无血，口唇不营，故髭须不生。（督脉者经缺不具，见于营气，曰上额循巅，下项中，循脊入骶，是督脉也。）

《素问》曰：督脉者，起于少腹以下骨中央，女子入系廷孔，其孔溺孔之端也，其络循阴器，合纂间，绕纂后，别绕臀至少阴，与巨阳中络者，合少阴上股内后廉，贯脊属肾。与太阳起于目内眦，上额交巅，上入络脑，还出别下项，循肩髆内，侠脊抵腰中，入循膂，络肾。其男子循茎下至纂，与女子等，其小腹直上者，贯脐中中②央，上贯心，入喉，上颐环唇，上系两目之中。此生病从小腹上冲心而痛，不得前后，为冲疝。其女子不孕，癃痔遗溺嗌干。督脉生病，治督脉。

《难经》曰：督脉者，起于下极之俞，并于脊里，上至风府，入属于脑，上巅循额，至鼻柱，阳脉之海也。（《九卷》言营气之行于督脉，故从上下。《难经》言其脉之所起，故从下上。所以互相发③也。《素问》言督脉似谓在冲，多闻阙疑，故并载以贻后之长者云。）

曰：跷脉安起安止，何气营也？曰：跷脉者，少阴之别，起于然骨之后，上内踝之上，直上循阴股，入阴，上循胸里入缺盆，上循人迎之前，上入鼽④（《灵枢》作頄字），属目内

---

① 夫：《灵枢》《太素》均作"天"。《校注》据《灵枢集注》张志聪注："天宦者，谓之天阉，不生前阴，即有而小缩，不挺不长，不能与人交而生子，此先天所生之不足也。"改"夫"作"天"。

② 中中：《素问》《太素》均作"中"，原文疑衍一"中"字。

③ 发：据本卷第一下注文"相发明也"等文例，此后当脱"明"字。

④ 鼽：《灵枢》作"頄"。按，鼽为頄之假借字。

眦[1]，合于太阳阳跻而上行，气相并相还，则为濡（一作深）目，气不营则目不合也。

曰：气独行五脏，不营六府何也？曰：气之不得无行也，如水之流，如日月之行不休，故阴脉营其脏，阳脉营其府，如环之无端，莫知其纪，终而复始。其流溢之气，内溉脏腑外濡腠理。

曰：跻脉有阴阳，何者当其数？曰：男子数其阳，女子数其阴；其阴（一本无此二字）当数者为经，不当数者为络也。

《难经》曰：阳跻脉者起于跟中，循外踝上行，入风池。阴跻脉者，亦起于跟中，循内踝上行，入喉咙，交贯冲脉。此所以互相发明也。又曰：阳维阴维者，维络于身，溢畜不能环流溉灌也。故阳维起于诸阳会，阴维起于诸阴交也。又曰：带脉起于季胁，回身一周。（自冲脉已下是谓奇经八脉）。又曰：阴跻为病，阳缓而阴急。阳跻为病，阴缓而阳急。阳维维于阳，阴维维于阴。阴阳不能相维，为病腰腹纵容，如囊水之状（一云腹满腰溶溶如坐水中状）此八脉之诊也（维脉带脉皆见如此，详《素问·病论》[2]及见于《九卷》）。

脉度第三

黄帝问曰：愿闻脉度？岐伯对曰：手之六阳，从手至头，长五尺，五六合三丈。手之六阴，从手至胸中，长三尺五寸，三六一丈八尺，五六合三尺，凡二丈一尺。足之六阳，从头至

---

[1] 眦：原作"眥"，疑为与"眥"之形近而致误，"眥"与"眦"同，据四库本、《灵枢》及《太素》改。

[2] 《素问·病论》：今本《素问》无此篇名。

足，长八尺，六八合四丈八尺。足之六阴，从足至胸中，长六尺五寸，六六合三丈六尺，五六三尺，凡三丈九尺。跷脉从足至目，长七尺五寸，二七一丈四尺，二五合一尺，凡一丈五尺。督脉、任脉各长四尺五寸，二四合八尺，二五合一尺，凡九尺。凡都合一十六丈二尺。此气之大经隧也。经脉为里，支而横者为络，络之别者为孙络，孙络之盛而有血者疾诛之，盛者泻①之，虚者饮药以补之。

十二经标本第四

黄帝问曰：五脏者，所以藏精神魂魄也。六府者，所以受水谷而化物者也。其气内循于五脏，而外络支节。其浮气之不循于经者为卫气，其精气之行于经者为营气。阴阳相随，外内相贯，如环无端，亭亭淳淳乎，孰能穷之？然其分别阴阳，皆有标本虚实所离之处。能别阴阳十二经者，知病之所生。候虚实之所在者，能得病之高下。知六经②之气街者，能知解结绍于门户。能知虚实之坚濡者，知补泻之所在。能知六经标本者，可以无惑于天下也。

岐伯对曰：博哉圣帝之论！臣请悉言之。

足太阳之本，在跟上五寸中，标在两络命门，命门者目也。

足少阴之本③，在内踝下上三④寸中，标在背腧与舌下两脉。

足少阳之本，在窍阴之间，标在窗笼之前，窗笼者耳也。

---

① 泻：《太素》作"徐泻"。
② 经：《灵枢》《太素》均作"府"。
③ 足少阴之本：此条《太素》置于"足太阴之本"后。
④ 上三：《太素》作"二"。

（《千金》云：窗笼者，耳前上下脉以手按之动者是也。）

足阳明之本在厉兑，标在人迎上颊颃颡。（《九卷》云：标在人迎颊上侠颃颡。）

足厥阴之本^①，在行间上五寸所，标在背腧。

足太阴之本，在中封前四寸之中，标在背腧与舌本。

手太阳之本，在外踝之后，标在命门之上一寸^②（《千金》云：命门在心上一寸）。

手少阳之本，在小指次指之间上三寸（一作二寸），标在耳后上角下外眦。

手阳明之本，在肘骨中，上至别阳，标在颜下合钳上。

手太阴之本，在寸口之中，标在腋下内动脉是也。

手少阳之本，在兑骨之端，标在背腧。

手心主之本，在掌后两筋之间^③，标在腋下三寸。

凡候此者，主^④下虚则厥，下盛则热^⑤，上虚则眩，上盛则热痛。故实者绝而止之，虚者引而起之。请言气街：胸气有街，腹气有街，头气有街，胫气有街。故气在头者，上^⑥（一作止，下同）之于脑；气^⑦在胸中者，上之膺与背腧；气在腹者，上之于背腧，与冲脉于脐左右之动脉者；气在胫者，上之气街与

---

① 足厥阴之本：厥阴，原作"厥阳"，据《太素》改。此条《太素》置于"手太阳之本"前。

② 一寸：《太素》作"三寸"。

③ 间：此后《灵枢》《太素》均有"二寸中"三字。

④ 主：《灵枢》《太素》均无，疑衍。

⑤ 热：《太素》作"热痛"。按后文有"上盛则热痛"，疑此后脱"痛"字。刘衡如本据《太素》卷十及杨注改作"热痛"。

⑥ 上：《灵枢》《太素》均作"止"，义胜，下文所余三"气街"条之"上"均同。按，"上"疑为"止"之坏文。

⑦ 气：原脱，据上下文例及《灵枢》《太素》补。

承山踝上以下。取此者用毫针，必先按而久存之应于手，乃刺而予之。所刺者，头痛眩仆，腹痛中满暴胀，及有新积^①可移者，易已也，积不痛者，难已也。

经脉根结第五

黄帝曰：天地相感，寒热相移，阴阳之数，孰少孰多？阴道偶而阳道奇，发于春夏，阴气少而阳气多，阴阳不调，何补何泻？发于秋冬，阳气少而阴气多，阴气盛阳气衰，故茎叶枯槁，湿雨下归，阴阳相离，何补何泻？奇邪离经，不可胜数，不知根结，五脏六腑，折关败枢，开阖而走，阴阳大失，不可复取。九针之要，在于终始，能知终始，一言而毕，不知终始，针道绝矣。

太阳根于至阴，结于命门，命门者，目也^②。

阳明根于厉兑，结于颃颡，颃颡者，钳大，钳大者耳也。

少阳根于窍阴，结于窗笼，窗笼者耳也^③。

太阳为开^④，阳明为阖，少阳为枢。故开^⑤折则肉节渎

---

① 新积：《灵枢》《太素》均作"新积痛"。详后文紧接有"积不痛"则若何若何，此后当脱"痛"字。

② 命门者，目也：《太素》无此五字。

③ 窗笼者耳也：《太素》无此五字。

④ 开：《太素》作"開"。按：关，古医籍多有作"閞"者，与"开"形近而致误。刘衡如本据《素问·阴阳离合论》新校正改作"关"，并注云："本条及下太阴条诸关字，均改"。按《说文·门部》："閞，门樀枢也。"，又《干禄字书·平声》云："閞，关，上俗下正"，閞字可能于六朝以后沦为关之俗字。

⑤ 开：《太素》《素问·阴阳离合论》新校正引《九墟》及本经均作"关"。

缓①而暴病起矣，故候②暴病者取之太阳，视有余不足，溃缓者皮肉缓膲而弱也。阖折则气无所止息而痿③病起矣，故痿病者皆取之阳明，视有余不足，无所止息者，真气稽留，邪气居之也。枢折则骨摇而不能安于地，故骨摇者取之少阳，视有余不足，节缓而不收者，当核④其本。

太阴根于隐白，结于太仓。

厥阴根于大敦，结于玉英，络于膻中。

少阴根于涌泉，结于廉泉⑤。

太阴为开⑥，厥阴为阖，少阴为枢。故开折则仓廪无所输，膈洞。膈洞者取之太阴，视有余不足，故开折者，则气不足而生病。阖折⑦则气弛而善悲，善悲者取之厥阴，视有余不足。枢折则脉有所结而不通，不通者取之少阴，视有余不足，有结者皆取之。

足太阳根于至阴，流于京骨，注于昆仑，入于天柱、飞扬。

足少阳根于窍阳⑧，流于丘墟，注于阳辅，入于天容（疑误）、光明。

---

① 肉节溃缓：肉，原作"内"，形近致误。《素问》新校正引本经作"肉节溃缓"，《灵枢》作"肉节渎"，《太素》作"肉节殨"，因据改。

② 候：《灵枢》《太素》均无，按上下文例，疑衍。

③ 痿：刘衡如本据《素问·阴阳离合论》新校正改作"悸"。

④ 核：《灵枢》作"穷"，《太素》作"窾"。按，"核"为"窾"之简体，"窾"与"覈"形近，"穷"疑误。

⑤ 少阴根于涌泉，结于廉泉：本条《灵枢》《太素》均在"厥阴"之前

⑥ 开：《太素》作"開"，《素问·阴阳离合论》新校正引《九墟》及本经均作"关"，详本经卷二第五有"五脏六腑，折关败枢，开阖而走"之文，疑此处当作"关"是。

⑦ 折：原脱，据上下文例及《灵枢》《太素》补。

⑧ 阳：《灵枢》《太素》均作"阴"，原文疑误。

足阳明根于厉兑，流于冲阳，注于下陵，入于人迎、丰隆。

手太阳根于少泽，流于旸谷[①]，注于少海。入于天窗（疑误）、支正。

手少阳根于关冲，流于阳池，注于支沟，入于天牖、外关。

手阳明根于商阳，流于合谷，注于阳谿，入于扶突，偏历。此所谓十二经络也，络盛者当取之。

经筋第六

足太阳之筋，起于足小指上，结于踝，斜上结于膝。其下者，从足外侧，结于踵，上循跟，结于腘。其别者，结于腨外。上腘中内廉，与腘中并上结于臀，上挟脊上项。其支者，别入结于舌本。其直者，结于枕骨，上头下额（一作颜），结于鼻。其支者，为目上纲，下结于顺（《灵枢》作頄字）。其下支者，从腋后外廉，结于肩髃。其支者，入腋下，出缺盆，上结于完骨。其支者，出缺盆，斜上入[②]于顺。其病小指支踵跟痛（一作小指支踵痛），腘挛急，脊反折，项筋急，肩不举，腋支缺盆中纽痛，不可左右摇。治在燔针劫刺，以知为数，以痛为腧，名曰仲春痹。

足少阳之筋，起于小指次指之上，结于外踝，上循胻外廉，结于膝外廉。其支者，别起于外辅骨，上走髀，前者结于伏菟，后者结于尻。其直者，上乘眇季胁[③]，上走腋前廉，系于膺乳，结于缺盆。直者，上出腋贯缺盆，出太阳之前，循耳后，上额

---

① 旸谷：四库本、《灵枢》及《太素》均作"阳谷"。按，旸与阳通。

② 入：《灵枢》《太素》均作"出"。

③ 上乘眇季胁：《太素》作"上眇乘季胁"，义胜。《太素》注："眇，季胁下也。"

角，交巅上，下走颌，上结于頄。其支者，结于目外眦为外维。其病小指次指支转筋，引膝外转筋，膝不可屈伸，腘筋急，前引髀，后引尻，上乘䏚，季胁痛，上引缺盆膺乳颈，维筋急，从左之右，右目不开，上过右角，并跻脉而行，左络于右，故伤左角，右足不用，命曰维筋相交。治在燔针劫刺，以知为数，以痛为输，名曰孟春痹。

足阳明之筋，起于中三指，结于跗上，斜外上加于辅骨，上结于膝外廉，直上结于髀枢，上循胁属脊。其直者，上循骭，结于膝。其支者，结于外辅骨，合少阳。其直者，上循伏菟，上结于髀，聚于阴器，上腹而布，至缺盆而结，上颈上侠口，合于頄，下结于鼻，上合于太阳。太阳为目上纲，阳明为目下纲。其支者，从颊结于耳前。其病足中指支胫转筋，脚跳坚，伏兔转筋，髀前肿，㿗疝，腹筋乃急，引缺盆及颊，卒口僻，急者目不合，热则筋①弛纵不胜，目不开。颊筋有寒则急引颊移口，有热则筋弛纵不胜收，故僻。治之于马膏，膏其急者，以白酒和桂涂其缓者，以桑钩钩之，即以生桑灰置之坎中，高下与坐等，以膏熨急颊，且饮美酒，啖炙肉，不饮酒者，自强也，为之三拊而已。治在燔针劫刺，以知为数，以痛为输。名曰季春痹。

足太阴之筋，起于大指之端内侧，上结于内踝。其直者，上络②于膝内辅骨。上循阴股，结于髀，聚于阴器，上腹结于脐，循腹里，结于胁，散于胸中。其内者，着于脊。其病足大

---

① 筋：原作"经"，于义不合。据《灵枢》《太素》改。

② 络：刘衡如本据《太素》卷十三改作"结"。

指支内踝痛，转筋，膝①内辅骨痛，阴股引髀而痛，阴器纽痛，上脐②两胁痛，膺③中脊内痛。治在燔针劫刺，以知为数，以痛为输，名曰孟秋④痹。

足少阴之筋，起于小指之下，入足心⑤，并足太阴⑥而斜走内踝之下，结于踵⑦，则与太阳⑧之筋合，而上结于内辅之下。并太阴之经⑨，而上循阴股，结于阴器，循脊内侠脊⑩上至项，结于枕骨，与足太阳之筋合。其病足下转筋，及所过而结者皆痛及转筋。病在此者主痫瘛及痉，病在外者不能俯，在内者不能仰。故阳病者腰反折不能俯，阴病者不能仰。治在燔针劫刺，以知为数，以痛为输，在内者熨引饮药。此筋折纽，纽⑪发数甚者死不治，名曰仲秋⑫痹。

---

① 膝：原脱，据上文言"膝内辅骨"，则此处当有"膝"字为是，据《灵枢》及《太素》补。

② 上脐：《灵枢》作"下引脐"，《太素》作"上引齐"，按此二者则原文疑脱"引"字。

③ 膺：此前刘衡如本据《灵枢·经筋》及《太素》卷十三补"引"字。

④ 孟秋：《太素》作"仲秋"。按杨上善注："有本以足太阴为孟秋，……误也。"又详《灵枢·阴阳系日月》云："酉者八月，主右足之太阴。"八月为仲秋，疑此作"仲秋"是。

⑤ 入足心：《灵枢》《太素》均无此三字。

⑥ 足太阴：此后《灵枢》《太素》均有"之筋"二字，详上下文例，原文疑脱此二字；足，《太素》无。

⑦ 踵：刘衡如本据《太素》卷十三改作"踝"。

⑧ 太阳：刘衡如本据《太素》卷十三改作"足太阴"。

⑨ 经：《灵枢》《太素》均作"筋"，义胜。

⑩ 脊内侠脊：刘衡如本据《灵枢·经筋》及《太素》卷十三改作"脊内侠膂"。

⑪ 纽：刘衡如本据《太素》卷十三删。

⑫ 仲秋：《太素》作"孟秋"。按《灵枢·阴阳系日月》云："申者七月之生阴也，主右足之少阴。"七月为孟秋，据此则原文误。

足厥阴之筋，起于大指之上，结于内踝之前，上冲胻①，上结内辅之下，上循阴股，结于阴器，络诸经②（一作筋）其病足大指支内踝之前痛，内辅痛，阴股痛，转筋，阴器不用，伤于内则不起，伤于寒则阴缩入，伤于热则纵挺不收。治在行水清阴器③。其病转筋者，治在燔针劫刺，以知为数，以痛为输，名曰季秋痹。

手太阳之筋，起于小指之上，结于腕，上循臂内廉，结于肘内兑骨之后，弹之应小指之上，入结于腋下。其支者，从腋走后廉，上绕臑外廉，上肩胛，循颈，出足太阳之筋前，结于耳后完骨。其支者，入耳中。直者，出耳上，下结于颔，上属目外眦。其病小指及④肘内兑骨后廉痛，循臂阴，入腋下，腋下痛，腋后廉痛，绕肩胛引颈而痛，应耳中鸣痛，引颔目瞑，良久乃能视，颈筋急则为筋瘘⑤颈肿。寒热在颈者，治在燔针劫刺，以知为数，以痛为输，其为肿者复而兑之，名曰仲夏痹。（原本"复而兑之"下，有"本支者，上曲牙，循耳前，属目外眦，上颔，结于角，其痛当所过者支转筋，治在燔针劫刺，以知为数，以痛为输"⑥一段）。

手少阳之筋，起于小指次指之端，结于腕，上循臂，结于

---

① 冲胻：《灵枢》《太素》均作"循胫"，作"循"义胜，胫与胻义同。

② 经：《灵枢》《太素》均作"筋"。

③ 器：《灵枢》《太素》均作"气"。

④ 及：《灵枢》作"支"，《太素》作"支痛"。刘衡如本据《灵枢·经筋》篇并参考本书前后各条及《太素》卷十三改作"支"。

⑤ 瘘：《灵枢》《太素》均作"瘘"。原文疑为"瘘"之俗体形近而致误。

⑥ 本支者，上曲牙，……以痛为输：此四十一字《灵枢》《太素》均作大字正文。按《校注》云："详此四十一字，与此下足少阳之筋文亦同，故《灵枢》守山阁校本以为系该文复衍于此，应删。其说甚是。"

肘，上绕臑外廉，上肩走颈，合手太阳。其支者，上当曲颊入系于舌本。其支者，上曲牙①，循耳前，属目外眦，上乘颔，结于角。其病当所过者，即支转筋，舌卷。治在燔针劫刺，以知为数，以痛为输，名曰季夏痹。

手阳明之筋②，起于大指次指之端，结于腕，上循臂，上结于肘③，上绕臑，结于髃。其支④者，绕肩胛，侠脊。其直者，从肩髃⑤上颈。其支者，上颊，结于頄。其直者，上出手太阳之前，上左角，络头，下右颔。其病当所过者，支（一本下有痛字及字）转筋痛，肩不举，颈不可左右视。治在燔针劫刺，以知为数，以痛为输，名曰孟夏痹。

手太阴之筋，起于大指之上，循指上行，结于鱼际⑥后，行寸口外侧，上循臂，结肘中，上臑内廉，入腋下，上出缺盆，结肩前髃，上结缺盆，下结于胸里，散贯贲，合胁下抵季肋。其病当所过者，支转筋痛，甚成息贲⑦，胁急吐血。治在燔针劫刺，以知为数，以痛为输，名曰仲冬痹。

手心主之筋，起于中指，与太阴之经⑧并行，结于肘内廉，上臂阴，结腋下，下散前后侠胁。其支者，入腋散胸中，结于

---

① 曲牙：《太素》作"曲耳"。

② 筋：四库本作"经"，误。

③ 肘：此后《灵枢》《太素》均有"外"字。按上文手太阳筋"结于肘内"，此当结于"肘外"。

④ 支：原作"文"，据《灵枢》《太素》及四库本改。

⑤ 髃：原作"髀"，据四库本及《灵枢》《太素》改。按，《龙龛》："髀，股也。"杨上善注："肩髃，肩角也。"此当作"髃"是。

⑥ 际：刘衡如本据《灵枢·经筋》及《太素》卷十三删。

⑦ 甚成息贲：刘衡如本据《太素》卷十三改作"其成息贲者"。

⑧ 经：《灵枢》《太素》均作"筋"。

臂①。其病当所过者，支转筋痛手心主前及胸痛，息贲。治在燔针劫刺，以知为数，以痛为输，名曰孟冬痹。

手少阴之筋，起于小指之内侧，结于兑骨，上结肘内廉，上入腋，交太阴，挟乳里，结于胸中，循臂②下系于脐。其病内急，心承伏梁，下为肘纲③。其病当所过者，支转筋痛。治在燔针劫刺，以知为数，以痛为输，其成伏梁吐脓血者，死不治。凡经筋之病，寒则反折筋急，热则筋纵缓不收，阴痿不用，阳急则反折，阴急则俯不伸。焠刺者刺寒急也，热则筋纵不收，无用燔针劫刺。名曰季冬痹。

足之阳明，手之太阳，筋急则口目为之僻，目眦急不能卒视，治此皆如右方也。

骨度肠度肠胃所受第七

黄帝问曰：脉度言经脉之长短，何以立之？伯高对曰：先度其骨节之大小广狭长短，而脉度定矣。曰：人长七尺五寸者，其骨节之大小长短，知各几何？曰：头（一作颈）之大骨围二尺六寸，胸围四尺五寸，腰围四尺二寸。

发所覆者，颅至项一尺二寸，发以下至颐长一尺，君子参（又作三，又作终）折。结喉以下至缺盆中长四寸，至缺盆下至𩩲骬长九寸，过则肺大，不满则肺小。𩩲骬以下至天枢长八寸，

---

① 臂：《太素》作"贲"。按《校注》云："此脉乃自臂而下，返结于臂，理不通。"并兼据明抄本及《圣济总录》引本经文改作"贲"。

② 臂：《太素》作"贲"，与上同。

③ 纲：《灵枢》作"网"。按《太素研究》云："'网'字误，当作'纲'。《太素》卷十三经筋作'纲'，与'梁'押韵，皆在段氏古音第十部阳韵。"

过则胃大，不及则胃小。天枢以下至横骨长六寸半，过则回肠广长，不满则狭短。横骨长六寸半，横骨上廉以下至内辅之上廉长一尺八寸，内辅之上廉以下至下廉长三寸半，内辅下廉至内踝长一尺三寸，内踝以下至地长三寸，膝腘以下至跗属长一尺六寸，跗属以下至地长三寸，故骨围大则大^①过，小则不及。角以下至柱骨长一尺（一作寸），行腋中不见者长四寸，腋以下至季胁长一尺二寸，季胁以下至髀枢长六寸，髀枢以下至膝中长一尺九寸，膝以下至外踝长一尺六寸，外踝以下至京骨长三寸，京骨以下至地长一寸。耳后当完骨者广九寸，耳前当耳门者广一尺二寸。（一作三寸。）两颧之间广九寸半^②（《九墟》作七寸），两乳之间广九寸半，两髀之间广六寸半。足长一尺二寸，广四寸半。肩至肘长一尺七寸，肘至腕长一尺二寸半，腕至中指本节长四寸，本节至其末长四寸半。项发以下至脊骨长三寸半（一作二寸），脊骨以下至尾骶二十一节长三尺，上节长一寸四分分之七奇分之一，奇分在下，故上七节下至膂骨，九寸八分分之七。此众人骨之度也。所以立经脉之长短也。是故视其经脉之在于身也，其见浮而坚，其见明而大者多血，细而沉者多气^③，乃经之长短也。

曰：愿闻六府传谷者，肠胃之大小长短，受谷之多少奈何？曰：谷之所从出入浅深远近长短之度，唇至齿长九分，口^④广二寸半。齿以后至会厌，深三寸半，大容五合。舌重十两，

① 大：四库本作"太"，作"太"义胜。
② 九寸半：《灵枢》《太素》均作"七寸"。按《校注》云："律以上文言'耳前当耳门者，广一寸二尺'，而此作'九寸半'。两广度相较，其差数决不止二寸半，是此误明矣。"
③ 多气：《太素》作"少气也"，义胜。
④ 口：原脱，据《灵枢》及《太素》补。

长七寸，广二寸半。咽门重十两，广二寸半，至胃长一尺六寸。胃纡曲屈，伸之长二尺六寸，大一尺五寸，径五寸，大容三（一作二）斗五升。小肠后附脊，左环回周叶（一作叠，下同）积，其注于回肠者，外附①于脐上回运环及②十六曲，大二寸半，径八分分之少半，长三丈二尺（一作三尺）。回肠当脐左环回周叶积而下，回运环反十六曲，大四寸，径一寸寸之少半，长二丈一尺。广肠胕③（一作传）脊以受回肠，左环叶积（一作脊）上下辟，大八寸，径二寸寸之大半，长二尺八寸。肠胃所入至所出，长六丈四寸四分，回曲环反三十二曲。

曰：人不食七日而死者何也？曰：胃大一尺五寸，径五寸，长二尺六寸，横屈受水谷三斗五升。其中之谷常留者二斗，水一斗五升而满。上焦泄气，出其精微，慓悍滑疾。下焦下溉泄诸小肠④。小肠大二寸半，径八分分之少半，长三丈二尺，受谷二斗四升，水六升三合合之大半，回肠大四寸，径一寸寸之少半，长二丈一尺，受谷一斗，水七升半，广肠大八寸，径二寸寸之大半，长二尺八寸，受谷九升三合八分合之一。肠胃之长凡五丈八尺四寸⑤，受水谷九斗二升一合合之大半，此肠胃所受

---

① 附：《太素》作"傅"。按《校注》云："《说文通训定声·豫部》：'傅，假借为附。'"

② 及：《太素》作"反"。按后有"回运环反十六曲"之文，则此"及"当为"反"之误。

③ 胕：《灵枢》作"传"，《太素》作"傅"，按上文之训，作"傅"义胜，当据《太素》改。又此后注文"一作传"，疑为"傅"字之讹写，犹"搏"讹作"搏"。刘衡如本改作"附"，并注云"以上文小肠附脊例之，当是'附'字，原注云'一作传'，《灵枢·肠胃》篇正作'传'，据《太素》卷十三当是'傅'字，均因形近而误。'附'与'傅'音义并通"。

④ 泄诸小肠：《太素》作"诸肠"，后文非独论小肠，则作"诸肠"义胜。

⑤ 凡五丈八尺四寸：《太素》作"凡长六丈四寸四分"。

水谷之数也。平人则不然，胃满则肠虚，肠满则胃虚，更满更虚，故气得上下，五脏安定，血脉和利，精神乃居，故神者水谷之精气也。故肠胃之中常留谷二斗四升，水一斗五升①。故人一日再至后，后二升半，一日中五升。五②七三斗五升，而留水谷尽矣。故平人不饮不食七日而死者，水谷精气津液皆尽，故七日死矣。

---

① 五升：刘衡如本据《太素》卷十三改作"一升"。
② 五：此前《灵枢》《太素》有均"七日"二字。

卷 三

诸 穴

（总计六百五十四穴。单四十八穴，双三百零八穴。）

头直鼻中发际傍行至头维凡七穴第一

神庭　本神　头维

头直鼻中入发际一寸循督脉却行至风府凡八穴
第二

囟会　前顶　百会　后顶　强间
脑户　风府

头直侠督脉各一寸五分却行至玉枕凡十穴第三

五处　承光　通天　络却　玉枕

头直目上入发际五分却行至脑空凡十穴第四

临泣　目窗　正营　承灵　脑空

头缘耳上却行至完骨凡十二穴第五

天冲　率谷　曲鬓　浮白　窍阴
完骨

头自发际中央傍行凡五穴第六

瘖门　风池　天柱

背自第一椎循督脉行至脊骶凡十一穴第七

大椎　陶道　身柱　神道　至阳
筋缩　脊中　悬枢　命门　腰俞
长强

背自第一椎两傍侠脊各一寸五分下至节凡四十一穴第八

大杼　风门　肺俞　心俞　膈俞
肝俞　胆俞　脾俞　胃俞　三焦俞
肾俞　大肠俞　小肠俞　膀胱俞　中膂俞
白环俞　上髎　次髎　中髎　下髎
会阳

背自第二椎两傍侠脊各三寸行至二十一椎下两傍侠脊凡二十六穴第九

附分　魄户　谚谆　膈关　魂门
阳纲　意舍　胃仓　肓门　志室
胞肓　秩边

面凡二十九穴第十

悬颅　颔厌　悬厘　阳白　攒竹
丝竹空　睛明　瞳子窌　承泣　四白
颧窌　素窌　巨窌　禾窌　水沟
兑骨　龂交　地仓　承浆　颊车
大迎

耳前后凡二十穴第十一

上关　下关　耳门　禾窌　听会
听宫　角孙　瘛脉　颅息　翳风

颈凡十七穴第十二

廉泉　人迎　天窗　天牖　天容
水突　气舍　扶突　天鼎

肩凡二十六穴第十三

肩井　肩贞　天窌　肩髃　肩窌
秉风　天宗　肩外俞　肩中俞　曲垣
缺盆　臑会

胸自天突循任脉下行至中庭凡七穴第十四

天突　璇玑　华盖　紫宫　玉堂
膻中　中庭

胸自输府侠任脉两傍各二寸下行至步廊凡十二穴第十五

输府　彧中　神藏　灵墟　神封
步廊

胸自气户侠输府两傍各二寸下行至乳根凡十二穴第十六

气户　库房　屋翳　膺窗　乳中
乳根

胸自云门侠气户两傍各二寸下行至食窦凡十二穴第十七

云门　中府　周营　胸乡　天溪
食窦

腋胁下凡八穴第十八

渊腋　大包　辄筋　天池

腹自鸠尾循任脉下行至会阴凡十五穴第十九

鸠尾　上脘　中脘　建里　下脘
脐中　水分　阴交　气海　石门
关元　中极　曲骨　会阴

腹自幽门侠巨阙两傍各半寸循冲脉下行至横骨凡二十一穴第二十

幽门　通谷　阴都　石关　商曲
肓俞　中注　四满　气穴　大赫
横骨

腹自不容侠幽门两傍各一寸五分至气衝凡二十三穴第二十一

不容　承满　梁门　关门　太乙
滑肉门　天枢　外陵　大巨　水道
归来　气衝

腹自期门上直两乳侠不容两傍各一寸五分下行至冲门凡十四穴第二十二

期门　日月　腹哀　大横　腹屈
府舍　冲门

腹自章门下行至居凡十二穴第二十三

章门　带脉　五枢　京门　维道
居窌

手太阴及臂凡一十八穴第二十四

少商　鱼际　太渊　经渠　列缺
孔最　尺泽　侠白　天府

手厥阴心主及臂凡一十六穴第二十五

中冲　劳宫　大陵　内关　间使
郄门　曲泽　天泉

手少阴及臂凡一十六穴第二十六

少冲　少府　神门　阴郄　通里
灵道　少海　极泉

手阳明及臂凡二十八穴第二十七

二间　三间　合谷　阳谿　偏历
温溜　下廉　上廉　三里　曲池
肘窌　五里　臂臑

手少阳及臂凡二十四穴第二十八

腋门　中渚　阳池　外关　支沟
三阳络　四渎　天井　清冷渊　消泺

手太阳凡一十六穴第二十九

前谷　后溪　腕骨　阳谷　养老
支正　小海

足太阴及股凡二十二穴第三十

隐白　大都　太白　公孙　商丘
三阴交　漏谷　地机　阴陵泉　血海
箕门

足厥阴及股凡二十二穴第三十一

大敦　行间　太衝　中封　蠡沟

中都　膝关　曲泉　阴包　五里

阴廉

足少阴及股并阴跻阴维凡二十穴第三十二

涌泉　然谷　太溪　大锺　照海

水泉　复溜　交信　筑宾　阴谷

足阳明及股凡三十穴第三十三

厉兑　内庭　陷谷　冲阳　解溪

丰隆　巨虚下廉　条口　巨虚上廉　三里

犊鼻　梁丘　阴市　伏兔　髀关

足少阳及股并阳维四穴凡二十八穴第三十四

窍阴　侠溪　地五会　临泣者　丘墟

悬钟　光明　外丘　阳辅　阳交

阳陵泉　阳关　中犊　环跳

足太阳及股并阳跻六穴凡三十四穴第三十五

至阴　通谷　束骨　京骨　申脉

金门　仆参　跗阳　飞扬　承山

承筋　合阳　委中　昆仑　委阳

浮郄　殷门　承扶

头直鼻中发际傍行至头维凡七穴第一

黄帝问曰：气穴三百六十五以应一岁，愿闻孙络谿谷亦各有应乎？岐伯对曰：孙络谿谷，三百六十五穴会，以应一岁，以洒①（《素问》作溢）奇邪，以通荣卫。肉之大会为谷，肉之小会为溪，肉分之间，谿谷之会，以行荣卫，以舍（《素问》作会）大气也。

神庭，在发际直鼻，督脉、足太阳、阳明之会，禁不可刺，令人癫疾，目失精，灸三壮。曲差，一名鼻冲，侠神庭两傍各一寸五分，在发际，足太阳脉气所发，正头取之，刺入三分，灸五壮。

本神，在曲差两傍各一寸五分，在发际（曰②直耳上入发际四分）足少阳、阳维之会，刺入三分，灸三壮。

头维，在额角发际侠本神两傍各一寸五分，足少阳、阳维③之会，刺入五分，禁不可灸。

头直鼻中入发际一寸循督脉却行至风府凡八穴第二

上星一穴，在颅上直鼻中央，入发际一寸陷者中，可容豆，督脉气所发，刺入三分，留六呼，灸三壮④。

---

① 洒：义晦。《太素》《素问》均作"洫"。按《校注》云："洫与溢通。《庄子·齐物论》：'以言其老洫也。'陆德明释文：'老洫，本亦作溢，同，音逸'《素问》正作'溢'。又《素问》同篇'荣溢'，《太素》作'营洫'。足证洫与溢，音义皆通。洫与洒形相近，故误作'洒'。"此说是，当据改。

② 曰：此前原为一墨丁，《校注》据明抄本补"一"字。

③ 阳维：《校注》云："盖涉上本神穴而误，据《素问·气府论》王冰注、《医心方》卷二、《铜人》三改"作阳明。

④ 三壮：《素问·刺热》及《素问·气府论》王冰注均作"五壮"。刘衡如本兼据《素问·水热穴论》王注及《外台》卷三十九改作"五壮"。

囟会，在上星后一寸，骨间陷者中，督脉气所发，刺入四分，灸五壮。

前顶，在囟会后一寸五分，骨间陷者中，督脉气所发，刺入四分，灸五壮。

百会，一名三阳五会，在前顶后一寸五分，顶中央旋毛中，陷可容指，督脉、足太阳之会，刺入三分[①]，灸三壮[②]。

后顶，一名交冲，在百会后一寸五分，枕骨上[③]，督脉气所发，刺入四分[④]，灸五壮。

强间，一名大羽，在后顶后一寸五分，督脉气所发，刺入三分[⑤]，灸五壮。

脑户，一名匝[⑥]风，一名会额[⑦]，在跳骨[⑧]上强间后一寸五分[⑨]，督脉、足太阳之会，此别脑之会[⑩]，不可灸[⑪]，令人痖。（《素

---

① 三分：此后《素问·气府论》王冰注有"留三呼"三字。

② 三壮：《素问·刺热》《素问·气府论》及《素问·骨空论》等王冰注均作"五壮"。刘衡如本兼据《素问·水热穴论》王注及《外台》卷三十九改作"五壮"。

③ 枕骨上：《素问·气府论》王冰注无此三字。

④ 四分：此后《素问·气府论》王冰注有"留三呼"三字。

⑤ 三分：此后《素问·气府论》王冰注有"留三呼"三字。

⑥ 匝风：《校注》云："《医心方》卷二作'迎风'。按，'匝风'义甚难解，疑为迎风之误。"

⑦ 会额：刘衡如本据《外台》卷三十九改作"合颅"。

⑧ 跳骨：《素问·刺禁论》及《素问·骨空论》王冰注均作"枕骨"。

⑨ 五分：此后《素问·骨空论》王冰注有"宛宛中"三字。

⑩ 此别脑之会：《素问·气府论》王冰注无此五字。会：《素问·骨空论》王冰注作"户"。

⑪ 不可灸：此前《素问·气府论》及《素问·骨空论》等王冰注均有"刺入三分，留三呼"七字，原文疑脱。

问》刺禁论①云：刺头中脑户，入脑立死。王冰注云：灸五壮。又骨空论云：不可妄灸。《铜人》经云：禁不可灸②，灸之令人痖。）

风府，一名舌本，在项③上，入发际一寸，大筋内穴穴④中，疾言其肉立起，言休其肉立下，督脉、阳维之会，禁不可灸，灸之令人瘖⑤，刺入四分，留三呼。

头直侠督脉各一寸五分却行至玉枕凡十穴第三

五处，在督脉傍，去上星一寸五分，足太阳脉气所发，刺入三分⑥，不可灸（《素问》水热穴注云灸三壮）。

承光，在五处后二寸⑦，足太阳脉气所发，刺入三分，禁不可灸。

通天，一名天臼，在承光后一寸五分，足太阳脉气所发，刺入三分，留七呼，灸三壮。

络却⑧，一名强阳，一名脑盖，在通天后一寸三分⑨，足太阳

---

① 刺禁：原作"禁刺"，据《素问·刺禁论》篇名乙正。

② 灸：《校注》据《铜人》卷三及明抄本改作"针"。

③ 项：按风府穴之位及后文"入发际一寸"，此当作"项"是。《校注》据《千金》《医心方》改作"项"，刘衡如本亦兼据《素问·气府论》王注并参考《千金》《外台》改作"项"。

④ 穴穴：《素问·气府论》及《素问·气穴论》王冰注均作"宛宛"。

⑤ 令人瘖：《素问·气穴论》王冰注作"不幸令人瘖"。

⑥ 三分：此后《素问·刺热》及《素问·水热穴论》王冰注均有"留七呼"三字，原文疑脱。

⑦ 二寸：《素问·刺热》及《素问·水热穴论》王冰注均作"一寸"。

⑧ 络却：却，原作"却"，据四库本、《素问·刺热》及《素问·水热穴论》王冰注改，按"却"为却之别字。

⑨ 一寸三分：《素问·刺热》及《素问·水热穴论》王冰注均作"一寸五分"。刘衡如本兼据《千金》卷二十九、《外台》卷三十九改作"一寸五分"。

脉气所发，刺入三分，留五呼，灸三壮。

玉枕，在络却后七分，侠脑户傍一寸三分，起肉枕骨①，入发际三寸，足太阳脉气所发，刺入三分②，留三呼，灸三壮。

头直目上入发际五分却行至脑空凡十穴第四

临泣，当目上眦直③入④发际五分陷者中，足太阳、少阳、阳维之会，刺入三分，留七呼，灸五壮。

目窗，一名至荣，在临泣后一寸，足少阳、阳维之会，刺入三分，灸五壮。

正营，在目窗后一寸，足少阳、阳维之会，刺入三分，灸五壮。

承灵，在正营后一寸五分，足少阳、阳维之会，刺入三分，灸五壮。

脑空，一名颞（音热）颥（音儒），在承灵后一寸五分，侠玉枕骨下陷者中，足少阳、阳维之会，刺入四分，灸五壮。（《素问·气府论》注云：侠枕骨后枕骨上）

头缘耳上却行至完骨凡十二穴第五

天冲，在耳上如前三分⑤，刺入三分，灸三壮。（气府论注云：足太阳、少阳之会。）

率谷，在耳上，入发际一寸五分，足太阳、少阳之会，嚼

---

① 骨：此后刘衡如本据《千金》按二十九补"上"字。
② 三分：《素问·刺热》及《素问·水热穴论》新校正引本经均作"二分"。
③ 直：此后刘衡如本据《千金》卷二十九、《外台》卷三十九补"上"字。
④ 目上眦直入：《素问·刺热》《素问·气府论》及《素问·水热穴论》王冰注均作"直目伤"。
⑤ 三分：此后《素问·气府论》王冰注有"足太阳、少阳二脉之会"九字。

而取之，刺入四分，灸三壮。

曲鬓，在耳上，入发际曲隅陷者中，鼓①颔有空，足太阳、少阳之会，刺入三分，灸三壮。

浮白，在耳后，入发际一寸，足太阳、少阳之会，刺入三分，灸二壮。（气穴注云：灸三壮，刺入三分。）

窍阴，在完骨上，枕骨下，摇动应手，足太阳、少阳之会，刺入四分，灸五壮。（气穴注云：灸三壮，刺入三分。）

完骨，在耳后，入发际四分，足太阳、少阳之会，刺入二分，留七呼，灸七壮。（气穴注云：刺入三分，灸三壮。）

头自发际中央傍行凡五穴第六

瘖门，一名舌横，一名舌厌，在项②后发际宛宛中，入系舌本，督脉、阳维之会，仰头取之，刺入四分，不可灸，灸之令人瘖。（气府论注云：去风府一寸。）

天柱，在侠项后发际大筋外廉陷者中，足太阳脉气所发，刺入二分，留六呼，灸三壮。

风池，在颞颥后发际陷者中，足少阳、阳维③之会，刺入三分，留三呼，灸三壮。（气府论注云：在后④陷者中，按之引耳，手足少阳脉之会，刺入四分。）

背自第一椎循督脉行至脊骶凡十一穴第七（气府论注云：第六椎下有灵台，十椎下有中枢，十六椎下有阳关）

---

① 鼓：四库本作"鼓"。按，鼓与鼓同。

② 项：原无。据《素问·气穴论》《素问·气府论》及《素问·骨空论》王冰注补。刘衡如本兼据《千金》卷二十九、《外台》卷三十九补。

③ 阳维：《素问·气府论》作"手少阳"。

④ 在后：今《素问·气府论》王冰注作"在耳后"。

大椎，在第一椎①陷者中，三阳督脉之会，刺入五分，灸九壮。

陶道，在②大椎节下间，督脉、足太阳之会，俯而取之，刺入五分，留五呼，灸五壮。

身柱，在第三椎节下间，督脉气所发，俯而取之，刺入五分，留五呼③，灸三壮。(气府论注云：灸五壮。)

神道，在第五椎节下间，督脉气所发，俯而取之，刺入五分，留五呼，灸三壮。(气府论注云：灸五壮。)

至阳，在第七椎节下间，督脉气所发，俯而取之，刺入五分，灸三壮。

筋缩，在第九椎节下间，督脉气所发，俯而取之，刺入五分，灸三壮。(气府论注云灸五壮。)

脊中，在第十一椎节下间，督脉气所发，俯而取之，刺入五分，不可灸，灸则令人痿④。

悬枢，在第十三椎节下间，督脉气所发，俯而取之，刺入三分，灸三壮。

命门，一名属累，在十四椎节下间，督脉气所发，俯而取之，刺入五分，灸三壮。

腰俞，一名背解，一名髓空，一名腰户，在第二十一椎节下间，督脉气所发，刺入三分⑤，留七呼，灸五壮⑥。(气府论注

---

① 椎：此后刘衡如本据《素问·气府论》王注及《千金》《外台》补"上"字。

② 在：此后刘衡如本据《素问·气府论》王注及《外台》补"项"字。

③ 留五呼：《素问·气府论》王冰注无此三字。

④ 灸则令人痿：《素问·气府论》及《素问·水热穴论》王冰注均作"令人偻"。

⑤ 三分：《素问·刺热》《素问·气府论》《素问·水热穴论》等王冰注及新校正引本经均作"二寸"，刘衡如本亦据此改作"二寸"，并注云："新校正谓宜从'二分'之说"。

⑥ 五壮：《素问·刺热》《素问·气府论》《素问·骨空论》《素问·水热穴论》等王冰注均作"三壮"。刘衡如本兼据《外台》卷三十九改作"三壮"。

云：刺入三分。热注^①、水穴注同。热穴注作二寸，缪刺论同。）

长强，一名气之阴郄，督脉别络，在脊骶端，少阴所结，刺入三分^②，留七呼，灸三壮。（气府论注及水穴注云刺入二分。）

背自第一椎两傍侠脊各一寸五分下至节凡四十一穴第八

凡五脏之腧出于背者，按其处，应在中而痛解，乃其腧也。灸之则可，刺之则不^③可，盛则泻之，虚则补之。以火补之者，无吹其火，须^④自灭也。以火泻之者，疾吹其火，拊^⑤其艾，须其火灭也。

大杼，在项第一椎下，两傍各一寸五分陷者中，足太阳、手太阳之会，刺入三分，留七呼，灸七壮。（气穴论注云督脉别络、手足太阳三脉之会。）

风门，一名^⑥热府，在第二椎下，两傍各一寸五分，督脉、足太阳之会，刺入五分，留五呼^⑦，灸三壮^⑧。

肺俞，在第三椎下两傍各一寸五分，刺入三分，留七呼，

---

① 热注：《素问·刺热》作"刺热注"。

② 三分：《素问·气府论》新校正作"二寸"，刘衡如本亦据此改作"二寸"，并注云："新校正谓从'二分'宜"。

③ 不：刘衡如本据下肺俞等条及《太素》卷十一删。

④ 须：四库本作"须"，义同。

⑤ 拊：《灵枢》作"传"，误。《太素》作"傅"。《集韵·遇》："拊，以手着物也。或作搁，通作傅。"

⑥ 一名：原脱。按前文有名仅录"风门"及前后文例可知热府为风门之别名。依《校注》据《外台》《千金》及《铜人》补之。

⑦ 五呼：刘衡如本据《素问·刺热》《素问·水热穴论》王注改作"七呼"。

⑧ 三壮：《素问·刺疟》《素问·刺热》《素问·水热穴论》等王冰注均作"五壮"，刘衡如本兼据《外台》卷三十九改作"五壮"。

灸三壮。（气府论注云：五脏腧并足太阳脉之会。）

心俞，在第五椎下，两傍各一寸五分，针入三分，留七呼，禁灸。

膈俞，在第七椎下，两傍各一寸五分，针入三分，留七呼，灸三壮。

肝俞，在第九椎下，两傍各一寸五分，针入三分，留六呼，灸三壮。

胆俞，在第十椎下，两傍各一寸五分，足太阳脉所发，正坐取之，刺入五分，灸三壮。（气府论注云：留七呼。痹论云：胆、胃、三焦、大小肠、膀胱俞，并足太阳脉气所发）。

脾俞，在第十一椎下，两傍各一寸五分，刺入三分，留七呼，灸三壮。

胃俞，在第十二椎下，两傍各一寸五分，刺入三分，留七呼，灸三壮。

三焦俞，在第十三椎下，两傍各一寸五分，足太阳脉气所发，刺入五分[1]，灸三壮。

肾俞，在第十四椎下，两傍各一寸五分，刺入三分，留七呼，灸三壮。

大肠俞，在第十六椎下，两傍各一寸五分，刺入三分，留六呼，灸三壮。

小肠俞，在第十八椎下两傍各一寸五分，刺入三分，留六呼，灸三壮。

膀胱俞，在第十九椎下，两傍各一寸五分，刺入三分，留六呼，灸三壮。

---

[1] 五分：此后《素问·气府论》王冰注有"留七呼"。

中膂俞，在第二十椎下，两傍各一寸五分，侠脊胂而起^①，刺入三分，留六呼，灸三壮。

白环俞，在第二十一椎下，两傍各一寸五分，足太阳脉气所发，伏而取之，刺入八分，得气则泻，泻讫多补之，不宜灸^②。（水穴注云：刺入五分，灸三壮。自大肠^③肠俞至此五穴，并足太阳脉气所发）。

上髎^④，在第一空腰髁下一寸，侠脊陷者中，足太阳、少阳之络，刺入三分^⑤，留七呼，灸三壮。

次髎，在第二空，侠脊陷者中，刺入三分^⑥，留七呼，灸三壮。（《铜人经》云：刺入三分，灸七壮）。

中髎，在第三空，侠脊陷者中，刺入二寸，留十呼，灸三壮。（《铜人经》云：针入二分。）

下髎，在第四空，侠脊陷者中，刺入二寸，留十呼，灸三壮。（《铜人经》云：针入三分。《素问》缪刺论云：足太阳^⑦、厥阴、少阳所结。）

会阳，一名利机，在阴毛骨^⑧两傍，督脉气所发，刺入八分，灸五壮。（气府注云灸三壮）。

---

① 侠脊胂而起：《素问·水热穴论》王冰注作"侠脊胂起肉"，义胜。
② 不宜灸：《素问·水热穴论》王冰注作"禁不可灸"。
③ 肠：疑为叠衍。
④ 髎：《素问·刺热》王冰注作"髆"。按，髎与髆通。
⑤ 三分：《素问·刺腰痛论》王冰注作"二寸"。
⑥ 三分：《素问·刺腰痛论》王冰注作"二寸"。
⑦ 阳：《素问·缪刺论》《素问·刺腰痛论》王冰注均作"阴"，原文疑误。
⑧ 阴毛骨：《素问·气府论》王冰注作"阴尾骨"，刘衡如本据《千金》卷二十九、《外台》卷三十九补改作"阴尾骨"，原文"毛"字疑为"尾"之讹。按，阴尾骨为后阴处尾骶骨。

背自第二椎两傍侠脊各三寸行至二十一椎下两傍侠脊凡二十六穴第九

附分，在第二椎下，附项内廉，两傍各三寸，手[①]足太阳之会。刺入八分，灸五壮。

魄户，在第三椎下，两傍各三寸，足太阳脉气所发，刺入三分[②]，灸五壮。

神堂，在第五椎下，两傍各三寸陷者中，足太阳脉气所发，刺入三分，灸五壮。

譩譆，在肩髆内廉，侠第六椎下，两傍各三寸，以手痛按之[③]，病者言譩譆，是穴，足太阳脉气所发，刺入六分[④]，灸五壮。（骨空注云：令病人呼譩譆之言[⑤]，则指下动矣。灸三壮。）

膈关，在第七椎下，两傍各三寸陷者中，足太阳脉气所发，正坐开肩取之，刺入五分，灸三壮[⑥]。（气府论注云灸五壮[⑦]。）

魂门，在第九椎下，两傍各三寸陷者中，足太阳脉气所发，

---

① 手：原脱，后有"之会"二字，则"足"前当有"手"字，据《素问·气府论》王冰注补。刘衡如本据《外台》卷三十九及《铜人》卷四补"手"字。

② 三分：《素问·刺热》《素问·气府论》《素问·水热穴论》等王冰注均作"五分"。

③ 以手痛按之：《校注》据正抄本及《外台》改作"以手按之痛"。

④ 六分：此后《素问·骨空论》王冰注有"留七呼"三字。

⑤ 言：《素问·骨空论》王冰注及《素问·气府论》新校正引王冰注均作"声"。

⑥ 三壮：《素问·气府论》王冰注作"三壮"，新校正引本经作"五壮"。然考此后注文曰：气府论云灸"五壮"，二注文皆出自宋校正医书局之手，岂可自相矛盾《校注》据明抄本及《外台》卷三十九改作"五壮"，并据《素问·气府论》王冰注改原注文作"三壮"，极是。刘衡如本据《素问·气府论》新校正改作"五壮"。

⑦ 五壮：刘衡如本据《素问·气府论》新校正改作"三壮"。

正坐取之，刺入五分，灸五壮①。

阳纲，在第十椎下，两傍各三寸陷者中，足太阳脉气所发，正坐取之，刺入五分，灸三壮。

意舍，在第十一椎下，两傍各三寸陷者中，足太阳脉气所发，刺入五分，灸三壮。

胃仓，在第十二椎下，两傍各三寸陷者中，足太阳脉气所发，刺入五分，灸三壮。

肓门，在第十三椎下，两傍各三寸，入肘间②，足太阳脉气所发，刺入五分，灸三壮③。（经云：与鸠尾相值）。

志室，在第十四椎下，两傍各三寸陷者中，足太阳脉气所发，正坐取之，刺入五分，灸三壮。（气府注云灸五壮④）。

胞肓，在第十九椎下，两傍各三寸陷者中，足太阳脉气所发，伏而取之，刺入五分，灸三壮。（气府注云灸五壮⑤）。

秩边，在第二十一椎下，两傍各三寸陷者中，足太阳脉气所发，俯而取之，刺入五分，灸三壮。

面凡二十九穴第十

悬颅，在曲周⑥颞颥中，足少阳⑦脉气所发，刺入三分，留

---

① 五壮：《素问·刺热》《素问·气府论》《素问·水热穴论》均作"三壮"。刘衡如本兼据《外台》卷三十九改作"三壮"。

② 入肘间：《素问·气府论》《素问·水热穴论》王冰注均无。按，肓门穴不入肘，此三字疑衍。

③ 三壮：《素问·气府论》王冰注及新校正引本经均作"三十壮"。刘衡如本兼据《外台》卷三十九改作"三十壮"。

④ 五壮：《素问·水热穴论》王冰注作"三壮"。

⑤ 五壮：《素问·水热穴论》王冰注作"三壮"。

⑥ 曲周：《素问·气府论》王冰注作"曲角"。下文"曲周"皆同此例。

⑦ 足少阳：《素问·气府论》王冰注作"足阳明"。

七呼①，灸三壮。(气府注云：曲周上，颛颥中)。

颔厌，在曲周颛颥上廉，手②少阳、足阳明之会③，刺入七分，留七呼，灸三壮。(气府注云：在曲周颛颥之上④，刺深令人耳无闻。)

悬厘，在曲周颛颥下廉，手足少阳、阳明之会，刺入三分，留七呼，灸三壮。(气府注云：在曲周颛颥之上⑤，刺深令人耳无闻。)

阳白，在眉上一寸直瞳子，足少阳、阳维之会，刺入三分，灸三壮。(气府注云：足阳明、阴维二脉之会。今详阳明之经不到于此，又阴维不与阳明会，疑《素问注》非是。)

攒竹，一名员在⑥，一名始光，一名夜光，又名明光，在眉头陷者中⑦，足太阳脉气所发，刺入三分，留六呼⑧，灸三壮。

丝竹空，一名巨⑨窌，在眉后陷者中，足少阳⑩脉气所发，刺入三分，留三呼，不宜灸，灸之不幸令人目小及盲。(气府论云手少阳，又云留六呼。)

---

① 七呼：《素问·气府论》王冰注作"三呼"。

② 手：此后刘衡如本据《素问·气府论》王注及《外台》卷三十九补"足"字。

③ 手少阳、足阳明之会：《素问·气府论》王冰注作"手足少阳、足阳明三脉之交会"。

④ 之上：《素问·气府论》王冰注作"之上廉"。

⑤ 上：《素问·气府论》王冰注作"下廉"。

⑥ 在：《校注》据明抄本、《外台》《医心方》及《铜人》改作"柱"。

⑦ 中：此后《素问·骨空论》王冰注有"动脉应手"四字。

⑧ 留六呼：《素问·骨空论》王冰注无此三字。

⑨ 巨：刘衡如本据《外台》卷三十九改作"目"。

⑩ 足少阳：《素问·气府论》王冰注作"手少阳"。

睛明，一名泪①孔，在目内眦外，手足太阳、足阳明之会，刺入六分②，留六呼，灸三壮。（气府论注云：手足太阳、足阳明、阴阳跻五脉之会。）

瞳子窌，在目外去眦五分，手太阳、手足少阳之会，刺入三分，灸三壮。

承泣，一名鼷穴，一名面窌，在目下七分，直目瞳子，阳跻、任脉、足阳明之会，刺入三分，不可灸。

四白，在目下一寸，向顸骨（即颧骨）颧空，足阳明脉气所发，刺入三分③，灸七壮。（气府论注云：刺入四分，不可灸。）

颧窌，一名兑骨，在面顸骨下廉陷者中，手少阳、太阳之会，刺入三分。

素窌，一名面王，在鼻柱上端，督脉气所发，刺入三分，禁灸④。

迎香，一名冲阳，在禾窌上鼻下孔傍，手、足阳明之会，刺入三分。

巨窌，在侠鼻孔傍八分，直瞳子，跻脉、足阳明之会，刺入三分。

禾窌，在直鼻孔下，侠谿⑤水沟傍五分，手阳明脉气所发，刺入三分。

水沟，在鼻柱下人中，督脉、手足⑥阳明之会，直唇取之，

① 泪：《校注》据明抄本及正抄本改作"泪"。
② 六分：《素问·气府论》王冰注作"一分"。
③ 三分：《素问·气府论》王冰注作"四分"。
④ 禁灸：《素问·气府论》王冰注无此二字。
⑤ 谿：疑衍，《校注》据明抄本、《外台》卷三十九、《千金》卷二十九、《医心方》卷二删。
⑥ 足：《素问·气府论》王冰注无。按，本经卷二第一上足阳明经之循行，并不交人中，"足"字疑衍。

刺入三分，留七呼①，灸三壮。

兑骨②，在唇上端，手阳明脉气所发。刺入三分，留六呼，灸三壮。

断交，在唇内齿上断缝中，刺入三分，灸三壮。（气府论注云：任③、督脉二经之会。）

地仓，一名会维④，侠口傍四分，如近下是，跻脉、手足阳明之会，刺入三分。

承浆，一名天池，在颐前⑤唇之下，足阳明任脉之会，开口取之，刺入三分⑥，留六呼，灸三壮。（气府论注云作五呼。）

颊车，在耳下曲颊端陷者中，开口有孔，足阳明脉气所发，刺入三分，灸三壮。

大迎，一名髓孔，在曲颔前一寸三分骨陷者中，动脉，足太阳⑦脉气所发，刺入三分，留七呼，灸三壮。

耳前后凡二十穴第十一

上关，一名客主人，在耳前上廉起骨端，开口有孔，手少

---

① 七呼：《素问·气府论》王冰注作"六呼"。

② 骨：《校注》据《外台》及《千金》改作"端"。

③ 任：原作"在"，形近致误。据四库本及《素问·气府论》王冰注改。

④ 会维：《校注》云："按足阳明之脉'侠口环唇'，此正当足阳明胃脉环维口唇之处，故当以作胃维为是。"，并据《外台》《千金》改。

⑤ 前：此后刘衡如本据《素问·气府论》王注及《千金》卷二十九、《外台》卷三十九补"下"字。

⑥ 三分：《素问·气府论》王冰注作"二分"。

⑦ 足太阳：《素问·气穴论》《素问·气府论》《素问·骨空论》王冰注作"足阳明"。刘衡如本兼据《外台》卷三十九改作"足阳明"。

阳、足阳明之会①，刺入三分，留七呼，灸三壮，刺太深令人耳无闻。（气府论注云：手足太阳②、少阳、足阳明三脉之会。气穴刺注③与甲乙经同。）

下关，在客主人下，耳前动④脉下空⑤下廉，合口有孔，张口即闭，足阳明、少阳之会，刺入三分，留七呼，灸三壮，耳中有干糖（音适）抵⑥，不可灸。（糖抵一作适之⑦，不可灸。一作针灸留针。）

耳门，在耳前起肉当耳缺者，刺入三分，留三呼，灸三壮。

禾窌⑧，在耳前兑发下横动脉，手足少阳、手太阳之会，刺入三分，灸三壮。（气府论注云：手、足少阳二脉之会）。

---

① 手少阳、足阳明之会：刘衡如本改作"手、足少阳、足阳明三脉之会"，并注云："《素问·气府论》新校正谓《甲乙》气穴注及刺禁注并云'手少阳、足阳明之会'，而刺禁论新校正则谓《甲乙》及气府注云'手、足少阳、足阳明三脉之会'，据气府经文自以后说为是，兹据补，并删去原注"。

② 太阳：今《素问·气府论》无此二字。

③ 刺注：《素问·刺禁论》作"刺禁注"。

④ 动：原作"運"，据《素问·气穴论》改，按，《考正字汇·足部》：運，古文动字。

⑤ 下空：《素问·气府论》王冰注无此二字。

⑥ 糖抵：糖，《素问·气穴论》王冰注及新校正引本经均作"摘"。《校注》云："糖，今字书无载，疑是'摘'之误，……本经卷十二第五'耵聍'作'摘抵'，是则摘抵乃耵聍之假借，义存乎声也。"今仍此字之形，下有"糖"者同此例，不复出。刘衡如本据《素问·气穴论》王注与新校正、《太素》卷三十、《医心方》卷五及本书卷十二改作"摘抵"。

⑦ 适之：刘衡如本据《素问·气穴论》王注与新校正、《太素》卷三十、《医心方》卷五及本书卷十二改作"摘之"，并注云："据《太素》杨注反切，'摘抵''摘之'，当由'耵聍'音转而来。

⑧ 禾窌：《校注》据明抄本、《外台》改作"和窌"。刘衡如本据本书卷十二第五、《素问·气府论》王注及《外台》卷三十九改作"和窌"。

听会，在耳前陷者中，张口得之，动脉应手，少阳[1]脉气所发，刺入四分，灸三壮。(缪刺注云：正当手阳明脉之分。[2])。

听宫，在耳中珠子大，明如赤小豆，手足少阳、手太阳之会，刺入三分，灸三壮。(气穴注云：刺入一分。)

角孙，在耳廓中间[3]，开口有孔，手足少阳、手阳明[4]之会，刺入三分，灸三壮。(气府论注云：在耳上廓表之间发际之下，手太阳、手足少阳三脉之会。)

瘈脉，一名资脉，在耳本后鸡足青络脉，刺出血如豆汁[5]，刺入一分，灸三壮。

颅息，在耳后间青络脉，足少阳脉气所发，刺入一分，出血多则杀人，灸三壮。

翳风，在耳后陷者中，按之引耳中，手、足少阳之会，刺入四分，灸三壮。

颈凡十七穴第十二

廉泉，一名本池，在颔下，结喉上，舌本下，阴维、任脉之会，刺入二分[6]，留三呼，灸三壮。(气府论注云：刺入三分。)

人迎，一名天五会，在颈大脉动应手，侠结喉，以候五脏

---

① 少阳：刘衡如本据《外台》卷三十九改作"手少阳"。

② 缪刺注云：正当手阳明脉之分：今《素问·缪刺论》作"手阳明脉，正当听会之分"。

③ 间：此后刘衡如本据《外台》卷三十九补"上"字。

④ 手阳明：《素问·气府论》王冰注作"手太阳"。

⑤ 汁：《太素·五脏刺》杨上善注引"瘈脉"穴无。此言刺出血如豆大，血定无"豆汁"之状，且据本经卷七第一上"肺热病者……刺手太阴阳明，出血如豆大，立已。"亦可知此衍"汁"字，当删之。

⑥ 二分：《素问·刺疟论》王冰注作"三分"。

气，足阳明脉气所发，禁不可灸，刺入四分，过深不幸杀人。(《素问》阴阳类论注云：人迎在结喉旁一寸五分，动脉应手。)

天窗，一名窗笼，在曲颊下，扶突后，动脉应手陷者中，手太阳脉气所发，刺入六分，灸三壮。

天牖，在颈筋间，缺盆上，天容后，天柱前，完骨后①，发际上，手少阳脉气所发，刺入一分②，灸三壮。

天容，在耳③曲颊后，手少阳脉气所发，刺入一寸，灸三壮。

水突，一名水门，在颈大筋前，直人迎下，气舍上，足阳明脉气所发，刺入一寸，灸三壮。

气舍，在颈，直人迎下，侠天突陷者中，足阳明脉气所发，刺入三分，灸五壮。

扶突，在④人迎后一寸五分⑤，手阳明脉气所发⑥，刺入三分⑦，灸三壮。(《针经》云：在气舍后一寸五分。)

天鼎，在⑧缺盆上，直扶突，气舍后一寸五分，手阳明脉气所发，刺入四分，灸三壮。(气府论注云：在气舍后半寸。)

---

① 后：《太素·寒热杂说》注、《素问·气穴论》王冰注均作"下"，义胜。刘衡如本兼据《千金》卷二十九、《外台》卷三十九改作"下"。

② 一分：《素问·气穴论》作"一寸"。

③ 耳：《灵枢·本输》作"耳下"。刘衡如本据《千金》卷二十九、《外台》卷三十九改作"耳下"。

④ 在：此后刘衡如本据《素问·气府论》王注及《外台》卷三十九补"曲颊下一寸"五字。

⑤ 在人迎后一寸五分：《素问·气府论》王冰注作"曲颊下一寸，人迎后"。

⑥ 发：此后《素问·气府论》《素问·气穴论》均有"仰而取之"四字。

⑦ 三分：《素问·气府论》《素问·气穴论》王冰注均作"四分"。

⑧ 在：此后刘衡如本据《素问·气府论》王注及《外台》卷三十九补"颈"字。

肩凡二十六穴第十三

肩井，在肩上陷者①中，缺盆上大骨前，手少阳②、阳维之会，刺入五分，灸三壮③。（气府论注云：灸三壮。）

肩贞，在肩曲胛下，两骨解间，肩髃后陷者中，手太阳脉气所发，刺入八分，灸三壮。

巨骨，在肩端上行两叉骨间陷者中，手阳明、跷脉之会，刺入一寸五分，灸五壮。（气府论注云：灸三壮。）

天髎，在肩缺盆中毖骨之间④陷者中，手少阳⑤、阳维之会，刺入八分，灸三壮。

肩髃，在肩端两骨间，手阳明、跷脉之会，刺入六分，留六呼，灸三壮。

肩髎，在肩端臑上，斜举臂取之，刺入七分，灸三壮。（气府论注云：手少阳脉气所发。）

臑腧，在肩臑⑥后大骨下，胛上廉陷者中，手太阳⑦、阳维、

---

① 者：《素问·气府论》《素问·气穴论》王冰注均作"解"。刘衡如本兼据《千金》卷二十九、《外台》卷三十九改作"解"。

② 手少阳：《素问·气府论》《素问·气穴论》均作"手足少阳"。刘衡如本兼据《外台》卷三十九改作"手足少阳"。

③ 三壮：《素问·气穴论》新校正作"五壮"，刘衡如本亦据此改作"五壮"。

④ 毖骨之间：毖，《素问·气府论》王冰注"伏"，按《校注》云："肩髃向肩井缺盆中两叉骨之际，内间有秘伏之小骨，此毖骨也。按《说文·比部》：'毖，慎也。从比，必声。'……然《素问·气府论》王冰注作'伏'，故疑'毖'为'宓'之误。宓，一为房六切，与伏通。"间，《素问·气府论》王冰注作"陬"。

⑤ 手少阳：《素问·气府论》王冰注作"手足少阳"。

⑥ 肩臑：《校注》据《外台》《千金》及《医心方》改作"肩髎"。

⑦ 手太阳：《素问·气府论》新校正引本经作"手足太阳"。

跻脉之会，举臂取之，刺入八分，灸三壮。

秉风，侠人窌在外肩上小髃骨后，举臂有空，手阳明太阳、手足少阳之会，举臂取之，刺入五分，灸五壮。（气府论注云：灸三壮。）

天宗，在秉风后大骨下陷者中，手太阳脉气所发，刺入五分，留六呼，灸三壮。

肩外俞，在肩甲上廉，去脊三寸陷者中，刺入六分，灸三壮。

肩中俞，在肩甲内廉，去脊二寸陷者中，刺入三分，留七呼，灸三壮。

曲垣，在肩中央曲甲陷者中，按之动脉应手[1]，刺入八九分，灸十壮。

缺盆，一名天盖，在肩上横骨陷者中，刺入三分[2]，留七呼，灸三壮，刺太深，令人逆息。（骨空论注云：手阳明脉气所发。气府论注云：足阳明脉气所发。）

臑会，一名臑窌，在臂前廉，去肩头三寸，手阳明之络，刺入五分，灸五壮。（气府论注云：手阳明、手少阳结脉之会。）

胸自天突循任脉下行至中庭凡七穴第十四

天突，一名玉户[3]，在颈结喉下二寸[4]（气府论注云：五寸[5]）

---

[1] 动脉应手：《校注》据《外台》及《千金》改作"痛应手"。

[2] 三分：《素问·刺热》《素问·气府论》《素问·水热穴论》《素问·气穴论》王冰注均作"二分"。

[3] 玉户：《校注》云："《外台》卷三十九、《黄帝虾蟆经》《医心方》卷二均作'五户'。按，玉户，道家指为耳窍，似与本户无关，故疑玉或为五之误。"

[4] 二寸：《素问·气穴论》新校正作"五寸"。

[5] 五寸：《素问·气府论》《素问·气穴论》《素问·骨空论》王冰注均作"四寸"。刘衡如本径改作"四寸"。

中央宛宛中，阴维、任脉之会，低头取之①，刺入一寸，留七呼，灸三壮。（气府论注云：灸五壮。）

璇玑，在天突下一寸中央②陷者中，任脉气所发，仰头取之，刺入三分，灸五壮。

华盖，在璇玑下一寸陷者中，任脉气所发，仰头取之，刺入三分，灸五壮。

紫宫，在华盖下一寸六分陷者中，任脉气所发，仰头取之，刺入三分，灸五壮。

玉堂，一名玉英，在紫宫下一寸六分陷者中，任脉气所发，仰头取之，刺入三分，灸五壮。

膻中，一名元儿，在玉堂下一寸六分，陷者中③，任脉气所发，仰而取之，刺入三分，灸五壮。

中庭，在膻中下一寸六分陷者中，任脉气所发，仰而取之，刺入三分，灸五壮。

胸自输府侠任脉两傍各二寸下行至步廊凡十二穴第十五

输府，在巨骨下，去璇玑傍各二寸④陷者中，足少阴脉气所发，仰而取之，刺入四分，灸五壮。

---

① 低头取之：《素问·气穴论》《素问·气府论》《素问·骨空论》王冰注均作"低针取之"。按，天突穴不当"低头取之"，当仰而慎取之而禁直刺以免伤及喉管，当从《素问》注作"低针取之"。

② 中央：《素问·气府论》王冰注无此二字，疑涉上天突穴而衍。

③ 陷者中：此前《校注》据《外台》《医心方》及《圣济总录》补"直两乳间"。

④ 去璇玑傍各二寸：《素问·气府论》王冰注作"侠任脉两傍，横去任脉各同身寸之二寸"。

彧中，在输府下一寸六分陷者中，足少阴脉气所发，仰而取之，刺入四分，灸五壮。

神藏，在彧中下一寸六分陷者中，足少阴脉气所发，仰而取之，刺入四分，灸五壮。

灵墟，在神藏下一寸六分陷者中，足少阴脉气所发，仰而取之，刺入四分，灸五壮。

神封，在灵墟下一寸六分陷者中，足少阴脉气所发，仰而取之，刺入四分，灸五壮。

步廊，在神封下一寸六分陷者中，足少阴脉气所发，仰而取之，刺入四分，灸五壮。

胸自气户侠输府两傍各二寸下行至乳根凡十二穴第十六

气户，在巨骨下，输府两傍各二寸陷者中，足阳明脉气所发，仰而取之，刺入四分，灸五壮。（气府论注云：去膺窗上四寸八分，灸三壮。）

库房，在气户下一寸六分陷者中，足阳明脉气所发，仰而取之，刺入四分，灸五壮。（气府论注云：灸三壮。）

屋翳，在库房下一寸六分①，刺入四分，灸五壮。（气府论注云：在气户下三寸二分，灸三壮。）

膺窗，在屋翳下一寸六分②，刺入四分，灸五壮。（气府论注云：在胸两傍侠中行各四寸，巨骨下四寸八分陷者中，足阳明

---

① 一寸六分：此后《素问·气府论》王冰注有"陷者中，足阳明脉气所发，仰而取之"十四字，原文疑脱。

② 一寸六分：此后《素问·气府论》王冰注有"陷者中，足阳明脉气所发，仰而取之"十四字，原文疑脱。

脉气所发，仰而取之。）

乳中，禁不可刺灸，灸刺之，不幸生蚀疮，疮中有脓血清汁者可治，疮中有息肉若蚀疮者死①。

乳根，在乳下②一寸六分陷者中，足阳明脉气所发，仰而取之，刺入四分，灸五壮。（气府论注云：灸一壮③。）

胸自云门侠气户两傍各二寸下行至食窦凡十二穴第十七

云门，在巨骨下，气户两傍各二寸④陷者中，动脉应手，手⑤太阴脉气所发，举臂取之，刺入七分，灸五壮，刺太深令人逆息。（气穴⑥论注云：在巨骨下，任脉两傍各六寸。刺热穴论注云：手太阳⑦脉气所发。）

中府，肺之募也，一名膺中俞，在云门下一寸，乳上三肋间陷者中，动脉应手，仰而取之，手足⑧太阴之会，刺入三分，

---

① 死：此后刘衡如本据《素问·气府论》王注及新校正补"刺入四分，灸五壮"。

② 乳下：按，如此描述，则此穴部位不准确，《素问·气府论》王冰注云："乳中穴下同身寸之一寸六分。"，"乳下"疑作"乳中下"为是。

③ 一壮：《素问·气穴论》王冰注作"三壮"。

④ 气户两傍各二寸：《素问·气穴论》王冰注作"侠任脉傍，横去任脉各同身寸之六寸"，《素问·水热穴论》《素问·刺热》王冰注作"胸中行两傍相去同身寸之六寸"。

⑤ 手：原脱，据《素问·水热穴论》新校正引本经、《素问·刺热》《素问·气穴论》王冰注补。

⑥ 气穴：原作"气府"。按，《素问·气府论》王冰注无"云门"穴，云门穴在《素问·气穴论》中，因据改。

⑦ 阳：《素问·刺热》王冰注作"阴"。

⑧ 足：原脱，据手足太阴经之循行，《素问·气穴论》新校正引本经、《素问·刺热》及《素问·水热穴论》王冰注补。

留五呼，灸五壮。

周营①，在中府下一寸六分陷者中，足②太阴脉气所发，仰而取之，刺入四分，灸五壮。

胸乡③，在周荣下一寸六分陷者中，足④太阴脉气所发，仰而取之，刺入四分，灸五壮。

天溪，在胸乡下一寸六分陷者中，足⑤太阴脉气所发，仰而取之，刺入四分，灸五壮。

食窦，在天溪下一寸六分陷者中，足太阴脉气所发，仰而取之⑥，刺入四分，灸五壮。（气穴论注云：手太阴脉气所发。）

腋胁下凡八穴第十八

渊腋，在腋下三寸宛宛中，举臂取之，刺入三分，不可灸，灸之不幸，生肿蚀马刀伤，内溃者死，寒热生马疡可治。（气穴论注云：足少阳脉气所发。）

大包，在渊腋下三寸，脾之大络，布胸胁中，出九肋间，及季胁端，别络诸阴者，刺入三分，灸三壮。

辄筋，在腋下三寸，复前行一寸，着胁，足少阳脉气所发，刺入六分，灸三壮。

天池，一名天会，在乳后一寸（气府论注云二寸），腋下三

---

① 周营：《素问·气穴论》王冰注作"周荣"，《素问·气穴论》新校正引本经作"周荣"。
② 足：《素问·气穴论》王冰注作"手"。
③ 胸乡：《素问·气穴论》作"胸卿"。乡与卿，古同属阳韵，故相假。
④ 足：《素问·气穴论》王冰注作"手"。
⑤ 足：《素问·气穴论》王冰注作"手"。
⑥ 仰而取之：《素问·气穴论》王冰注作"举臂取之"，按此穴部位，疑作"举臂取之"义胜。

寸，着胁直掖撅肋间，手厥阴足少阳脉之会（一作手心足少阳脉之会），刺入七分，灸三壮。（气府论注云：刺入三分。）

腹自鸠尾循任脉下行至会阴凡十五穴第十九

鸠尾，一名尾翳，一名髑骬[①]，在臆前，敝骨下五分，任脉之别，不可灸刺。（鸠尾盖心上，人无蔽骨者，当从上岐骨度下行一寸半。气府论注云：一寸为鸠尾处。若不为鸠尾处，则针巨阙者中心。人有鸠尾短者少饶，今强一寸。）

巨阙，心募也，在鸠尾下一寸，任脉气所发，刺入六分，留七呼，灸五壮（气府论注云：刺入六寸二分，）。

上脘，在巨阙下一寸五分[②]，去蔽骨三寸，任脉、足阳明、手太阳之会，刺入八寸，灸五壮。

中脘，一名太仓，胃募也，在上脘下一寸，居心蔽骨与脐之中，手太阳少阳、足阳明所生，任脉之会，刺入二分[③]，灸七壮。（《九卷》云：癒骬[④]至脐八寸[⑤]，太仓居其中为脐上四寸。吕广撰《募腧经》云：太仓在脐上三寸，非也。）

建里，在中脘下一寸，[⑥]刺入五分，留十呼，灸五壮。（气府论注云：刺入六分留七呼。）

下脘，在建里下一寸，足太阴、任脉之会，刺入一寸，灸

---

① 骬：原作"骭"，骭，胫骨，《正字通》："骬，胸前缺盆骨"，音于。据本经卷二第七改。

② 一寸五分：《素问·气府论》王冰注作"一寸"。

③ 二分：《素问·气府论》《素问·气穴论》王冰注均作"一寸二分"。刘衡如本亦据《素问·气府论》王注改作"一寸二分"。

④ 骬：改如"鸠尾"穴。

⑤ 至脐八寸：今《灵枢·骨度》作"以下至天枢长八寸"。

⑥ 此处《素问·气府论》王冰注有"任脉气所发"五字。

五壮。

脐中①，禁不可刺，刺之令人恶疡，遗矢②死不治③。④

水分，在下脘下一寸，脐上一寸，任脉气所发，刺入一寸，灸五壮。

阴交，一名少关，一名横户，在脐下一寸，任脉、气衝⑤之会，刺入八分，灸五壮。

气海，一名脖胦，一名下肓⑥，在脐下一寸五分，任脉气所发，刺入一寸三分⑦，灸五壮。

石门，三焦募也，一名利机，一名精露，一名丹田，一名命门，在脐下二寸，任脉气所发，刺入五分，留十呼，灸三壮，女子禁不可刺，灸中央，不幸使人绝子⑧（气府论注云：刺入六分，留七呼，灸五壮）。

关元，小肠募也，一名次门，在脐下三寸，足三阴、任脉之会，刺入二寸留七呼，灸七壮（气府论注云：刺入一寸二分，）。

---

① 中：此后《素问·气府论》王冰注有"任脉气所发"五字。刘衡如本据《外台》卷三十九补"神阙穴也，一名气舍，灸三壮"十一字。

② 恶疡，遗矢者：《素问·气府论》及《素问·气穴论》王冰注均作"脐中恶疡溃，矢出者"，原文义胜。矢，原作"天"形近致误，据四库本改。

③ 不治：此后《素问·气穴论》《素问·气府论》王冰注均有"灸三壮"三字。

④ 脐中……死不治：本条刘衡如本据《外台》卷三十九移至"水分"条之后。

⑤ 气衝：刘衡如本据《外台》卷三十九改作"冲脉"，《素问·气府论》《素问·骨空论》均作"阴冲"。

⑥ 肓：原作"盲"，据四库本改。

⑦ 一寸三分：《素问·气府论》王冰注作"一寸二分"。刘衡如本亦据此改作"一寸二分"。

⑧ 不幸使人绝子：《素问·气府论》王冰注无此六字。

中极，膀胱募也，一名气原，一名玉泉，在脐下四寸，足三阴、任脉之会，刺入二寸，留七呼，灸三壮（气府论注云：刺入一寸二分）。

曲骨，在横骨上、中极下一寸，毛际陷者中，动脉应手[1]，任脉、足厥阴之会，刺入一寸五分，留七呼，灸三壮。（气府论注云：自鸠尾至曲骨十四穴，并任脉气所发。）

会阴，一名屏翳，在大便前、小便后，两阴之间，任脉别络，侠督脉冲脉之会，刺入二寸，留三呼，灸三壮（气府论注云：留七呼）。

腹自幽门侠巨阙两傍各半寸循冲脉下行至横骨凡二十一穴第二十

幽门，一名上门，在巨阙两傍各五分陷者中，冲脉、足少阴之会，刺入五分，灸五壮（气府论注云：刺入一寸）。

通谷，在幽门下一寸陷者中，冲脉、足少阴之会，刺入五分，灸五壮（气府论注云：刺入一寸）。

阴都，一名食宫，在通谷下一寸，冲脉、足少阴之会，刺入一寸，灸五壮。

石关，在阴都下一寸，冲脉、足少阴之会，刺入一寸，灸五壮。

商曲，在石关下一寸，冲脉、足少阴之会，刺入一寸，灸五壮。

肓[2]俞，在商曲下一寸，直脐傍五分，冲脉、足少阴之会，

---

[1] 际陷者中，动脉应手：《素问·气府论》《素问·骨空论》王冰注均无此九字。

[2] 肓：原作"盲"，据《素问》改。

刺入一寸，灸五壮。

中注，在肓俞下五分，冲脉、足少阴之会，刺入一寸，灸五壮。（《素问·水穴论》注云：在脐下五分，两旁相去任脉各五分。）

四满，一名髓府，在中注下一寸，冲脉、足少阴之会，刺入一寸，灸五壮。

气穴，一名胞门，一名子户，在四满下一寸，冲脉、足少阴之会，刺入一寸，灸五壮。

大赫，一名阴维，一名阴关，在气穴下一寸，冲脉、足少阴之会，刺入一寸，灸五壮。

横骨，一名下极，在大赫下一寸，冲脉、足少阴之会，刺入一寸，灸五壮。

腹自不容侠幽门两傍各一寸五分至气凡二十三穴第二十一

不容，在幽门傍各一寸五分，去任脉三寸[①]，至两肋端[②]相去四寸，足阳明脉气所发，刺入五分[③]，灸五壮。（气府论注云：刺入八分。又云：下至太乙各上下相去一寸。）

承满，在不容下一寸，足阳明脉气所发，刺入八分，灸五壮。

梁门，在承满下一寸，足阳明脉气所发，刺入八分，灸

---

① 三寸：《素问·气府论》新校正引本经作"二寸"。刘衡如本兼据《外台》卷三十九改作"二寸"。

② 至两肋端：《素问·气府论》王冰注作"直四肋端"。按，今之不容穴部位，则当从王冰之说。刘衡如本据《千金》卷二十九、《外台》卷三十九改作"直四肋端"。

③ 五分：《素问·气府论》王冰注作"八分"。

五壮。

关门，在梁门下①，太乙上，足阳明脉中间穴外延②，足阳明脉气所发，刺入八分，灸五壮。

太乙，在关门下一寸，足阳明脉气所发，刺入八分，灸五壮。滑肉门，在太乙下一寸，足阳明脉气所发，刺入八分，灸五壮③。

天枢，大肠募也，一名长溪，一名谷门，去肓俞一寸五分，侠脐两傍各二寸陷者中，足阳明脉气所发，刺入五分，留七呼，灸五壮④。（气府论注云：在滑肉门下一寸，正当脐。）

外陵，在天枢下，大巨上，足阳明脉气所发，刺入八分，灸五壮⑤。（气府论注云：在天枢下一寸。水穴论注云：在脐下一寸，两傍去冲脉各一寸五分。）

大巨，一名腋门，在长溪下二寸，足阳明脉气所发，刺入八分，灸五壮。（气府论注云：在外陵下一寸。）

水道，在大巨下三寸，足阳明脉气所发，刺入二寸五分，灸五壮。

归来，一名溪穴，在水道下二寸，刺入八分，灸五壮。（水穴论注云：足阳明脉气所发。）

气冲，在归来下，鼠鼷上一寸，动脉应手，足阳明脉气所发，刺入三分，留七呼，灸三壮，灸之不幸，使人不得息。（气府论注云：在腹脐下，横骨两端鼠鼷上一寸。刺禁论注云：在

---

① 下：《素问·气府论》王冰注作"下一寸"。

② 足阳明脉中间穴外延：《素问·气府论》王冰注无此九字，疑衍。

③ 五壮：《素问·气府论》王冰注作"三壮"。

④ 五壮：《素问·气府论》王冰注作"三壮"。

⑤ 五壮：《素问·气府论》王冰注作"三壮"。

腹下，侠脐两傍相去四寸鼠鼷上一寸，动脉应手。骨空注云：在毛际两傍，鼠鼷上一寸。）

腹自期门上直两乳侠不容两傍各一寸五分下行至冲门凡十四穴第二十二

期门，肝募也，在第二肋端，不容傍各一寸五分，上直两乳，足太阴、厥阴、阴维之会，举臂取之，刺入四分，灸五壮。

日月，胆募也，在期门下一寸[①]五分，足太阴、少阳之会，刺入七分，灸五壮。（气府论注云：在第三肋端，横直心蔽骨傍各二寸五分，上直两乳。）

腹哀，在日月下一寸五分，足太阴、阴维之会，刺入七分，灸五壮。

大横，在腹哀下三寸，直脐傍，足太阴、阴维之会，刺入七分，灸五壮。

腹屈，一名腹结，在太[②]横下一寸三分，刺入七分，灸五壮。

府舍，在腹结下三寸，足太阴、阴维、厥阴之会，此脉上下入腹络胸，结心肺，从胁上至肩，比太阴郄[③]，三阴阳明支别，刺入七分，灸五壮。

冲门，一名慈宫，上去大横五寸，在府舍下，横骨两端约文中动脉，足太阴、厥阴之会，刺入七分，灸五壮。

腹自章门下行至居凡十二穴第二十三

① 一寸：《素问·气府论》新校正引本经无此二字。刘衡如本兼据《千金》卷二十九、《外台》卷三十九删。

② 大：原作"太"，据四库本及《素问》改。

③ 比太阴郄：《校注》云："《外台》卷三十九、《医心方》卷二均无此四字。"

章门，脾募也，一名长平，一名胁窌，在大横外，直脐①季胁端，足厥阴、少阳之会，侧卧屈上足，伸下足，举臂取之，刺入八分，留六呼，灸三壮。

带脉，在季胁下一寸八分，刺入六分，灸五壮。（气府论注云：足少阳、带脉二经之会。）

五枢，在带脉下三寸，一曰：在水道傍一寸五分②，刺入一寸，灸五壮。（气府论注云：足少阳③、带脉二经之会。）

京门，肾募也，一名气府，一名气俞，在监骨下腰中挟脊季肋下一寸八分，刺入三分，留七呼，灸三壮。

维道，一名外枢，在章门下五寸三分，足少阳、带脉之会，刺入八分④，灸三壮。

居窌，在章门下八寸三分，⑤监骨上陷者中，阳跷、足少阳之会，刺入八分⑥，灸三壮。（气府论注云：监骨作髂骨。）

手太阴及臂凡一十八穴第二十四

黄帝问曰：愿闻五脏六腑所出之处？岐伯对曰：五脏五俞，五五二十五俞；六府六俞，六六三十六俞。经脉十二，络脉十五，凡二十七气，上下行，所出为井，所溜⑦为荥，所注为

---

① 大横外，直脐：《素问·气府论》王冰注无此五字。

② 一曰：在水道傍一寸五分：《素问·气府论》王冰注无此十字。

③ 阳：原作"府"，据四库本及《素问·气府论》王冰注改。

④ 八分：此后《素问·气府论》王冰注有"留六呼"三字。

⑤ 八寸三分：《素问·气府论》王冰注作"四寸三分"。

⑥ 八分：此后《素问·气府论》王冰注有"留六呼"三字。

⑦ 溜：刘衡如本据《素问·气穴论》新校正改作"留"，并注云："以下均同"。

俞，所过为原①，所行为经，所入为合。别而言之，则所注为俞；揔而言之，则手太阴井也，荥也，原也，经也，合也，皆为之俞。非此六者，谓之间。

凡穴：手太阴之脉出于大指之端，内侧②循白肉际。至本节后太渊溜以澹，外屈本指以下（一作本于上节），内屈与诸阴络③会于鱼际，数脉并注（疑此处有缺文），其气滑利，伏行壅骨之下，外屈（一本下有出字）于寸口而行，上至于肘内廉，入于大筋之下，内屈上行臑阴，入腋下，内屈走肺，此顺行逆数之屈折也。

肺出少商。少商者，木也。在手大指端内侧，去爪甲④如韭叶，手太阴脉之所出也，为井。刺入一分，留一呼⑤，灸一壮。（气府论注云作三壮⑥。）

鱼际者，火也。在手大指本节后内侧散脉中，手太阴脉之所溜也，为荥。刺入二分，留三呼，灸三壮。

太渊者，水⑦也。在掌后陷者中，手太阴脉之所注也，为俞。刺入二分，留二呼，灸三壮。

经渠者，金也。在寸口陷者中，手太阴之所行也，为经。刺入三寸，留三呼，不可灸，灸之伤人神明。

---

① 所过为原：《灵枢·九针十二原》无此四字。

② 侧：《灵枢》《太素》均作"屈"，按下文例，则当作"屈"。

③ 与诸阴络：《太素》作"与手少阴心主诸络"。

④ 爪甲：《素问·气穴论》王冰注作"爪甲角"，按，有"角"似义长。刘衡如本据《素问·缪刺论》新校正引本书各条及《明堂》残本、《素问·气穴论》王注、《千金》卷二十九改作"爪甲角"，并注云："下同"。

⑤ 一呼：《素问·气穴论》《素问·缪刺论》王冰注均作"三呼"。

⑥ 气府论注云作三壮：《素问·气府论》王冰注无此穴，此穴在《素问·气穴论》中。

⑦ 水：详后诸经腧穴与五行配属文例，此"水"当为"土"之讹。

列缺，手太阴之络，去腕上一寸五分，别走阳明者，刺入三分，留三呼，灸五壮。

孔最，手太阴之郄，去腕七寸，专（此处缺文）金二七水之父母①，刺入三分，留三呼②，灸五壮。

尺③泽者，水也。在肘中约上动脉，手太阴之所入也，为合。刺入三分，灸五壮④。（《素问》气穴论注云：留三呼。）

侠白，在天府下，去肘五寸动脉中，手太阴之别，刺入四分，留三呼，灸五壮。

天府，在腋下三寸，臂臑内廉动脉中，手太阴脉气所发，禁不可灸，灸之令人逆气，刺入四分，留三呼。

手厥阴心主及臂凡一十六穴第二十五

手心主之脉，出于中指之端，内屈中指⑤内廉，以上留于掌中，伏（一本下有行字）行两骨之间，外屈⑥两筋之间，骨肉之际，其气滑利，上二寸⑦，外屈（一本下有出字）行两筋之间，上至肘内廉，入于小筋之下（一本下有留字），两骨之会，

---

① 专（此处缺文。）金二七水之父母：刘衡如本注云："《明堂》残本作'专金金九水之父母'。杨注云：'西方金位，数当于九，故曰专金金九。金生水，故曰父母也。有本为二七也'。本书'专'字后，原有'此处缺文'四字，今据删。"

② 刺入三分，留三呼：原"分"与"呼"互倒，据四库本乙正。

③ 尺：原作"天"，据《素问》新校正引本经改。

④ 五壮：《素问·气穴论》王冰注作"三壮"。刘衡如本兼据《外台》卷三十九改作"三壮"。

⑤ 中指：《灵枢》《太素》均作"循中指"，义胜。

⑥ 屈：此后刘衡如本据《灵枢·邪客》篇补"出"字。

⑦ 上二寸：《太素》作"上行三寸"。

上入于胸中，内络心胞①。

心主出中冲。中冲者，木也。在手中指之端，去爪甲②如韭叶陷者中，手心主脉之所出也，为井。刺入一分，留三呼，灸一壮。

劳宫者，火也。一名五里，在掌中央动脉中，手心主脉之所溜也，为荥。刺入三分，留六呼，灸三壮。

大陵者，土也。在掌后两筋间陷者中，手心主脉之所注也，为俞。刺入六分，留七呼，灸三壮。

内关，手心主络，在掌后去腕二寸，别走少阳，刺入二分，灸五壮。

间使者，金也。在掌后三寸，两筋间陷者中，手心主脉之所行也，为经。刺入六分，留七呼，灸三壮③。

郄门，手心主郄，去腕五寸，刺入三分，灸三壮。

曲泽者，水也，在肘内廉下陷者中，屈肘得之，手心主脉之所入也，为合，④留七呼，灸三壮。

天泉，一名天温，在曲腋下去臂二寸，举臂取之，刺入六分，灸三壮。

手少阴及臂凡一十六穴第二十六

黄帝问曰：手少阴之脉独无俞，何也？岐伯对曰：少阴者，心脉也。心者，五脏六腑之大主也，为帝王，精神之舍也。其

---

① 心胞：《灵枢》作"心脉"，《太素》作"心肺"。

② 爪甲：《素问·气穴论》王冰注作"爪甲角"，义胜。

③ 三壮：《素问·气穴论》王冰注作"七壮"。

④ 此处《素问·气穴论》王冰注有"刺入三分"四字。刘衡如本亦据此补"刺入三分"。

脏坚固，邪弗能容①也。容之则心伤，心伤则神去，神去则死矣。故诸邪之在于心者，皆在心之包络。包络者，心主之脉也。故独无俞焉。

曰：少阴脉独无俞者，心不病乎？曰：其外经脉病而脏不病，故独取其经于掌后兑骨之端。其余脉出入曲折②，皆如手少阴③（少阴少字宜作太字，《铜人经》作厥字）心主之脉行也。故本俞者，皆因其气之虚实④疾徐以取之，是谓因冲而泄⑤，因衰而补。如是者，邪气得去，真气坚固，是谓因天之叙。

心出少冲。少冲者，木也。一名经始，在手小指内廉之端，去爪甲如韭叶，手少阴脉之所出也，为井。刺入一分，留一呼，灸一壮。少阴八穴，其七有治，一无治者，邪弗能容也，故曰无俞焉。

少府者，火也。在小指本节后陷者中，直劳宫，手少阴脉之所溜也，为荥。刺入三分⑥。

神门者，土也。一名兑冲，一名中都，在掌后兑骨之端陷者中，手少阴脉之所注也，为俞。刺入三分，留七呼，灸三壮。（《素问》阴阳论⑦注云：神门在掌后五分，当小指间。⑧）

---

① 容：《太素》作"客"，义胜，后同。刘衡如本兼据《脉经》卷六改作"客"。
② 曲折：此后《灵枢》《太素》均有"其行之徐疾"五字，按前后文例，原文疑脱。
③ 手少阴：《太素》作"手太阴"，按文义，此当依此后原校《铜人经》作"手厥阴"为是。又，原校文中"同人经"者，皆注文之"铜人经"，现。
④ 虚实：四库本作"实虚"。
⑤ 泄：四库本作"泻"，义胜。
⑥ 分：此后刘衡如本据《外台》卷三十九补"灸三壮"三字。
⑦ 阴阳论：今《素问》此篇名作"阴阳类论"。
⑧ 神门在掌后五分，当小指间：今《素问·阴阳类论》王冰注作"少阴脉谓手掌后同身寸之五分，当小指神门之脉也"。

手少阴郄①，在掌后脉中，去腕五分，刺入三分，灸三壮。（阴阳论注云：当小指之后②。）

通里，手少阴经③，在腕后一寸，别走太阳，刺入三分，灸三壮。

灵道者，金也。在掌后一寸五分，或曰一寸，手少阴脉之所行也，为经。刺入三寸④，灸三壮。

少海者，水也。一名曲节，在肘内廉节后陷者中，动脉应手，手少阴脉之所入也，为合。刺入五分，灸三壮。

极泉，在腋下筋间，动脉入胸中，手少阴脉气所发，刺入三分，灸五壮。

手阳明及臂凡二十八穴第二十七

大肠合⑤手阳明，出于商阳。

商阳者，金也⑥。一名绝阳，在手大指次指内侧，去爪甲如韭叶，手阳明脉之所出也，为井。刺入一分，留一呼，灸三壮。

二间者，水也。一名间谷，在手大指次指本节前内侧陷者中，手阳明脉之所溜也，为荥。刺入三分，留六呼，灸三壮。

三间者，木也。一名少谷，在手大指次指本节后内侧陷者中，手阳明脉之所注也，为俞。刺入三分，留三呼，灸三壮。

---

① 手少阴郄：按前文目录及前后诸经文例，此前当脱"阴郄"二字。

② 当小指之后：今《素问·阴阳论注》王冰注无此文。

③ 经：《校注》据《外台》《千金》改作"络"。

④ 三寸：于理不通。《校注》据明抄本、《医心方》及《铜人经》改作"三分"。刘衡如本据《铜人》卷三及《资生》第一改作"三分"。

⑤ 合：《灵枢·本输》《太素·本输》均作"上合"。

⑥ 金也：此后《太素·本输》注引《明堂》有"一名而明"四字。

合谷，一名虎口，在手大指次指①间，手阳明脉之所过也，为原。刺入三分，留六呼，灸三壮。

阳谿者，火也。一名中魁，在腕中上侧两傍②间陷者中，手阳明脉之所行也，为经。刺入三分，留七呼，灸三壮。

偏历，手阳明络，在腕后三寸，别走太阴者，刺入三分，留七呼，灸三壮。

温溜，一名逆注，一名蛇头，手阳明郄，在腕后少士五寸，大士六寸，刺入三分，灸三壮。（大士、少士，谓大人、小儿也。）

下廉，在辅骨下，去上廉一寸，恐（疑误）辅齐兑肉其分外邪，刺入五分，留五呼，灸三壮。

上廉，在三里下一寸，其分抵阳③之会外邪④，刺入五分，灸五壮。

手⑤三里，在曲池下二寸，按之肉起兑肉之端，刺入三分，灸三壮。

曲池者，土也。在肘外辅骨肘骨⑥之中，手阳明脉之所入

---

① 次指：《太素·本输》注引《明堂》作"歧骨"二字。此后刘衡如本据《素问·气穴论》王注及《千金》卷二十九、《外台》卷三十九补"歧骨"二字。

② 傍：《太素·本输》注引《明堂》《素问·气穴论》王冰注均作"筋"，义胜，当据改。刘衡如本兼据《千金》卷二十九、《外台》卷三十九改作"筋"。

③ 阳：刘衡如本据《外台》卷三十九、《铜人》改作"阳明"。

④ 其分抵阳之会外邪：《校注》云："《千金》卷二十九、《千金翼》卷二十六、《医心方》卷二均无此九字（于阳后补"明"字为九字），《外台》卷三十九惟有'阳明之会'四字。"按，此文义不明，存疑待考。

⑤ 手：按本经文例，手足部位同名穴位均不冠以手或足字样，前文目录亦未有手足之分，疑此原无"手"字。

⑥ 肘骨：《素问·痹论》《素问·气穴论》王冰注均作"屈肘两骨"，义胜。

也，为合。以手按胸取之，刺入五寸^①，留七呼，灸三壮。

肘窌，在肘大骨外廉陷者中，刺入四分，灸三壮。

五里，在肘上三寸^②，行向里^③大脉中央，禁不可刺，灸三壮^④。

臂臑，在肘上七分^⑤，腘^⑥肉端，手阳明络之会，刺入三分，灸三壮。

手少阳及臂凡二十四穴第二十八

三焦上合手少阳，出于关冲。关冲者，金也。在手小指次指之端，去爪甲角如韭叶，手少阳脉之所出也，为井。刺入一分，留三呼，灸三壮。

腋门^⑦者，水也。在小指次指间陷者中，手少阳脉之所溜也，为荥。刺入三分^⑧，灸三壮。

中渚者，木也。在手小指次指本节后陷者中，手少阳脉之所注也，为俞。刺入二分，留三呼，灸三壮。

---

① 五寸：于理不通，《校注》据明抄本及《医心方》改作"五分"。刘衡如本据《素问·气穴论》王注改作"五分"。

② 三寸：此后《太素·本输》注引《明堂》有"手阳明脉气所发"七字。

③ 里：原作"裏"，据四库本《太素·本输》注引《明堂》改。

④ 三壮：《太素·本输》注引《明堂》作"十壮"。

⑤ 七分：于理不通，《校注》据明抄本及《外台》《医心方》《千金》改作"七寸"。刘衡如本兼据《铜人》及《资生》改作"七寸"。

⑥ 腘：于义未安，臂臑穴位于手臂之上，腘则为曲膝窝处，此当误。《校注》据《外台》《千金》及《医心方》改作"䐃"，是。

⑦ 腋门：《素问·气穴论》王冰注作"液门"。按古腋、掖、液三字用于此互通。本经卷七第五、卷十一第二、卷十二第六等作"掖门"，卷八地一下作"腋门"，皆为同一穴，凡此后遇此穴，均仍其原貌，不予改动。

⑧ 三分：《素问·气穴论》王冰注作"二分"。

阳池，一名别阳，在手表上①腕上陷者中，手少阳脉之所过也，为原。刺入二分，留三呼②，灸五壮。（《铜人经》云：不可灸。）

外关，手少阳络，在腕后二寸陷者中，别走心者③，刺入三分，留七呼，灸三壮。

支沟者，火也。在腕后三寸，两骨之间陷者中，手少阳脉之所行也，为经。刺入二分，留七呼，灸三壮。

三阳络，在臂上大交脉，支沟上一寸，不可刺，灸五壮。

四渎，在肘前五寸外廉陷者中，刺入六分，留七呼，灸三壮。

天井者，土也。在肘外大骨之后④，两筋间陷者中，屈肘得之，手少阳脉之所入也，为合。刺入一分⑤，留七呼，灸三壮。

清泠渊，在肘上一寸（一本作二寸），伸肘举臂取之，刺入三分，灸三壮。

消泺，在肩下臂外开腋斜肘分下胻⑥（一本无胻字），刺入六分，灸三壮。（气府论注云：手少阳脉之会。）

会宗二穴⑦，手少阳郄，在腕后三寸空中，刺入三分，灸三壮。

---

① 上：《太素·本输》注引《明堂》《素问·气穴论》《素问·骨空论》王冰注均无，疑衍。

② 三呼：《素问·气穴论》《素问·骨空论》王冰注均作"六呼"。

③ 心者：刘衡如本据《千金》卷二十九改作"心主"。

④ 后：此后《太素·本输》注引《明堂》有"肘后一寸"四字。刘衡如本据《素问·气穴论》王注及《千金》卷二十九、《外台》卷三十九补"一寸"二字。

⑤ 一分：《素问·气穴论》王冰注作"一寸"。

⑥ 胻：《素问·气府论》王冰注作"行间"，按，胻为胫，与臂相去甚远，王冰作"行间"亦于义不通，此字疑衍。

⑦ 二穴：按此前目录，此二字疑衍。

手太阳凡一十六穴第二十九

小肠上合手太阳，出于少泽。少泽者，金也。一名小吉，在手小指之端，去爪甲[①]一分陷者中，手太阳脉之所出也，为井。刺入一分，留二呼，灸一壮。

前谷者，水也。在手小指外侧，本节前陷者中，手太阳脉之所溜也，为荥。刺入一分，留三呼，灸三壮。

后溪者，木也。在手小指外侧，本节后陷者中，手太阳脉之所注也，为俞。刺入二分[②]，留二呼，灸一壮。

腕骨，在手外侧腕前，起骨下陷者中，手太阳脉之所过也，为原。刺入二分，留三呼，灸三壮。

阳谷者，火也。在手外侧腕中，兑骨下陷者中，手太阳脉之所行也，为经。刺入二分，留二呼，灸三壮。（气穴[③]论注云：留三呼。）

养老，手太阳郄，在手踝骨上一空，腕后一寸陷者中，刺入三分，灸三壮。

支正，手太阳络，在肘后[④]（一本作腕后）五寸，别走少阴者，刺入三分，留七呼，灸三壮。

小海者，土也。在肘内大骨外，去肘端五分陷者中，屈肘乃得之，手太阳脉之所入也，为合。刺入二分，留七呼，灸七壮[⑤]。（气穴论注云作少海。）

---

① 爪甲：《太素·本输》注引《明堂》《素问·气穴论》王冰注均作"爪甲下"。刘衡如本据《素问·气穴论》王注及《外台》卷三十九改作"爪甲下"。

② 二分：《素问·气穴论》王冰注作"一分"。

③ 气穴：四库本作"气府"。

④ 肘后：《太素·经脉根结》注作"腕后"。按，作"腕后"是。

⑤ 七壮：《素问·气穴论》《素问·痹论》王冰注均作"五壮"。

足太阴及股凡二十二穴第三十

脾在^①隐白。隐白者，木也。在足大指端内侧，去爪甲如韭叶，足太阴脉之所出也。为井。刺入一分，留三呼，灸三壮。

大都者，火也。在足大指本节后陷者中，足太阴脉之所溜也，为荥。刺入三分，留七呼，灸一壮^②。

太白者，土也。在足内侧核骨下陷者中，足太阴脉之所注也。为俞。刺入三分，留七呼，灸三壮。

公孙，在足大指本节后一寸，别走阳明，太阴络也，刺入四分，留二十呼，灸三壮。

商丘者，金也。在足内踝下微前陷者中，足太阴脉之所行也，为经。刺入三分，留七呼，灸三壮。（气穴论注云：刺入四分。）

三阴交，在内踝上三寸，骨下陷者中，足太阴、厥阴、少阴之会，刺入三分，留七呼，灸三壮。

漏谷，在内踝上六寸骨下陷者中，足太阴络，刺入三分，留七呼，灸三壮。

地机，一名脾舍，足太阴郄，别走上一寸空，在膝下五寸，刺入三分，灸三壮^③。

阴陵泉者，水也。在膝下内侧辅骨下陷者中，伸足乃得之，足太阴脉之所入也，为合。刺入五分，留七呼，灸三壮。

---

① 在：按前后文例，此当作"出"是。《校注》据《外台》改作"出"。

② 一壮：《素问·气穴论》王冰注作"三壮"。刘衡如本兼据《外台》卷三十九改作"三壮"。

③ 三壮：刘衡如本据《素问·刺腰痛论》新校正及《外台》卷三十九改作"五壮"。

血海，在膝膑上内廉白肉际二寸半①，足太阴脉气所发，刺入五分，灸五壮。

箕门，在鱼腹上越两筋间②，动脉应手，太阴内市③，足太阴脉气所发，刺入三分，留六呼，灸三壮。（《素问》三部九候论注云：直五里下，宽巩足单衣，沉取乃得之，动脉应于手。）

足厥阴及股凡二十二穴第三十一

肝出大敦，大敦者，木也。在足大指端，去爪甲如韭叶及三毛中，足厥阴脉之所出也，为井。刺入三分，留十呼，灸三壮。

行间者，火也。在足大指间动脉④，陷者中，足厥阴之所溜也，为荥。刺入六分，留十呼，灸三壮。

太衝者，土也。在足大指本节后二寸，或曰一寸五分⑤陷者中，足厥阴脉之所注也，为俞。刺入三分，留十呼，灸三壮。（《素问》刺腰痛论注云：在足大指本节后内间二寸陷者中，动脉应手。）

---

① 半：刘衡如本据《外台》卷三十九及《铜人》改作"中"。

② 越两筋间：《素问·三部九候论》王冰注作"趋筋间"，按此穴之部位，"两"字疑衍。

③ 太阴内市：刘衡如本据《千金》卷二十九、《外台》卷三十九改作"阴市内"。

④ 动脉：此后《太素·本输》注引《明堂》有"应手"二字，按上下文例，原文疑脱"应手"二字。刘衡如本据《素问·气穴论》王注及《千金》卷二十九、《外台》卷三十九补"应手"二字。

⑤ 或曰一寸五分：《素问·缪刺论》《素问·刺腰痛论》《素问·痹论》《素问·气穴论》王冰注均无此六字。

中封者，金也。在足内踝前一寸①，仰足取之陷者中②，伸足乃得之，足厥阴脉之所注也，为经。刺入四分，留七呼，灸三壮。（气穴论注云：在内踝前一寸五分。）

蠡沟，足厥阴之络，在足内踝上五寸，别走少阳，刺入二分，留三呼，灸三壮。

中都③，足厥阴郄，在内踝上七寸骱中，与少阴相直，刺入三分，留六呼，灸五壮。

膝关，在犊鼻下二寸陷者中，足厥阴脉气所发，刺入四分，灸五壮。

曲泉者，水也。在膝内辅骨下，大筋上，小筋下，陷者中，屈膝得之，足厥阴脉之所入也，为合。刺入六分，留十呼，灸三壮。

阴包，在膝上四寸股内廉两筋间，足厥阴别走（此处有缺），刺入六分，灸三壮。

五里，在阴廉下，去气冲三寸，阴股中动脉，刺入六分，灸五壮。（《外台秘要》作去气冲三寸，去外廉二寸。）

阴廉，在羊矢下，去气冲二寸动脉中，刺入八分，灸三壮。

足少阴及股并阴跷阴维凡二十穴第三十二

肾出涌泉。涌泉者，木也。一名地冲，在足心陷者中，屈足卷指宛宛中，足少阴脉之所出也，为井。刺入三分，留三呼，

---

① 一寸：《太素·本输》《灵枢·本输》《素问·刺疟论》《素问·气府论》王冰注均作"一寸半"。

② 陷者中：此三字《素问·刺疟论》《素问·气穴论》王冰注均在"一寸"之下。

③ 中都：《校注》据《外台》《医心方》于此前补"中都，一名"四字。

灸三壮。

然谷者，火也。一名龙渊，在足内踝前起大骨下陷者中，足少阴脉之所溜也，为荥。刺入三分，留三呼，灸三壮。刺之多见血，使人立饥欲食[1]。

太溪者，土也。在足内踝后跟骨上动脉陷者中，足少阴脉之所注也，为俞。刺入三分，留七呼，灸三壮。

大锺，在足跟后冲中，别走太阳足少阴络，刺入二分，留七呼，灸三壮。（《素问》水热穴论注云：在内踝后。刺腰痛论注云：在足跟后冲中，动脉应手。）

照海，阴跷脉所生，在足内踝下一寸[2]，刺入四分，留六呼，灸三壮。

水泉，足少阴郄，去太溪下一寸，在足内踝下，刺入四分，灸五壮。

复溜[3]者，金也。一名伏白，一名昌阳，在足内踝上二寸[4]陷者中，足少阴脉之所行也，为经。刺入三分，留三呼，灸五壮。（刺腰痛论注云：在内踝上二寸动脉。）

交信，在足内踝上二寸，少阴前，太阴后，筋骨间，阴跷之郄。刺入四分，留三呼[5]，灸三壮。

筑宾，阴维之郄，在足内踝上腨分中，刺入三分，灸五壮。（刺腰痛论注云：在内踝后。）

---

① 刺之多见血，使人立饥欲食：《素问·骨空论》无此十一字，疑是后人注文。

② 一寸：《素问·水热穴论》《素问·调经论》王冰注均无此二字，疑衍。

③ 溜：刘衡如本据《素问·气穴论》新校正改作"留"，馀同。

④ 此处《素问·刺腰痛论》王冰注、《灵枢·本输》有"动脉"二字。

⑤ 三呼：《素问·刺腰痛论》《素问·气穴论》《素问·气府论》《素问·水热穴论》等王冰注作"五呼"。

阴谷者，水也。在膝下^①内辅骨后，大筋之下，小筋之上，按之应手，屈膝得之，足少阴脉之所入也，为合。刺入四分，灸三壮。

足阳明及股凡三十穴第三十三

胃出厉兑，厉兑者，金也。在足大指次指之端，去爪甲角如韭叶，足阳明脉之所出也，为井。刺入一分，留一呼，灸三壮^②。

内庭者，水也。在足大指次指外间陷者中，足阳明脉之所溜也，为荥。刺入三分，留二十呼，灸三壮（气穴论注云：留十呼，灸三壮。）。

陷谷者木也。在足大指次指^③间本节后陷者中，去内庭二寸，足阳明脉之所注也，为俞。刺入五分，留七呼，灸三壮。

冲阳，一名会原，在足跗^④上五寸骨间动脉，上去陷谷三寸，足阳明脉之所过也。为原。刺入三分，留十呼，灸三壮。

解溪者，火也。在冲阳后一寸五分腕上陷者中，足阳明脉之所行也。为经。刺入五分，留五呼，灸三壮。（气穴论注云：二寸五分，刺疟论注云：三寸五分。）

丰隆，足阳明络也，在外踝上八寸，下廉胻外廉陷者中，别走太阴者，刺入三分，灸三壮。

---

① 膝下：《太素·本输》注引《明堂》作"膝"。

② 三壮：《素问·刺疟论》《素问·气穴论》《素问·缪刺论》王冰注均作"一壮"。

③ 指：此后刘衡如本据《素问·气穴论》王注及《千金》卷二十九补"外"字。

④ 跗：《素问·刺疟论》《素问·气穴论》《素问·骨空论》等王冰注均作"跗"，按《龙龛手镜·足部》："跗，蹠，二俗，跗，正，甫无反，足上也。"

巨虚下廉，足阳明与小肠合，在上廉下三寸，刺入三分，灸三壮。（气穴论注云：足阳明脉气所发。）

条口，在下廉上一寸，足阳明脉气所发，刺入八分，灸三壮。

巨虚上廉，足阳明与大肠合，在三里下三寸，刺入八分，灸三壮。（气穴论注云：在犊鼻下六寸，足阳明脉气所发。）

三里，土也。在膝下三寸，胻①外廉，足阳明脉气所入也，为合。刺入一寸五分②，留七呼，灸三壮。（《素问》云：在膝下三寸胻外廉两筋间分间。）

犊鼻，在膝③下胻上侠解大筋中，足阳明脉气所发，刺入六分，灸三壮。

梁丘，足阳明郄，在膝上二寸④，刺入三分，灸三壮。

阴市，一名阴鼎，在膝上三寸，伏兔下，若拜而取之，足阳明脉气所发，刺入三分，留七呼，禁不可灸⑤。（刺腰痛论注云：伏兔下陷者中，灸三壮。）

伏兔，在膝上六寸起肉间，足阳明脉气所发，刺入五分，禁不可灸。

髀关，在膝上伏兔后交分中，刺入六分，灸三壮。

---

① 胻：《素问·刺疟论》《素问·刺腰痛论》《素问·痹论》《素问·气穴论》《素问·骨空论》《素问·水热穴论》等王冰注均作"䯒骨"，疑胻为腑、䯒之俗写。刘衡如本据《素问·刺腰痛论》新校正改作"骭"。

② 一寸五分：《素问·刺疟论》《素问·刺腰痛论》《素问·痹论》《素问·气穴论》《素问·骨空论》《素问·水热穴论》等王冰注均作"一寸"。

③ 膝：此后刘衡如本据《素问·气府论》王注及《千金》卷二十九、《外台》卷三十九补"膑"字。

④ 寸：此后刘衡如本据《千金》卷二十九、《外台》卷三十九补"两筋间"三字。

⑤ 禁不可灸：《素问·刺腰痛论》王冰注作"灸三壮"。

足少阳及股并阳维四穴凡二十八穴第三十四

胆出于窍阴。窍阴者，金也。在足小指次指之端，去爪甲如韭叶，足少阳脉之所出也，为井。刺入三分[①]，留三呼，灸三壮。(气穴论注云：作一呼。)

侠溪者，水也。在足小指次指二[②]歧骨间，本节前陷者中，足少阳脉之所溜也，为荥。刺入三分，留三呼，灸三壮。

地五会，在足小指次指本节后间陷者中，刺入三分，不可灸，灸之令人瘦，不出三年死。

临泣者，木也。在足小指次指本节后间陷者中，去侠溪一寸五分，足少阳脉之所注也，为俞。刺入二分[③]，灸三壮。

丘墟，在足外廉踝下[④]如前陷者中，去临泣一寸[⑤]，足少阳脉之所过也，为原。刺入五分，留七呼，灸三壮。

悬钟，在足外踝上三寸动者[⑥]脉[⑦]中，足三阳络，按之阳明脉绝乃取之，刺入六分，留七呼，灸五壮。

光明，足少阳络，在足外踝上五寸，别走厥阴者，刺入六分，留七呼，灸五壮。(骨空论注云：刺入七分，留十呼。)

---

①　三分：《素问·气穴论》《素问·缪刺论》王冰注均作"一分"。刘衡如本兼据《铜人》改作"一分"。

②　二：《太素·本输》注引《明堂》《素问·刺疟论》《素问·气穴论》王冰注均无。刘衡如本兼据《千金》卷二十九、《外台》卷三十九删。

③　分：此后《素问·气穴论》王冰注有"留五呼"三字。刘衡如本据补之。

④　下：原作"丁"，坏文，据四库本改。

⑤　一寸：《太素·本输》注引《明堂》作"三寸"。刘衡如本据《素问·气穴论》王注及《千金》卷二十九、《外台》卷三十九、《铜人》改作"三寸"。

⑥　者：按上下文例，此字疑衍。

⑦　脉：刘衡如本据《千金》卷二十九、《外台》卷三十九删。

外丘，足少阳郄，少阳所生，在内①踝上七寸，刺入三分，灸三壮。

阳辅者，火也。在足外踝上四寸（气穴论注无四寸二字）辅骨前，绝骨端，如前三分②，去丘墟七寸，足少阳脉之所行也，为经。刺入五分，留七呼，灸三壮。

阳交，一名别阳，一名足窌，阳维之郄，在外踝上七寸，斜属三阳分肉间，刺入六分，留七呼，灸三壮。

阳陵泉者，土也。在膝下一寸，𬱟外廉陷者中，足少③阳脉之所入也，为合。刺入六分，留十呼，灸三壮。

阳关，在阳陵泉上三寸，犊鼻外陷者中，刺入五分，禁不可灸。

中犊④，在髀骨外，膝上五寸，分肉间陷者中，足少阳脉气所发也，刺入五分，留七呼，灸五壮。

环跳，在髀枢中，侧卧伸下足，屈上足取之⑤，足少阳脉气所发，刺入一寸，留二十呼，灸五十壮⑥。（气穴论注云：髀枢后，足少阳、太阳二脉之会，灸三壮。）

---

① 内：刘衡如本据《千金》卷二十九、《外台》卷三十九改作"外"。

② 分：此后刘衡如本据《素问·气穴论》新校正补"所"字。

③ 少：原作"小"，据四库本改。

④ 犊：刘衡如本据本书卷十第一下、《外台》卷三十九、《铜人》卷五改作"渎"。

⑤ 侧卧伸下足，屈上足取之：《素问·气穴论》《素问·气府论》《素问·缪刺论》等王冰注均无此十字。

⑥ 五十壮：《素问·气穴论》《素问·气府论》王冰注均作"三壮"，《素问·气穴论》新校正引本经作"五壮"，刘衡如本据此改作"五壮"。

足太阳及股并阳跷六穴凡三十四穴第三十五

膀胱出于至阴。至阴者，金也。在足小指外侧，去爪甲①如韭叶，足太阳脉之所出也，为井，刺入三分②，留五呼，灸五壮③。

通谷者，水也。在足小指外侧，本节前陷者中，足太阳脉之所溜也，为荥。刺入二分，留五呼，灸三壮④。

束骨者，木也。在足小指外侧，本节后陷者中，足太阳脉之所注也，为俞。刺入三分⑤，灸三壮。（气穴论注云：本节后赤白肉际。）

京骨，在足外侧大骨下，赤白肉际陷者中，按而得之，足太阳脉之所过也，为原。刺入三分，留七呼，灸三壮。

申脉，阳跷所生也，在足外踝下陷者中，容爪甲许，刺入三分⑥，留六呼⑦，灸三壮。（刺腰痛论注云：外踝下五分。）

金门，在足太阳郄一空⑧，在足外踝下，一名关梁，阳维所

① 爪甲：《素问·缪刺论》新校正引本经、《太素·本输》注引《明堂》《素问·刺疟论》《素问·缪刺论》《素问·气穴论》等王冰注均作"爪甲角"，义胜。

② 三分：《素问·气穴论》《素问·缪刺论》《素问·刺疟论》等王冰注均作"一分"。刘衡如本据《素问·气府论》王注改作"一分"。

③ 五壮：《素问·刺疟论》《素问·缪刺论》《素问·气穴论》等王冰注均作"三壮"。刘衡如本兼据《外台》卷三十九改作"三壮"。

④ 灸三壮：原脱，据四库本、《素问·气穴论》及《素问·骨空论》王冰注补。刘衡如本兼据《外台》卷三十九补。

⑤ 分：此后《素问·刺腰痛论》《素问·气穴论》王冰注均有"留三呼"三字。刘衡如本据补之。

⑥ 三分：《素问·刺腰痛论》王冰注作"六分"。

⑦ 六呼：《素问·刺腰痛论》王冰注作"十呼"。

⑧ 一空：二字于此义未安，《素问·缪刺论》王冰注无此二字，疑衍。

别属也，刺入三分，灸三壮。

仆参，一名安邪，在跟骨下陷者中，拱足得之，足太阳、阳跷二脉之会①。刺入五分②，留十呼③，灸三壮。（刺腰痛论注云：陷者中细脉动应手。）

跗④阳，阳跷之郄，在足外踝上三寸，太阳前，少阳后，筋骨间，刺入六分，留七呼，灸三壮。（气穴论注作付⑤阳。）

飞扬⑥，一名厥阳，在足外踝上七寸，足太阳络，别走少阴者，刺入三分，灸三壮。

承山，一名鱼腹，一名肉柱，在兑腨肠下分肉间陷者中，刺入七分，灸三壮⑦。

承筋，一名腨肠，一名直肠，在腨肠⑧中央陷者中，足太阳脉气所发，禁不可刺，灸三壮。（刺腰痛论注云：在腨中央⑨。）

合阳，在膝约文中央下二寸，刺入六分，灸五壮。

委中者，土也。在腘中央约文中动脉，足太阳脉之所入也，

---

① 足太阳、阳跷二脉之会：原作"足太阳脉之所行也，为经"，与后崑崙穴文重，据《素问·刺腰痛论》王冰注改。

② 五分：《素问·刺腰痛论》王冰注作"三分"。

③ 十呼：《素问·刺腰痛论》新校正引本经作"六呼"。刘衡如本据补之。

④ 跗：刘衡如本据《素问·气穴论》新校正改作"付"。

⑤ 付：《素问·气府论》《素问·气穴论》王冰注均作"跗"。刘衡如本据《素问·气穴论》新校正改作"附"。

⑥ 飞扬：《灵枢·本输》《太素·本输》均作"飞阳"。按，阳与扬义通。

⑦ 三壮：《素问·刺腰痛论》王冰注作"五壮"。

⑧ 肠：刘衡如本据《素问·刺腰痛论》王注及《千金》卷二十九、《外台》卷三十九删。

⑨ 央：此后刘衡如本据《素问·刺腰痛论》王注及新校正补"如外陷者中"五字。

为合。刺入五分，留七呼，灸三壮。(《素问》骨空论注云：腘谓膝解之后，曲脚之中，背面取之。刺腰痛论注云：在足膝后屈处。)

昆仑，火也。在足外踝后，跟骨上陷中，细脉动应手，足太阳脉之所行也，为经。刺入五分，留十呼，灸三壮。

委阳，三焦下辅俞也，在足太阳之前，少阳之后[1]，出于腘中外廉两筋间，扶承[2]下六寸[3]，此足太阳之别络也，刺入七分，留五呼，灸三壮，屈身而取之。

浮郄，在委阳上一寸，屈[4]膝得之，刺入五分，灸三壮。

殷门，在肉郄下[5]六寸，刺入五分，留七呼，灸三壮。

承扶[6]，一名肉郄，一名阴关，一名皮部，在尻臀下，股阴肿[7]上约文中，刺入二寸，留七呼，灸三壮。

欲令灸发者，灸履鞴（音偏），熨之三日即发。

---

[1] 三焦下辅俞也，在足太阳之前，少阳之后：《素问·痹论》《素问·刺腰痛论》王冰注均无此十六字。

[2] 扶承：四库本作"承扶"。

[3] 扶承下六寸：《素问·痹论》《素问·气穴论》王冰注均无此五字。

[4] 屈：刘衡如本据《千金》卷二十九、《千金翼》卷二十六、《外台》卷三十九及《铜人》改作"展"。

[5] 在肉郄下：《素问·刺腰痛论》王冰注作"去臀下横文"。

[6] 承扶：按，本经卷九第八、第九、第十二腧穴主治皆作"扶承"，古医经中"承扶""扶承"两见由来已久，不悖于义，今且并存，仍其旧貌。

[7] 肿：刘衡如本据《外台》卷三十九及《铜人》改作"冲"。

卷　四

经脉第一（上）

雷公问曰：《外揣》言：浑束为一。未知其所谓，敢问约之奈何？黄帝答曰：寸口主内^①，人迎主外，两者相应，俱往俱来，若引绳，大小齐等，春夏人迎微大，秋冬寸口微大，如是者名曰平人。人迎大一倍于寸口，病在少阳，再倍，病在太阳，三倍，病在阳明。盛则为热，虚则为寒，紧则为痛痹，代则乍甚乍间。盛则泻之，虚则补之，紧则取之分肉，代则取之血络，且饮以药，陷下者则从而灸之，不盛不虚者，以经取之，名曰经刺。人迎四倍名曰外格。外格者，且大且数。则死不治。必审按其本末，察其寒热，以验其脏腑之病。寸口大一倍于人迎，病在厥阴，再倍，病在少阴^②。盛则胀满，寒则^③，食不消化，虚则热中，出糜，少气溺色变，紧则为痛痹，代则

① 内：刘衡如本据《素问·至真要大论》及《灵枢·禁服》改作"中"。
② 病在少阴：此后《太素》有"三倍，病在太阴"六字。刘衡如本据《灵枢·禁服》《太素》卷十四补"三倍，病在太阴"六字。按上下文例，原文当脱此六字。
③ 寒则：《灵枢》《太素》、均作"寒中"。详下文"虚则热中"，此作"寒中"义胜。

乍寒乍热，下热上寒①（《太素》作代则乍痛乍止）。盛则泻之，虚则补之，紧则先刺之而后灸之，代则取血络而后调（《太素》作泄字）之，陷下者则从灸之。陷下者，其脉血结于中，中有着血，血寒则故宜灸。不盛不虚，以经取之。寸口四倍者，名曰内关。内关者，且大且数，则死不治。必审按其本末，察其寒热，以验其脏腑之病，通其荣俞，乃可传于大数。大曰②盛则从泻，小曰③虚则从补。紧则从灸刺之，且饮药。陷下则从灸之。不盛不虚，以经取之。所谓经治者，饮药，亦用灸刺。脉急则引，脉代④（一本作脉大以弱）则欲安静，无劳用力。

黄帝问曰：病之益甚，与其方衰何如？岐伯对曰：外内皆在焉。切其脉口滑小紧以沉者，病益甚，在中；人迎气大紧以浮者，病益甚，在外。其脉口浮而滑者病日进⑤，人迎沉而滑者病日损。其脉口滑而沉者，病日进，在内；其人迎脉滑盛以浮者，病日进，在外。脉之浮沉及人迎与气口气大小齐等者，其病难已。病在藏，沉而大者其病易已，以小为逆；病在府，浮而大者，其病易已。人迎盛⑥紧者伤于寒，脉口盛紧者伤于食。其脉滑大以代而长者，病从外来。目有所见，志有所存，此阳之并也，可变而已⑦。

---

① 乍寒乍热，下热上寒：《灵枢》《太素》、均作"乍痛乍止"。

② 大曰：《灵枢》《太素》、均作"大数曰"。

③ 小曰：《灵枢》《太素》均无此二字。

④ 脉代：《灵枢》作"脉大以弱"，《太素》作"脉代以弱"。按，大，古音与"代"同，疑"大"为"代"假借字。

⑤ 进：《太素》作"损"，此段文义为以人迎、脉口之脉象不同，判别病之甚、损、进、难已、易已等不同转归，此作"损"则义胜。

⑥ 盛：四库本作"甚"。

⑦ 其脉滑大以代而长者……可变而已：《太素》无此三十字。

曰：平人何如？曰：人一呼脉再动，一吸脉亦再动，呼吸定息，脉五动，闰（疑误）以太息[1]，名曰平人。平人者，不病也。常以不病之人以调病人[2]。医不病，故为病人平息以调之。人一呼脉一动，一吸脉一动者，曰少气。人一呼脉三动[3]而躁，尺热曰病温，尺不热脉滑曰病风（《素》作脉墙为痹）。人一呼脉四动以上曰死，脉绝不至曰死，乍疎乍数曰死。人常禀气于胃，脉以胃气为本，无胃气曰逆，逆者[4]死。持其脉口，数其至也，五十动而不一代者，五脏皆受气矣。四十动而一代者一脏无气，三十动而一代者二脏无气，二十动而一代者三脏无气，十动而一代者四脏无气，不满十动而一代者五脏无气，与之短期，要在终始，所谓五十动而一代者[5]，以为常也，以知五脏之期也。与之短期者，乍数乍疏也。

肝脉弦，心脉钩，脾脉代，肺脉毛，肾脉石。

心脉来，累累然如连珠，如循琅玕曰平。累累（《素》作喘喘）连属，其中微曲曰病，前钩后居，如操带钩曰死。

肺脉来，厌厌聂聂，如循（《素问》作落）榆叶曰平。不上不下，如循鸡羽曰病。如物之浮，如风吹毛曰死。

肝脉来，软弱招招，如揭长竿末稍曰平。盈实而滑，如循长竿曰病。急而益劲，如新张弓弦曰死。

脾脉来，和柔相离，如鸡足践地曰平。实而盈数，如鸡举

---

① 呼吸定息，脉五动，闰以太息：《太素》无此十一字。

② 常以不病之人以调病人：《太素》无此十字。

③ 三动：此后《素问》《太素》均有"一吸脉三动"五字，原文疑脱。

④ 者：四库本作"曰"。

⑤ 一代者：《灵枢》《太素》均作"不一代者"，疑原脱"不"字，刘衡如本据补之。

足曰病。坚兑如乌之喙①，如鸟之距，如屋之漏，如水之流曰死。

肾脉来，喘喘累累如钩，按之坚曰平。来如引葛，按之益坚曰病。发如夺索，辟辟如弹石曰死。

脾脉虚浮似肺，肾脉小浮似脾，肝脉急沉散似肾。

曰：见真脏曰死，何也？曰：五脏者皆禀气于胃，胃者五脏之本。脏气者，皆不能自致于手太阴，必因于胃气乃能至于手太阴。故五脏各以其时，自为而至于手太阴。故邪气胜者，精气衰也。故病甚者，胃气不能与之俱至于手太阴，故真脏之气独见，独见者病胜脏也，故曰死。

春脉，肝也东方木也，万物之所始生也。故其气耎弱轻虚而滑，端直以长，故曰弦。反此者病。其气来实而强，此谓太过，病在外；其气来不实而微，此谓不及，病在中。太过则令人善忘，忽忽眩冒②而癫疾；不及则令人胸满（一作痛）引背，下则两胁胠满。

夏脉，心也，南方火也，万物之所盛长也。故其气来盛去衰，故曰钩。反此者病，其气来盛去亦盛，此谓太过，病在外；其气来不盛，去反盛，此谓不及，病在内。太过则令人身热而骨痛（一作肤痛），为浸淫；不及则令人烦心，上见咳唾，下为气泄。

秋脉，肺也，西方金也，万物之所收成也。故其气来轻虚以浮，来急去散故曰浮。反此者病。其来毛而中央坚，两傍虚，此谓太过，病在外；其气来毛而微，此谓不及，病在中。太过则令人逆气而背痛，愠愠然；不及则令人喘呼，少气而欬，上

---

① 喙：原文及四库本皆作"啄"，据《素问》《太素》及后文"脾脉"条文改。按：喙，鸟兽之嘴。"啄"疑为"喙"之别字，《龙龛》不录。

② 冒：原作"胃"，为冒之俗字，据四库本，《素问》《太素》改。

气见血，下闻病音。

冬脉，肾也，北方水也，万物之所合藏也。故其气来沉以濡（《素问》作搏①），故曰营。反此者病。其气来如弹石者，此谓太过，病在外；其去如数②者，此谓不及，病在中。太过则令人解㑊，脊脉痛③而少气，不欲言；不及则令人心悬如病饥。（《素问》下有眇中清，脊中痛，小腹满，小便变赤黄④四句）。

脾脉，土也，孤脏，以灌四傍者也。其善者不可见，恶者可见。其来如水之流者，此谓太过，病在外；如鸟之喙者，此谓不及，病在中。太过则令人四肢不举；不及则令人九窍不通，名曰重强。

经脉第一（中）

春得秋脉，夏得冬脉，长夏得春脉，秋得夏脉，冬得长夏脉，名曰阴出之阳，病善怒不治，是谓五邪，皆同，死不治。

春胃微弦曰平，弦多胃少曰肝病，但弦无胃曰死，胃而有毛曰秋病，毛甚曰今病，脏真散于肝，肝脏筋膜之气也。

夏胃微钩曰平，钩多胃少曰心病，但钩无胃曰死，胃而有石曰冬病，石甚曰今病，脏真通于心，心脏血脉之气也。

长夏，胃微软弱曰平，胃少㬁弱多曰脾病，但代无胃曰死，软弱有石曰冬病，㬁⑤（《素》作弱）甚曰今病，脏真濡于脾，

---

① 搏：四库本作"搏"，义胜。

② 如数：《太素》作"如毛"。

③ 脊脉痛：《太素》作"腹痛"。

④ 赤黄：今本《素问》《太素》均无此二字。

⑤ 㬁：刘衡如本据《素问·平人气象论》新校正改作"石"。

脾脏肌肉之气也。

秋胃微毛曰平，毛多胃少曰肺病，但毛无胃曰死，毛而有弦曰春病，弦甚曰今病，脏真高于肺，肺行营卫阴阳也。

冬胃微石曰平，胃少石多曰肾病，但石无胃曰死，石而有钩曰夏病，钩甚曰今病，脏真下于肾，肾脏骨髓之气也。

胃之大络，名曰虚里，贯膈络肺，出于左乳下，其动应手①，脉之宗气②也。盛喘数绝者。则病在中，结而横有积矣，绝不至曰死。诊得胃脉则能食③，虚则泄也。

心脉揣（《素问》作搏④）坚而长，病舌卷不能言。其软而散者，病消渴（《素》作烦⑤）自已。

肺脉揣（《素》作搏，下同）坚而长，病唾血。其软而散者，病灌汗，至令不复散发。

肝脉揣坚而长，色不青，病坠若搏，因血在胁下，令人喘逆。其软而散，色泽者，病溢饮。溢饮者，渴渴⑥多饮，而易（一本作溢）入肌皮肠胃之外也。

胃脉揣坚而长，其色赤，病折髀。其软而散者，病食痹痛髀⑦。

脾脉揣坚而长，其色黄，病少气。其软而散，色不泽者，病足胻肿，若水状。

肾脉揣坚而长，其色黄而赤者，病折腰。其软而散者，病

① 手：《素问》《太素》均作"衣"，较之"手"则其病更甚。

② 脉之宗气：《素问》《太素》均无此四字。

③ 则能食：《素问》《太素》均作"实则胀"，义胜。

④ 搏：四库本作"搏"，与"揣"义同。

⑤ 烦：今本《素问》作"环"。

⑥ 渴渴：《素问》《太素》均作"渴暴"，原文疑误。

⑦ 痛髀：《素问》无此二字，《太素》作"膑痛"。

少血，至令不复。

夫脉者，血气之府也。长则气和①，短则病，数则烦心，大则病进，上盛则气高，下盛则气胀，代则气衰，细则气少，涩则心痛。浑浑革革，至如涌泉，病进而危②，弊之绰绰③（一本作绵绵），其去如弦绝者，死。

寸口脉中手短者，曰头痛；寸口脉中手长者，曰足胫痛；寸口脉沉而坚者，病在中；寸口脉浮而盛者，病在外；寸口脉中手促上数④（《素问》作击）者，曰肩背痛；寸口脉紧而横坚（《素问》作沉而横）者，曰胁下腹中有横积痛；寸口脉浮而喘（《素问》作沉而弱）者，曰寒热；寸口脉盛滑坚者，曰病在外；寸口脉小实而坚者，曰病在内。脉小弱以涩者，谓之久病；脉浮滑而实大⑤（《素问》作浮而疾）者，谓之新病。病甚有胃气而和者，曰病无他；脉急者，曰疝瘕少腹痛。脉滑曰风，脉涩曰痹，盛而紧曰胀，缓而滑曰热中。按寸口得四时之顺曰病无他，反四时及不间脏曰死。

太阳脉至，洪大以长。少阳脉至，乍数乍疏，乍短乍长。阳明脉至，浮大而短。

---

① 和：《素问》《太素》均作"治"。按：和，疑避唐高宗李治讳改字。

② 危：原作"色"，义晦。《太素》作"绝"，误。依《校注》据明抄本及《脉经》改。刘衡如本据改之。

③ 弊之绰绰：《太素》作"弊弊绰绰"，《素问》作"弊，绵绵"，新校正云："按《甲乙经》及《脉经》作……弊弊绰绰。"此处"弊之"当为古人抄录时重文简省符号误作"之"之误。又《太素研究》依音韵训此句当为为："浑浑革革（音急），至如涌泉，病进而危，弊弊绵绵，其去如绝弦，死"。则此处做"弊弊绵绵"义长。刘衡如本据《素问·脉要精微论》新校正及《脉经》卷一第十三改作"弊弊绰绰"。

④ 促上数：《太素》作"如从下上击"。

⑤ 浮滑而实大：《太素》作"涩浮而大疾"。

厥阴有余，病阴痹，不足病生热痹，滑则病狐疝风，涩则病少腹积气（一本作积厥）。

少阴有余，病皮痹瘾疹，不足病肺痹[①]，滑则病肺风疝[②]，涩则病积溲血。

太阴有余，病肉痹寒中，不足病脾痹，滑则病脾风疝，涩则病积心腹时满。

阳明有余，病脉痹身时热，不足病心痹，滑则病心风疝，涩则病积时善惊。

太阳有余，病骨痹身重，不足病肾痹，滑则病肾风疝，涩则病积时善癫疾。

少阳有余，病筋痹胁满，不足病肝痹，滑则病肝风疝，涩则病积时筋急目痛。

太阴[③]厥逆，胻急挛，心痛引腹，治主病者。

少阴厥逆，虚满呕变，下泄清，治主病者。

厥阴厥逆，挛，腰痛，虚满前闭谵语，治主病者。

三阴俱逆，不得前后，使人手足寒，三日死。

太阳厥逆，僵仆呕血善衄，治主病者。

少阳厥逆，机关不利。机关不利者，腰不可以行，项不可以顾，发肠痈，不可治，惊者死。

阳明厥逆，喘欬身热，善惊，衄血呕血，不可治，惊者死。

手太阴厥逆，虚满而欬，善呕吐沫，治主病者。

手心主少阴厥逆，心痛引喉，身热者死，不热者可治。

手太阳厥逆，耳聋泣出，项不可以顾，腰不可以俯仰，治

---

① 肺痹：《太素》作"肾痹"。

② 肺风疝：《太素》作"肾风疝"。

③ 太阴：《太素》作"足太阴脉"，按此后文例，原文当脱"足"字。

主病者。

手阳明少阳厥逆，发喉痹，嗌肿痛，治主病者。

来疾去徐，上实下虚，为厥癫疾。来徐去疾，上虚下实，为恶风也。故中恶风者，阳气受也。有脉俱沉细数者，少阴厥也。沉细数散者，寒热也。浮而散者，为眴（音顺）仆。诸浮而不躁①者，皆在阳，则为热。其有躁者，在手。诸细而沉者，皆在阴，则为骨痛。其有静者，在足。数动一代者，病在阳之脉也②。其涩者，阳气有余也。滑者，阴气有余也。阳气有余则为身热无汗，阴气有余则为多汗身寒，阴阳有余则为无汗而寒。推而外之，内而不外者，有心腹积也。推而内之，外而不内者，中有热也。推而上之，下而不上者③，腰足清也。推而下之，上而不下者④头项痛也。按之至骨，脉气少者，腰脊痛而身有痹也。

经脉⑤第一（下）

三阳为经，二阳为维，一阳为游部。三阳者，太阳也，至手太阴而弦，浮而不沉，决以度，察以心，合之阴阳之论。二阳者，阳明也，至手太阴弦而沉急不鼓，炅至以病皆死。一阳者，少阳也，至手太阴上连人迎弦急悬不绝，此少阳之病也，搏⑥阴则死。三阴者，六经之所主也，交于太阴，伏鼓不浮，

---

① 诸浮而不躁：《太素》作"诸浮而躁"。

② 脉也：此后《素问》《太素》均有"溏泄及便脓血。诸过者切之"十一字。

③ 下而不上者：《素问》《太素》均作"上而不下"。

④ 上而不下者：《素问》《太素》均作"下而不上"。

⑤ 经脉：原作"脉经"，据本卷此篇篇名乙正。

⑥ 搏：《素问》《太素》均作"专"。

上空至心。二阴至肺①，其气归于膀胱，外连脾胃。一阴独至，经绝气浮不鼓，钩而滑。此六脉者，乍阴乍阳，交属相并，缪通五脏，合于阴阳。先至为主，后至为客。三阳为父，二阳为卫，一阳为纪；三阴为母，二阴为雌，一阴为独使。二阳一阴，阳明主脾（一本无脾字）病，不胜一阴，脉耎而动，九窍皆沉。三阳一阴，太阳脉胜，一阴不能止，内乱五脏，外为惊骇。二阴二阳②，病在肺，少阳（一作阴）脉沉，胜肺伤脾，故外伤四肢。二阴二阳皆交至，病在肾，骂詈妄行，癫疾为狂。二阴一阳，病出于肾，阴气③客游于心脘，下空窍，堤闭塞不通，四支别离。一阴一阳代绝，此阴气至心，上下无常，出入不知，喉嗌干燥，病在土脾。二阳三阴，至阴皆在，阴不过阳，阳气不能止阴，阴阳并绝，浮为血瘕，沉为脓胕也。三阳独至者，是三阳并至，并至如风雨，上为癫疾，下为漏血病。三阳者，至阳也。积并则为惊，病起如风礔砺，九窍皆塞，阳气滂溢，嗌干喉塞。并于阴则上下无常，薄为肠澼，此谓三阳直心。坐不得起卧者，身重④，三阳之病也。

黄帝问曰：脉有四时动奈何？岐伯对曰：六合之内，天地之变，阴阳之应，彼春之暖，为夏之暑，彼秋之忿，为冬之怒，四变之动，脉与之上下，以春应中规，夏应中矩，秋应中衡，冬应中权。是故冬至四十五日，阳气⑤微上，阴气⑥微下；夏至

---

① 肺：《太素》作"脉"。

② 二阳：刘衡如本据《素问·阴阳类论》新校正改作"一阳"。

③ 阴气：《太素》作"阳气"。

④ 身重：《素问》作"便身全"，《太素》作"身全"。

⑤ 阳气：原作"阴气"，与下文"夏至四十五日，阴气微上，阳气微下"义重，据四库本、《素问》及《太素》改。

⑥ 阴气：原作"阳气"，同上，据四库本、《素问》及《太素》改。

四十五日，阴^①气微上，阳^②气微下。阴阳有时，与脉为期，期而相失，如^③脉所分，分之有期，故知死时。微妙在脉，不可不察，察之有纪，从阴阳始。是故声合五音，色合五行，脉合阴阳。持脉有道，虚静为宝。

春日浮，如鱼之游在波；夏日在肤，泛泛乎万物有余；秋日下肤，蛰虫将去；冬日在骨，蛰虫周密，君子居室。故曰知内者，按而纪之；知外者，终而始之，此六者，持脉之大法也。

赤，脉之至也，喘而坚，诊曰，有积气在中，时害于食，名曰心痹，得之外疾，思虑^④而心虚，故邪从之。

白，脉之至也，喘而浮，上虚下实，惊，为^⑤积气在胸中，喘而虚，名曰肺痹，寒热，得之醉而使内也。

黄，脉之至也，大而虚，有积气在腹中，有厥气，名曰厥疝，女子同法，得之疾使，四肢汗出当风^⑥。

青，脉之至也，长而弦^⑦，左右弹，有积气在心下支肤，名曰肝痹，得之寒湿，与疝同法，腰痛足清头痛（一本云头脉紧）。

黑，脉之至也，上坚而大，有积气在少腹与阴，名曰肾痹，得之沐浴，清水而卧。

形气有余，脉气不足死；脉气有余，形气不足生；形气相

---

① 阴：刘衡如本据《素问·脉要精微论》及《太素》卷十四改作"阳"。

② 阳：刘衡如本据《素问·脉要精微论》及《太素》卷十四改作"阴"。

③ 如：刘衡如本据《素问·脉要精微论》及《太素》卷十四改作"知"。

④ 虑：四库本无。

⑤ 为：刘衡如本据《素问·五脏生成》及《太素》卷十五改作"有"。

⑥ 黄，脉之至也，大而虚……得之疾使，四肢汗出当风：此条《素问》置于"青，脉之至也"条下。

⑦ 弦：《素问》《太素》均无。疑衍。

得，谓之可治^①。脉弱以滑，是有胃气，命曰易治，治之趋之，无后其时。形气相失，谓之难治；色夭不泽，谓之难已；脉实以坚，谓之益甚；脉逆四时，谓之不治。所谓逆四时者，春得肺脉，夏得肾脉，秋得心脉，冬得脾脉，其至皆悬绝沉涩者，名曰逆四时。未有藏形，于春夏而脉沉涩^②，秋冬而脉浮大，病热脉静，泄而脉大，脱血而脉实，病在中而脉实坚，病在外而脉不实坚者，皆为难治，名曰逆四时也。

曰：愿闻虚实之要？曰：气实形实，气虚形虚，此其常也，反此者病。谷盛气盛，谷虚气虚，此其常也，反此者病。脉实血实，脉虚血虚，此其常也，反此者病。气盛身寒气虚身热曰反，谷入多而气少曰反，谷不入而气多曰反，脉盛血少曰反，脉少血多曰反。气盛身寒，得之伤寒；气虚身热，得之伤暑。谷入多而气少者，得之有所脱血，湿居其下也；谷入少而气多者，邪在胃及与肺也。脉少血多者，饮中热也；脉大血少者，脉有风气，水浆不入，此谓反也。夫实者气入也，虚者气出也。气实者热也，气虚者寒也。入实者，左手开针孔也；入虚者，左手闭针孔也。

脉小色不夺者，新病也。脉不夺色夺者，久病也。脉与五色俱夺者，久病也。脉与五色俱不夺者，新病也。肝与肾脉并至，其色苍赤，当病毁^③伤，不见血，已见血，湿若中水也。尺内两傍则季胁也，尺外以候肾，尺里以候腹。中附上，左外以候肝，

---

① 可治：此后《素问》有"色泽以浮，谓之易已。脉从四时，谓之可治"十六字，《太素》有"脉色泽以浮，谓之易已。脉顺四时，谓之可治"十七字。

② 脉沉涩：《素问·平人气象论》《太素·尺寸诊》均作"脉瘦"。

③ 毁：《太素》作"击"，义胜。杨上善注："其人当病被击内伤，其伤见色，故青赤者也。"

内以候鬲，右外以候胃，内以候脾。上附上，右外以候肺，内以候胸中，左①外以候心，内以候膻中②。前以候前，后以候后。上竟上者，胸喉中事也，下竟下者，少腹腰股膝胫中事也③。粗大者，阴不足，阳有余，为热中也。

腹胀，身热，脉大（一作小），是一逆也。腹鸣而满，四肢清泄脉大者，是二逆也；血衄不止脉大者，是三逆也；欬且溲血脱形，脉小而劲者，是四逆也；欬，脱形，身热脉小而疾者，是五逆也。如是者，不过十五日死矣。腹大胀，四末清，脱形泄甚，是一逆也；腹胀便（一作后）血，其脉大时绝，是二逆④也；欬，溲血，形肉脱，喘⑤，是三逆也；呕血胸满引背，脉小而疾，是四逆也；欬呕腹胀，且飧泄，其脉绝，是五逆也。如是者，不及一时而死矣。工不察此者而刺之，是谓逆治。

治热病脉静汗已出，脉盛躁，是一逆也；病泄脉洪大，是二逆也；着痹不移，腘肉破，身热，脉偏绝，是三逆也；淫而夺形，身热色夭然白，及后下血衃笃重，是四逆也；寒热夺形，

---

① 左：四库本作"右"。

② 附上，左外以候肝……左外以候心内以候膻中：《太素》几无，仅作"跗上，以候胸中"。杨上善注："跗，当为肤，古通用字，故为跗耳。当尺里以上皮肤，以候胸中之病。"若此则"附"亦同"跗"为"肤"之同音通假字，据上下文作"尺肤"。按《校注》云："'中'，原属上度，考下文有'上附上'句，则知'中'字当下读，故改。'中附上''上附上'指尺肤诊的不同两个部位，将尺肤分为三部，近肘者为尺泽部，近腕者为上部，即'上附上'；两部之间为中部，即'中附上'。"此说可从。

③ 上竟上者，胸喉中事也；下竟下者，少腹腰股膝胫中事也：《太素》作"跗上，鬲上也，鬲下者，腹中事也"。

④ 逆：原作"绝"，疑涉上致误，据上下文例及四库本、《灵枢》改。

⑤ 喘：《灵枢》作"脉搏"。

中医非物质文化遗产临床经典读本

脉坚搏[1]，是五逆也。

五实死，五虚死。脉盛，皮热，腹胀，前后不通，闷瞀，是谓五实；脉细，皮寒，气少，泄利前后，饮食不入，是谓五虚。浆粥入胃，泄注止，则虚者活，身汗得后利，则实者活。此其候也。

心脉满大，痫瘈筋挛。肝脉小急，痫瘈筋挛。肝脉骛[2]暴，有所惊骇，脉不至若瘖，不治自已。肾脉小急，肝脉小急，心脉小急，不鼓，皆为瘕。肾脉大急，沉，肝脉大急，沉，皆为疝。肝肾脉并沉为石水，并浮为风水，并虚为死，并小弦欲为惊。心脉揣滑急为心疝(《素问》揣作搏[3]，下同)。肺脉沉揣为肺疝。三阳急为瘕。二阴急为痫厥（一本作二阴急为疝）。二阳急为惊。

脾脉外鼓沉为肠澼，久自已。肝脉小缓为肠澼，易治。肾脉小揣沉为肠澼下血，血湿[4]（《素问》作温）身热者死。心肝澼亦下血，二藏同病者可治，其脉小沉涩为肠澼[5]，其身热者死，热甚七日死（《素》作热见）。胃脉沉鼓涩，胃外鼓大，心脉小坚急，皆鬲偏枯。男子发左，女子发右。不瘖舌转者，可治，三十日起，其从者瘖，三岁起。年不满二十者，三岁死。脉至

---

① 搏：《灵枢》作"搏"，义胜。

② 骛：原作"瞀"，当为"骛"形近讹写，后此字皆同此改之，《素问》作"骛"，《太素》作"惊"。

③ 揣作搏：杨上善注"心脉揣滑急"云："揣，动也。"按《太素新校正》云："'揣'，明赵府居敬堂本《素问》作'搏'，他本《素问》多作'搏'。森立之《素问考注》云：'搏，揣字异而义同……此但云搏者，为搏击无常，三五不调，洪大无根之脉也。'此说不可从。"

④ 血湿：《太素》作"温"。按，作"血湿"义晦，作温义明。

⑤ 其脉小沉涩为肠澼：《太素》无此八字。

而揣，衄血身有热者，死。脉来悬钩浮者为热[1]（《素》作常脉）。

脉至而揣名曰暴厥，暴厥者[2]，不知与人言。脉至而数，使人暴惊，三四日自已。脉至浮合，浮合如数，一息十至已上，是经气予不足也，微见九十日死。脉至如火薪然，是心精予夺也，草干而死。脉至如丛棘[3]（《素》作如散叶），是肝气予虚也，木叶落而死。脉至如省客[4]，省客者脉寒（一本作塞）如故[5]也，是肾气予不足也，悬去枣华而死。脉至如丸泥，是胃精予不足也，榆荚落而死。脉至如横格，是胆气予不足也，禾熟而死。脉至如弦缕，是胞精予不足也，病善言，下霜而死，不言可治。脉至如交棘（《素》作交漆）交棘者，左右傍至也，微见三十日而死。脉至如涌泉，浮鼓肌[6]中，是太阳气予不足也，少气味，韭花生而死。

脉至如颓[7]土之状，按之不足，是肌气予不足也，五色见黑白，累发而死。脉至如悬痈。悬痈者，浮揣，切之益大，是十二俞之气予不足也，水冻而死。脉至如偃刀。偃刀者，浮之

---

① 为热：《素问》作"为常脉"，《太素》作"为脉鼓"。

② 暴厥，暴厥者：《太素》作"气逆者"。

③ 丛棘：《素问》作"散叶"，《太素》作"散采"。

④ 省客：《太素》作"省容"，古医书中"客"常讹作"容"。《太素新校正》引森立之《素问考注》云："'省客'，宜从《太素》作'省容'为是。'省容'谓瘠瘦之容，气脉状如以手鬲于瘠骨上是也。'省'即'瘠'之古字。而'瘠'与'瘠''菜'一音，《玉篇》：'瘠，才亦切，瘦也。菜，古文。'而无'瘠'字。《广韵·上·三十八·梗》收'瘠'字云：'瘦瘠。'据此则'瘦瘠'字，或音转作'瘠'也。"

⑤ 脉寒如故：《素问》作"脉塞而鼓"，《太素》作"脉寒如鼓"。故，疑为鼓之讹；寒，疑为塞之讹。此作"脉塞而鼓"义长。

⑥ 肌：《太素》作"胞"，义胜。

⑦ 颓：刘衡如本据《素问·大奇论》新校正改作"委"。

小急，按之坚大，五脏寒热（《素》作菀熟），寒热独并于肾，如此其人不得坐，立春而死。脉至如丸，滑不著（《素》作手不直）手，丸滑不著者①，按之不可得也，是大肠②气予不足也，枣叶生而死。脉至如春③者，令人善恐，不欲坐卧，行立常听，是小肠气予不足也，季秋而死。

病形脉诊第二（上）

黄帝问曰：邪气之中人奈何？高下有度乎？岐伯对曰：身半已上者，邪中之；身半已下者，湿中之；中于阴则留腑，中于阳则留脏④。曰：阴之与阳，异名同类，上下相会，经络之相贯也，如环之无端。夫邪之中人也，或中于阴，或中于阳，上下左右，无有恒常⑤。曰：诸阳之会，皆在于面，人之方乘虚时及新用力，若热饮食汗出，腠理开而中于邪，中于面则下阳明，中于项⑥则下太阳，中于颊则下少阳，中于膺背两胁，亦中其

---

① 滑不著手，丸滑不著者：滑，《素问》均作"直"；丸滑不著者，《太素》无此五字，著，《太素》作"直"。
② 大肠：《太素》作"瞻"。按《太素新校正》云："'瞻'为'膽'俗字。六朝间俗字，'月'旁与'目'旁多互用。萧延平注云：'膽，原抄作瞻，注同，疑是膽字之误。《素问》《甲乙》作大肠，查大肠为肺之府，属金；胆为肝府，属木。本注云：'至于孟夏枣叶生，实邪来乘而死。'……孟夏火旺之时，为木所生，乃木之实邪，应从'膽'为是。"此说可从。
③ 春：《素问》《太素》均作"华"。
④ 藏：刘衡如本据《灵枢·邪气脏腑病形》《太素》卷二十七及下文改作"经"。
⑤ 常：此后刘衡如本据《灵枢·邪气脏腑病形》《太素》卷二十七补"其故何也"四字。
⑥ 项：原作"面"，疑涉上而误，按太阳经之循行，当作"项"是。据《灵枢》《太素》改。

经。中于阴者，常从臂胻始。夫臂与胻，其阴皮薄，其肉淖泽，故俱受于风，独伤于其阴也。

曰：此故伤其脏乎？曰：身之中于风也，不必动脏。故邪入于阴经，其脏气实，邪气入而不能容[①]，故还之于府。是故阳中则留于经，阴中则留于腑。曰：邪之中脏者奈何？曰：恐惧忧愁则伤心。形寒饮冷则伤肺，以其两寒相感，中外皆伤，故气迎[②]而上行。有所堕坠，恶血留内，[③]有所大怒，气上而不能下，积于胁下则伤肝。有所击仆，若醉以入房，汗出当风则伤脾。有所用力举重，若入房过度，汗出浴水则伤肾。

曰：五脏之中风奈何？曰：阴阳俱相[④]感，邪乃得往。十二经脉，三百六十五络，其血气皆上于面而走空窍。其精阳之气，上走于目而为睛，其别气走于耳而为听，其宗气上出于鼻而为臭，其浊气下出于胃走唇舌而为味。其气之津液皆上熏于面，而[⑤]皮又厚，其肉坚，故大热[⑥]甚，寒不能胜之也。虚邪之中身也，洒淅动其形。正邪之中人也微，先见于色，不知于身，若

---

① 容：《灵枢》《太素》均作"客"。详《太素研究》："《灵枢·邪气脏腑病形篇》亦讹为'客'，但卷一释音云：'入而不客，一本作容'此音释为南宋绍兴二十五年乙亥（公元 1155 年）史崧作……'一本作容'之'容'疑系《灵枢》残本如此。《甲乙经》亦作'容'，'客'与'容'形近，故讹为'客'。……又林亿《新校正》云：'按全元起本作容'。'容'与'经'皆在段氏古音十一部，作'客'则失韵。"

② 迎：四库本、《太素》均作"逆"。刘衡如本据《灵枢·邪气脏腑病形》《太素》卷二十七改作"逆"。

③ 此处《灵枢》《太素》均有"若"字，义胜。

④ 相：《灵枢》《太素》均无，疑衍。

⑤ 而：《太素》作"面"，疑涉上文"面"字误。

⑥ 大热：《灵枢》作"天气"。

存若亡^①，有形无形，莫知其情。夫色脉与尺之皮肤相应，如桴鼓影响之相应，不得相失，此亦本末根叶之出候也，根死则叶枯矣。故色青者其脉弦，色赤者其脉钩，色黄者其脉代，色白者其脉毛，色黑者其脉石。见其色而不得其脉，反得相胜之脉则死矣；得其相生^②之脉则病已矣。

曰：五脏之所生变化之病形何如？曰：先定其五色五脉之应，其病乃可别也。曰：色脉已定，别之奈何？曰：调其脉之缓急大小滑涩，而病形定矣。曰：调之何如？曰：脉急者，尺之皮肤亦急；脉缓者，尺之皮肤亦缓；脉小者，尺之皮肤亦减而少气；脉大者，尺之皮肤亦大；脉沉者，尺之皮肤亦沉^③；脉滑者，尺之皮肤亦滑；脉涩者，尺之皮肤亦涩。凡此变者，有微有甚。故善调尺者，不待于寸；善调脉者，不待于色。能参合而行之者，可以为上工，十全其九；行二者为中工，全其七；行一者为下工，十全其六。尺肤温^④（一作滑）以淖泽者，风也。尺肉弱者，解㑊也。安卧脱肉者，寒热也（一本下作不治）。尺肤涩者，风痹也。尺肤粗如枯鱼鳞者，水泆饮也。尺肤寒甚脉急（一作小）者，泄少气也。尺肤热甚脉盛躁者，病温也。其脉盛而滑者，汗且出也（一作病且出）。尺肤烧^⑤炙人手（一作炬然），先热后寒者，寒热也。尺肤先寒，久持之而热者，亦寒热也。尺肤炬然热，人迎大者，当夺血也。尺坚大脉小甚则少气，悗有加者，立死（《脉经》云：尺紧于人迎者少气）。肘所

① 若存若亡：《灵枢》《太素》均作"若有若无，若亡若存"。
② 相生：原作"相胜"，于理不通，据《灵枢》《太素》改。
③ 脉沉者，尺之皮肤亦沉：《灵枢》《太素》均无此九字。
④ 尺肤温：《灵枢》作"尺肤滑"，《太素》作"尺湿"。
⑤ 烧：刘衡如本据《脉经》卷四第一校语改作"热"。

独热者，腰已上热。肘后独热者，肩背热。肘前独热者，膺前热。肘后廉已下三四寸热者，肠中有虫。手所独热者，腰已上^①（一作下）热。臂中独热者，腰腹热。掌中热者，腹中热也。掌中寒者，腹中寒也。鱼际白肉有青血脉者，胃中有寒也。

曰：人有尺肤缓甚^②（一云又存瘦甚）筋急而见，此为何病？曰：此所谓狐筋。狐筋者，是人腹必急，白色黑色见，此病甚。（狐，《素问》作疹）

病形脉诊第二（下）

黄帝问曰：脉之缓急小大滑涩之病形何如？岐伯对曰：心脉急甚为瘛疭；微急为心痛引背，食不下，缓甚为狂笑；微缓为伏梁，在心下，上下行，有时唾血。大甚为喉吤吤；微大为心痹，引背善泪。小甚为善哕；微小为消瘅。滑甚为善渴；微滑为心疝，引脐少腹鸣。涩甚为瘖；微涩为血溢维（经络有阳维、阴维）厥，耳鸣癫疾。

肺脉急甚为癫疾；微急为肺寒热怠惰，欬唾血，引腰背胸，若鼻息肉不通。缓甚为多汗，微缓为痿瘘偏风，头已下汗出不止。大甚为胫肿；微大为肺痹，引胸背，起恶日光。小甚为泄；微小为消瘅。滑甚为息贲上气；微滑为上下出血。涩甚为呕血，微涩为鼠瘘（一作漏），在颈支腋之间，下不胜其上，甚能善酸。

肝脉急甚为恶言（一作忘言）；微急为肥气，在胁下若覆杯。缓甚为善呕；微缓为水瘕痹。大甚为内痈，善呕衄；微大为肝

---

① 上：《灵枢》《太素》均作"下"，义胜。

② 尺肤缓甚：《素问》作"尺肤数甚"，《太素》作"尺数甚"。

痹，阴缩，欬引少腹。小甚为多饮；微小为消瘅。滑甚为癫^①疝，微滑为遗溺。涩甚为溢饮；微涩为瘨疝挛筋。

脾脉急甚为瘨疝；微急为鬲中，食饮入而还出，后沃沫。缓甚为痿厥；微缓为风痿，四肢不用，心慧然若无病。大甚为击仆；微大为疝气，腹里大脓血在肠胃之外。小甚为寒热；微小为消瘅。滑甚为癫癃；微滑为虫毒蛕蝎腹热。涩甚为肠癫（一作溃）；微涩为内溃，多下脓血。

肾脉急甚为骨痿癫疾；微急为奔豚^②沉厥，足不收，不得前后。缓甚为折脊；微缓为洞泄。洞泄者，食不化，下嗌还出。大甚为阴痿，微大为石水，起脐下至小腹垂垂然，上至胃脘^③，死不治。小甚为洞泄，微小为消瘅。滑甚为痈癃（一作癃癫）；微滑为骨痿，坐不能起，起则目无所见，视黑丸。涩甚为大痈，微涩为不月，沉痔。

曰：病亦有甚变^④（一作病之六变）者，刺之奈何？曰：诸急者多寒，缓者多热，大者多气少血，小者血气皆少，滑者阳气盛而微有热，涩者多血少气而微有寒。是故刺急者，深内而久留之；刺缓者，浅内而疾发针，以去其热；刺大者，微泻其气，无出其血；刺滑者，疾发针而浅内之，以泻其阳气去其热；刺涩者必中其脉，随其逆顺而久留之，必先按而循之，已发针，疾按其痏，无令出血，以和其脉；诸^⑤小者阴阳形气俱不足，勿取以针，而调之以甘药。

---

① 癫：《灵枢》作"癀"，《太素》作"颓"。按：癫、癀、颓三字，古通。

② 奔豚：《太素》无。

③ 脘：《灵枢》作"腕"，《太素》作"管"。按：脘、管，为同音假借字。

④ 病亦有甚变：《灵枢》《太素》均作"病之六变"，按此后云五脏急、缓、大、小、滑、涩六种脉象变化之刺法，因做"病之六变"于义相附。

⑤ 脉；诸：原作"诸脉，"，据《灵枢》《太素》乙正。

曰：五脏六腑之气，荥俞所入为合，令何道从入，入安从道？曰：此阳明①之别入于内，属于府者也。曰荥俞与合，各有名乎？曰：荥俞治外经，合治内府②。

曰：治内府奈何？曰：取之于合。曰：合各有名乎？曰：胃合入于三里，大肠合入于巨虚上廉，小肠合入于巨虚下廉，三焦合入于委阳，膀胱合入于委中央③，胆合入于阳陵泉（按大肠合于曲池，小肠合于小海，三焦合于天井，今此不同者，古之别法也。又详巨虚上廉乃足阳明与小肠相合之穴也。与胃三里，膀胱合委中，胆合阳陵泉，以脉之所入为合不同。三焦合委阳。委阳者，乃三焦下辅腧也，亦未见有为合之说）。

曰：取之奈何？曰：取之三里者，低跗取之；巨虚者，举足取之；委阳者，屈伸而取之；委中者，屈膝而取之；阳陵泉者，正立竖膝予之齐，下至委阳之阳取之；诸外经者，揄伸而取之。

曰：愿闻六府之病？曰：面热者，足阳明病；鱼络血者，手阳明病；两跗之上，脉坚若陷者，足阳明病，此胃脉也。

三部九候第三

黄帝问曰：何谓三部？岐伯对曰：上部中部下部，其部各

---

① 阳明：《灵枢》《太素》均作"阳脉"，刘衡如本据改作"阳脉"，考下文论三阳经之脉，非止阳明一经，此当作"阳经"为是。

② 荥俞治外经，合治内府：原作"荥俞治外藏，经合治内府"，按，前文问荥与合，下文亦只论荥与合，与"经"无涉，因据《灵枢》《太素》删"藏"字。刘衡如本示删之。

③ 委中央：《太素》作"委中"，按，委中穴即在腘中央，此处"央"字当衍。

有三候，三候者，有天，有地，有人。上部天，两额之动脉；上部地，两颊之动脉；上部人，耳前之动脉。中部天，手太阴；中部地，手阳明；中部人，手少阴。下部天，足厥阴；下部地，足少阴；下部人，足太阴。

下部之天以候肝，地以候肾，人以候脾胃之气。中部之天以候肺，地以候胸中之气，人以候心。上部之天以候头角之气，地以候口齿之气，人以候耳目之气。

此三部者，三而成天，三而成地，三而成人。三而三之，合为九，九分为九野，九野为九脏。故神脏五，形脏四，合为九脏。五脏已败，其色必夭，夭必死矣。

曰：以候奈何？曰：必先度其形之肥瘦，以调其气之虚实，实则泻之，虚则补之，必先去其血脉而后调之，无问其病，以平为期。

曰：决死生奈何？曰：形盛脉细，少气不足以息者危[①]。形瘦脉大，胸中多气者死。形气相得者生。参伍不调者病。三部九候皆相失者死。上下左右之脉相应如参舂者病甚。上下左右相失不可数者死。中部之候虽独调，与众脏相失者死。中部之候相减者死。目内陷者死。

曰：何以知病之所在？曰：察九候独小者病。独大者病。独疾者病。独迟者病。独热者病。独寒者病。独陷下者病。以左手于左足[②]上去踝五寸而按之，以右手当踝而弹之，其应

---

① 危：刘衡如本据《素问·三部九候论》新校正改作"死"。

② 于左足：《素问》作"足上"，《太素》无此三字。按，《素问》新校正云："《甲乙经》及全元起注本并云：以左手足上去踝五寸而按之，右手当踝而弹之。"则当按新校正作"足"。

过五寸已上蠕蠕然^①者不病。其应疾中手浑浑然者病。中手徐徐然者病，其应上不能至五寸，弹之不应者死。脱肉身不去者死。中部乍疏乍数者死。代脉而钩者，病在络脉。九候之相应也，上下若一，不得相失。一候后则病，二候后则病甚，三候后则病危。所谓后者，应不俱也。察其府脏^②，以知死生之期。必先知经脉而后知病脉，真脏脉见者，邪胜，死^③也（《素问》无死字）。足太阳之气绝者，其足不可以屈伸，死必戴眼。

曰：冬阴夏阳奈何？曰：九候之脉皆沉细悬绝者为阴，主冬，故以夜半死。盛躁喘数者为阳，主夏，故以日中死。寒热病者以平旦死。热中及热病者以日中死。病风者以日夕死。病水者以夜半。其脉乍数乍疏，乍迟乍疾者，以日乘四季死。形肉已脱，九候虽调者犹死。七诊虽见，九候皆顺者不死。所言不死者，风气之病，及经月之病，似七诊之病而非也，故言不死。若有七诊之病，其脉候亦败者死矣，必发哕噫。必审问其所始病，与今之所方病，而后（《素问》下有各字）切循其脉，视其经络浮沉，以上下逆从循之。其脉^④疾者不病，其脉迟者病，不往不来者死（《素问》作不往来者），皮肤著者死。曰：其可治者奈何？曰：经病者治其经，络病者治其络（《素问》二络上有孙字），身^⑤有痛者治其经络。

---

① 蠕蠕然：《太素》作"需然"。按：需，需之俗字。《龙龛》："需，俗。需，正。"

② 府藏：《太素》作"病藏"。

③ 邪胜，死：今本《素问》仍有"死"字，无"邪"字。

④ 脉：原作"病"，据上下文义及四库本、《素问》《太素》改。

⑤ 身：此前《素问》《太素》均有"血病"二字。

其病者在奇邪，奇邪之脉则缪刺之。留瘦不移，节而刺之。上实下虚，切而顺之，索其结络脉，刺出其血，以通其气。瞳子高者太阳不足，戴眼者太阳已绝，此决死生之要，不可不察也。

卷　五

针灸禁忌第一（上）

黄帝问曰：四时之气，各不同形，百病之起，皆有所生，灸刺之道，何者为定①？岐伯对曰：四时之气，各有所生②，灸刺之道，气③穴为定④。

故春刺络脉诸荥大经分肉之间，甚者深取之，间者浅取之。《素问》曰：春刺散俞及与分理，血出而止。又曰：春者木始治，肝气始生，肝气急，其风疾，经脉常深，其气少不能深入，故

---

① 为定：原作"为宝"，《太素》作"可宝"。详《太素研究》："按，'宝'字误，当作'定'。《灵枢·四时气》正作'定'。林亿在'定'字下注云：'一作宝'，'形''生''定'皆在段氏古音第十一部耕韵。"《校注》亦有此音韵之训，因据《灵枢》改。

② 生：原作"在"，四库本作"生"。详《校注》云："按，此前黄帝问语委韵文，隔句相押，岐伯对文前四句亦为韵文，然'在'字失韵，疑系'生'之形近误，若此，与后文'气穴为宝'校正为'得气为定'正相押。"

③ 气：此前《灵枢》《太素》均有"得"字，义胜，"气"字疑衍。

④ 定：原作"宝"，据《灵枢》改，详上注文。

取络脉分肉之间。《九卷》云：春刺荥。者正同，于义为是①。又曰：春取络脉治皮肤。又曰：春取经与②脉分肉之间。二者义亦略同③。又曰：春气在经脉④。

　　夏取诸俞孙络肌肉皮肤之上。又曰：春⑤刺俞。二者正同，于义为是。长夏刺经。又曰：取盛经络⑥，取分间，绝皮肤。又曰：夏取分腠，治肌肉。义亦略同。《素问》曰：夏刺络俞，见血而止。又曰：夏者火始治，心气始长，脉瘦气弱，阳气流（一作留）溢，血温于腠，内至于经，故取盛经分腠，绝肤而病去者，邪居浅也。所谓盛经者，阳脉也。义亦略同。又曰：夏气在孙络⑦，长夏气在肌肉⑧。秋刺诸合，余如春法。秋取经俞，邪气在府，取之于合《素问》曰：秋刺皮肤循理，上下同法⑨。又

① 者正同，于义为是：按《校注》云："'者'字连上句，非是，据文例改。……按此非经文，当系后人注语，故参照卷一、卷六等篇之体例，改作小字注文，后仿此。"并于"者"前补"二"字。详以下所论四时之气刺灸之道诸文，确有注文夹杂于大字正文之间未予厘清，盖诸"正同"及"于义为是"之语均为注文，今且仍其旧。本篇下面其他处此类情况，径改，皆不出注。

② 与：刘衡如本据《灵枢·四时气》及《太素》卷二十三改作"血"。

③ 二者义略同：疑原作小字注文。

④ 经脉：此后《素问》有"岐伯答曰：春者，天气始开，地气始泄，冻解冰释，水行经通，故人气在脉。"二十七字。

⑤ 春：于义未安，《灵枢》《太素》均作"夏"，原文疑误。刘衡如本据改之。

⑥ 取盛经络：《灵枢》《太素》均作"夏取盛经孙络"，义胜。刘衡如本据改之。

⑦ 孙络：此后《素问》有"岐伯答云：夏者，经气满溢入，孙络受血，皮肤充实"十九字。

⑧ 肌肉：此处《素问》有"岐伯答云：长夏者，经络皆盛，内溢肌中"十五字。

⑨ 同法：此后《素问》《太素》均有"神变而止"四字。

曰：秋者金始治，肺将收杀，金将胜火，阳气在合，阴①初胜，湿气反②体，阴气未盛，未能深入，故取俞以泻阴邪，取合以虚阳邪，阳气始衰，故取于合。是谓始秋之治变也。又曰：秋气在肤③，闭腠者是也。《九卷》又曰：秋取气口，治筋脉。于义不同。

　　冬取井诸俞④之分，欲深而留之。又曰：冬取井荥。《素问》曰：冬取俞窍，及于分理，甚者直下，间者散下。俞窍与诸俞之分，义亦略同。又曰：冬者水始治，肾方闭，阳气衰少，阴气坚盛，巨阳伏沉，阳脉乃去，取井以下阴逆，取荥以通气⑤（一云以实阳气）。又曰冬取井荥，春不鼽衄。是谓末冬之治变也。又曰：冬气在骨髓。又曰：冬刺井，病在脏取之井。二者正同，于义为是。又曰：冬取经俞治骨髓五脏。五脏则同，经俞有疑。⑥

　　春刺夏分，脉乱气微，入淫骨髓，病不得愈，令人不嗜食，又且少气。春刺秋分，筋挛逆气，环为欬嗽，病不愈，令人时惊，又且笑（一作哭）。春刺冬分，邪气着脏，令人腹胀，病不愈，又且欲言语。

　　夏刺春分，病不愈，令人解堕。夏刺秋分，病不愈，令人心中闷，无言，惕惕如人将捕之。夏刺冬分，病不愈令人少气，

---

① 阴：刘衡如本据《素问·水热穴论》改作"阴气"。

② 反：《素问》《太素》均作"及"，义胜，疑原文形近致误。刘衡如本据《素问·水热穴论》及王注改作"及"。

③ 在肤：刘衡如本据《素问·四时刺从逆论》改作"在皮肤"。此后《素问》有"岐伯答云：秋者，天气始收，腠理闭塞，皮肤引急"十八字。

④ 井诸俞：《灵枢》《太素》均乙作"诸井俞"，于义为顺。刘衡如本据《灵枢·本输》改作"诸井诸俞"。

⑤ 气：刘衡如本据《素问·水热穴论》改作"阳气"。

⑥ 五脏则同，经俞有疑：《校注》据文义改作小字注文。

时欲怒。

秋刺春分，病不愈，令人惕然，欲有所为，起而忘之。秋刺夏分，病不愈，令人益嗜卧，又且善梦。谓立秋之后[1]。秋刺冬分，病不愈，令人凄凄时寒。

冬刺春分，病不愈，令人欲卧不能眠，眠而有见，谓十二月中旬以前。冬刺夏分，病不愈，令人气上，发为诸痹。冬刺秋分，病不愈，令人善渴。

足之阳者，阴中之少阳也。足之阴者，阴中之太阴也。手之阳者，阳中之太阳也。手之阴者，阳中之少阴也。

正月、二月、三月，人气在左，无刺左足之阳。

四月、五月、六月，人气在右，无刺右足之阳。

七月、八月、九月，人气在右，无刺右足之阴[2]。

十月、十一月、十二月，人气在左，无刺左足之阴[3]。

《刺法》曰：无刺熇熇之热，无刺漉漉之汗，无刺浑浑（音魂）之脉，无刺病与脉相逆者。上工刺其未生者也。其次刺其未成者也，其次刺其已衰者也。下工刺其方袭[4]者，与其形之盛者，与其病之与脉相逆者也。故曰方其盛也，勿敢毁伤。刺其已衰，事必大昌。故曰上工治未病，不治已病。大[5]寒无刺，大温无凝，月生无泻，月满无补，月郭空无治。新内无刺，已刺勿内。大怒无刺，已刺勿怒。大劳无刺，已刺勿劳。大醉无刺，

---

① 谓立秋之后：《校注》改作小字注文。

② 阴：四库本作"阳"。

③ 阴：四库本作"阳"。

④ 下工刺其方袭：《灵枢》此文前引兵法曰："无迎逢逢之气，无击堂堂之阵"。

⑤ 大：《素问》《太素》均作"天"，下句"大"亦同。

已刺勿醉。大饱无刺，已刺勿饱。大饥无刺，已刺勿饥。已渴①无刺，已刺勿渴。乘车来者，卧而休之，如食顷，乃刺之。步行来者，坐而休之，如行十里顷，乃刺之。大惊大怒，必定其气②，乃刺之。

凡禁者，脉乱气散，逆其荣卫，经气不次，因而刺之，则阳病入于阴，阴病出为③阳，则邪复生，粗工不察，是谓伐形；身体淫泺，反消骨髓④，津液不化，脱其五味，是谓失气也。

曰：愿闻刺浅深之分？曰：刺骨者无伤筋，刺筋者无伤肉，刺肉者无伤脉，刺脉者无伤皮，刺皮者无伤肉，刺肉者无伤筋，刺筋者无伤骨。曰：余不知所谓，愿闻其详。曰：刺骨无伤筋者，针至筋而去，不及骨也。刺筋无伤肉者，至肉而去，不及筋也。刺肉无伤脉者，至脉而去，不及肉也。刺脉无伤皮者，至皮而去，不及脉也。刺皮无伤肉者，病在皮中，针入皮，无中肉也。刺肉无伤筋者，过肉中筋，刺筋无伤骨者，过筋中骨，此之谓反也。

刺中心，一日死，其动为噫。刺中肺，三日死，其动为欬。刺中肝，五日死，其动为穴⑤（《素问》作语）。刺中脾，十五日死，其动为吞（《素问》作十日，一作五日）。刺中肾，三日死，

---

① 已渴：《素问·刺禁论》新校正引《灵枢》作"大渴"，按前后文例，似当作"大渴"。

② 大惊大怒，必定其气：《灵枢》此八字置于"已渴无刺，已刺勿渴"前。

③ 为：四库本作"于"，义胜。

④ 骨髓：《灵枢》作"脑髓"。

⑤ 穴：《素问》新校正引全元起本并本经、《素问·四时刺逆从论》新校正引本经均作"欠"。《素问·刺禁论》《素问·四时刺逆从论》均作"语"。按《灵枢·九针论》及《太素·脏腑气液》"肝主语""肾主欠"之文，此似当作"语"为是。

其动为嚏（《素问》作六日，一作七日）。

刺中胆，一日半死，其动为呕。刺中膈，为伤中，其病虽愈，不过一岁必死。刺跗上，中大脉，血出不止死。刺阴股，中大脉，血出不止死。刺面中流脉，不幸为盲。刺客主人，内陷中脉，为漏为聋。刺头中脑户，入脑立死。刺膝膑出液为跛。刺舌下，中脉太过，出血不止为瘖。刺肾[①]，中太阴脉，出血多，立死。刺足下布络中脉，血不出为肿。刺足少阴脉，重虚出血。为舌难以言。刺郄中大脉，令人仆脱色。刺膺中，陷脉（《素问》作刺膺中陷中肺），为喘逆仰息。刺气街[②]中脉，血不出，为肿鼠鼷（音卜）。刺肘中内陷，气归之，为不屈伸。刺脊间中髓，为伛。刺阴股中阴[③]三寸内陷，令人遗溺。刺浮上中乳房，为肿，根蚀。刺腋下胁间内陷，令人欬。刺缺盆中内陷气泄，令人喘欬逆。刺少腹中膀胱，溺出，令人少腹满。刺手鱼腹内陷，为肿，刺腨肠内陷，为肿。刺匡[④]上陷骨中脉为漏为盲。刺关节中液出，不得屈伸。

针灸禁忌第一（下）

黄帝问曰：愿闻刺要。岐伯对曰：病有浮沉，刺有浅深，各至其理，无过其道，过之则内伤，不及则生外壅，壅则邪从之。浅深不及，反为大贼，内伤五脏，后生大病。故曰，病有

---

① 肾：四库本、《素问》均作"臂"，按后文有言"中太阴脉，出血多"，则此当作"臂"为是。肾、中：刘衡如本据《素问·刺禁论》及王注改作"臂"。

② 街：四库本作"衝"，义同。

③ 中阴：刘衡如本据《素问·刺禁论》及王注改作"下"。

④ 匡：原缺末笔，疑系避宋太祖赵匡胤讳缺笔。

在毫毛腠理者，有在皮肤者，有在肌肉者，有在脉者，有在筋者，有在骨者，有在髓者。是故刺毫毛腠理无伤皮，皮伤则内动肺，肺动则秋病温疟，热厥，淅然寒慄。刺皮无伤肉，肉伤则内动脾，脾动则七十二日四季之月，病腹胀烦满，不嗜食。刺肉无伤脉，脉伤则内动心，心动则夏病心痛。刺脉无伤筋，筋伤则内动肝，肝动则春病热而筋弛。刺筋无伤骨，骨伤则内动肾，肾动则冬病胀腰痛。刺骨无伤髓，髓伤则消泺胻痠，体解㑊然不去矣。

神庭禁不可刺。上关禁不可刺深（深则令人耳无所闻）。颅息刺不可多出血。左角刺不可久留，人迎刺过深杀人。云门刺不可深（深则使人逆息不能食）。脐中禁不可刺。伏菟禁不可刺（本穴云刺入五分）。三阳络禁不可刺。复溜刺无多见血。承筋禁不可刺。然谷刺无多见血。乳中禁不可刺。鸠尾禁不可刺。

右^①刺禁。

头维禁不可灸。承光禁不可灸。脑户禁不可灸，风府禁不可灸。瘖门禁不可灸（灸之令人瘖）。下关耳中有干糒（一作擿）。禁不可灸。耳门耳中有脓，禁不可灸。人迎禁不可灸。丝竹空禁不可灸（灸之不幸令人目小或昏）。承泣禁不可灸。脊中禁不可灸（灸之使人偻）。白环俞禁不可灸。乳中禁不可灸。石门女子禁不可灸。气街禁不可灸（灸之不幸不得息）。渊腋禁不可灸。（灸之不幸生肿蚀）。经渠禁不可灸（伤人神）。鸠尾禁不可灸。阴市禁不可灸。阳关禁不可灸。天府禁不可灸。（使人逆息）。伏兔禁不可灸。地五会禁不可灸（使人瘦）。瘈脉禁不可灸。

---

① 右：此统言上文之义，现行书籍均为横版，是以此"右"当作"上"解，下同者不复出。

右禁灸。

凡刺之道，必中气穴，无中肉节，中气穴则针游于巷，中肉节则皮肤痛。补泻反则病益笃。中筋则筋缓，邪气不出，与真[1]相薄，乱而不去，反还内着，用针不审，以顺为逆也。凡刺之理，补泻无过其度。病与脉逆者，无刺。形肉已夺，是一夺也。大夺血之后，是二夺也。大夺汗之后，是三夺也。大泄之后，是四夺也。新产及大下血，是五夺也。此皆不可泻也。

曰：针能杀生人，不能起死人乎？曰：能杀生人不起死生者是[2]，人之所受气谷[3]，谷之所注者胃也。胃者，水谷气血之海也。海之所行云雨者，天下也。胃之所出气血者，经隧也。经隧者，五脏六腑之大络也。逆而夺之而已矣。迎之五里，中道而止[4]，五里[5]而已，五往[6]（一作注）而藏之气尽矣。故五五二十五而竭其俞矣，此所谓夺其天气。故曰：窥门而刺之者，死于家；入门而刺之者，死于堂。帝曰：请传之后世，以为刺禁。

九针九变十二节五刺五邪第二

黄帝问曰：九针安生？岐伯对曰：九针者天地之数也。天

---

① 真：四库本作"直"，误，《太素》作"真气"。

② 不起死生者是：于此义晦，《灵枢》作"不能起死者也"。刘衡如据《灵枢·玉版》改作"不起死人者也"。

③ 受气谷：《灵枢》作"受气者谷也"，义胜。

④ 止：《素问·气血论》王冰注引《针经》作"上"。

⑤ 五里：疑涉上而误，《灵枢》《素问·气血论》王冰注引《针经》均作"五至"。

⑥ 往：《素问·气血论》王冰注引本经作"注"。

地之数，始于一终于九。故一以法天，二以法地，三以法人，四以法四时，五以法五音，六以法六律，七以法七星，八以法八风，九以法九野。

曰：以针应九之数奈何？曰：一者天。天者阳也，五脏之应天者肺也，肺者五脏六腑之盖也，皮者肺之合也，人之阳也，故为之治镵针。镵针者，取法于布（一作巾）针，去末半寸卒兑之，长一寸六分，大其头而兑其末，令无得深入而阳气出，主热在头身。故曰：病在皮肤无常处者，取之镵针于病所。肤白勿取。

二者地。地者土也，人之所以应土者肉也，故为之治员针。员针者，取法于絮，针筩其身而员其末，其锋如卵，长一寸六分，以泻肉分之气，令不伤肌肉，则邪气得竭①。故曰：病在分肉间，取以员针。

三者人也。人之所以成生者血脉也，故为之治锝（音兑）针。锝针者，取法于黍粟，大其身而员其末，如黍粟之兑，长三寸五分，令可以按脉勿陷以致其气，使邪独出。故曰：病在脉，少气当补之，以锝针针于井营②分俞。

四者时也。时者，人于四时八正之风，客于经络之中，为痼病者也，故为之治锋针。锋针者，取法于絮，针筩其身而锋其末，其刃三隅，长一寸六分，令可以泻热出血，发泄痼病。故曰：病在五脏固居者，取以锋针。泻于井荥分俞，取以四时也。

五者音也。音者冬夏之分，分于子午，阴与阳别，寒与热争，

---

① 令不伤肌肉，则邪气得竭：《灵枢》作"令无得伤肉分，伤则气得竭"，《太素》作"令无伤肉分，伤则气竭"。二者均较原文义胜。

② 营：《灵枢》《太素》均作"荥"，荥与营通，然以穴名论，此作"荥"为是。

两气相薄[1]，合为痈肿[2]者，故为之治铍针，铍针者，取法于剑，令末如剑锋，广二分半，长四寸，可以取大脓出血[3]，故曰：病为大脓血[4]，取以铍针。

六者律也。律者调阴阳四时合十二经脉，虚邪客于经络而为暴痹者也，故为之治员利针。员利针者，取法于牦，针且员且兑，身中微大，长一寸六分，以取痈肿暴痹[5]。一曰尖如牦[6]，微大其末，反小其身，令可深内也。故曰：痹气暴发者，取以员利针。

七者星也。星者人之七窍，邪之所客于经，舍于络，而为痛痹者也，故为之治毫针。毫针者，取法于毫毛，长一寸六分[7]，令尖如蚊虻喙，静以徐往，微以久留，正气因之，真邪俱往，出针而养，主以治[8]痛痹在络也。故曰：病痹气补而去之者[9]，取之毫针。

八者风也。风者，人之股肱八节也，八正之虚风伤人，内舍于骨解、腰脊、节腠之间为深痹者也，故为之治长针。长针者，

---

① 薄：《灵枢》作"搏"，义胜。

② 肿：《灵枢》《太素》均作"脓"，按下文义，似与"肿"无涉，当据改作"脓"。

③ 出血：《灵枢》《太素》均无此二字。

④ 血：《灵枢》《太素》均作"者"。

⑤ 以取痈肿暴痹：《灵枢》《太素》均作"以取暴气"，按上下文义，原文疑衍"痈肿"二字。

⑥ 尖如牦：此三字《灵枢》《太素》均在上文"且员且兑"之前，按上下文例，当如此，疑为错简。

⑦ 一寸六分：《灵枢·九针十二原》作"三寸六分"。

⑧ 主以治：《灵枢》作"主寒热"，《太素》作"主寒"。

⑨ 补而去之者：《灵枢》《太素》均作"痛而不去者"，义胜，刘衡如本据改之。

取法于綦，针长七寸，其身薄而锋其末，令可以取深邪远痹。故曰病在中者，取以长针。

九者野也。野者，人之骨解①，虚风伤人，内舍于骨解②皮肤③之间也。淫邪流溢于身，如风水之状，不能过于机关大节者也，故为之治大针。大针者，取法于锋针（一作铍针），其④锋微员，长四寸，以泻机关内外⑤大气之不能过关节者也。故曰：病水肿不能过关节者，取以大针。

凡刺之要，官针最妙。九针之宜，各有所为。长短大小，各有所施。不得其用，病不能移。疾浅针深，内伤良肉，皮肤为痈。疾深针浅，病气不泻，反为大脓。病小针大，气泻大甚，病后必为害。病大针小，大⑥气不泻泄，亦为后败。夫针之宜，大者大泻，小者不移，以言其过，请言其所施。

凡刺有九，以应九变。一曰腧刺。腧刺者，刺诸经荥⑦俞藏俞也。二曰道刺。道刺者，病在上，取之下，刺府俞也。三曰经刺。经刺者，刺大经之结络经分也。四曰络刺。络刺者，刺小络之血脉也。五曰分刺。分刺者，刺分肉之间也。六曰大泻刺（一作太刺）。大泻刺者，刺大脓以铍针也。七曰毛刺。毛刺者，刺浮痹于皮肤也。八曰巨刺。巨刺者，左取右，右取左也。

---

① 骨解：《灵枢》《太素》均作"节解"。按上文已论"骨解"，此则当作"节解"。

② 虚风伤人，内舍于骨解：《灵枢》《太素》均无此九字。按，若无此九字，则此句文义较顺，疑涉上文长针之文而衍。

③ 肤：《太素》作"膜"，义胜。

④ 其：此前《灵枢》《太素》均有"令尖如挺"，原文疑脱。

⑤ 内外：《灵枢》《太素》均作"之水"。

⑥ 大：《灵枢》无，刘衡如本疑衍，据删之。

⑦ 荥：医统本及四库本原作"荣"，今据《灵枢》《太素》改。

九曰焠刺。焠刺者，燔针取痹气也。

凡刺有十二节，以应十二经。一曰偶刺，偶刺者，以手直心若背，直痛所，一刺前，一刺后，以刺①心痹，刺此者傍针之也。二曰报刺，报刺者，刺痛无常处，上下行者，直内，拔针②，以左手随病所按之，乃出针复刺之也。三曰恢刺，恢刺者，直刺傍之举之，前后恢筋急，以治筋痹也。四曰齐刺，齐刺者，直入一，傍入二，以治寒热气小深者。或曰参刺。参刺者，治痹气小深者也。五曰扬刺③，扬刺者，正内一，傍内四而浮之，以治寒热之博大者也。六曰直针刺，直针刺者，引皮乃刺之，以治寒气之浅者也。七曰输刺，输刺者，直入直出，稀发针而深之，以治气盛而热者也。八曰短刺，短刺者，刺骨痹，稍摇而深之，致针骨所，以上下摩骨也。九曰浮刺，浮刺者，傍入而浮之，此治肌急而寒者也。十曰阴刺，阴刺者，左右率④刺之，此治寒厥中寒者，取踝后⑤少阴也。十一曰傍刺，傍刺者，直刺傍刺各一，此治留痹久居者也。十二曰赞刺，赞刺者，直入直出，数发针而浅之出血，此治痈肿者也。

脉之所居深不见者，刺之微内针而久留之，致其脉空，脉气之浅者勿刺⑥。按绝其脉刺之，无令精出，独出其邪气耳。所

---

① 刺：《灵枢》作"治"，刘衡如本据改之。

② 拔针：《灵枢》《太素》均作"无拔针"。详后文有"乃出针复刺"之语，则此处当作"无拔针"为是。

③ 扬刺：《素问·长刺节》新校正引本经、《太素》均作"阳刺"，义同。

④ 率：《太素》《素问·长刺节》新校正引本经均作"卒"，疑为形近致误。

⑤ 踝后：此前《灵枢》有"足"字，详上下文义，疑《灵枢》此足字或错简于此，原在下文"少阴"之前。

⑥ 致其脉空，脉气之浅者勿刺：《灵枢》《太素》作"以致其空，脉气浅者勿刺"。

谓三刺之则谷气出者，先浅刺绝皮以出阳邪；再刺则阴邪出者，少益深，绝皮致肌肉。未入分肉之间，后刺深之。已入分肉之间，则谷气出矣。故刺法曰：始刺浅之，以逐阳邪之气；后刺深之，以致阴邪之气；最后刺极深之，以下谷气。此之谓也。（茈^①文解乃后"针道终始"篇三刺及至谷邪之文也）故用针者，不知年之所加，气之盛衰，虚实之所起，不可以为工矣。

凡刺有五，以应五脏。一曰半刺。半刺者，浅内而疾发针，无针伤肉，如拔发（一作毛）状，以取皮气，此肺之应也。二曰豹文刺。豹文刺者，左右前后针之，中脉为故，以取经络之血者，此心之应也。三曰关刺^②。关刺者，直刺左右尽筋上以取筋痹，慎无出血，此肝之应也。四曰合谷刺。或曰渊刺，又曰岂刺^③。合谷刺者，左右鸡足针于分肉之间，以取肌痹，此脾之应也。五曰腧刺。腧刺者，直入直出，深内之至骨，以取骨痹，此肾之应也。

曰：刺有五邪，何谓五邪？曰：病有持痈^④者，有大者，有小者，有热者，有寒者，是谓五邪。

凡刺痈邪（用铍针）^⑤无迎陇，易俗移性不得脓。越^⑥道

---

① 茈：四库本作"此"，原文疑误。

② 关刺：《太素》作"开刺"。

③ 或曰渊刺，又曰岂刺：此八字《灵枢》《太素》均在前文"此肝之应也"下。

④ 持痈：《太素》作"时痈"。按：持、待、时，古皆之韵，同声相假也。

⑤ 用铍针：原作大字正文。详《太素研究》："'用铍针'三字夹注，今本《甲乙经》已窜入正文。……'陇'与'脓'均在段玉裁《六书音韵表》第九部东韵；'乡'与'亡'均在段玉裁《六书音韵表》第十部。'诸阴阳过痈者，取之其输写之'十二字无韵，系夹注窜入正文者。"因据《灵枢》《太素》改。《校注》亦将此三字改作小字注文。本篇下文如"用锋针""用员针"等皆仿此例，不复出。

⑥ 越：《灵枢》作"脆"，《太素》作"诡"，作"越"义长。

更行去其乡，不安处所乃散亡。诸阴阳遇^①痛所者，取之其俞泻也。

凡刺大邪（用锋针）曰以少^②，泄夺其有余（乃益虚）摽其道，针其邪于肌肉^③。视之无有，乃自直道，刺诸阳分肉之间^④。

凡刺小邪（用员针）曰以大，补益^⑤其不足乃无害，视其所在迎之界，远近尽至不得外，侵而行之乃自贵^⑥（一作费）。刺分肉之间。

凡刺热邪（用镵针）越而沧，出游不归乃无病，为开道乎

---

① 遇：《灵枢》《太素》均作"过"。

② 少：《灵枢》《太素》均作"小"。

③ 针其邪于肌肉：《太素》作"针于其邪肌肉亲"，《灵枢》作"针其邪肌肉亲"。按《太素新校正》云："'于'为'干'之讹。萧本、日本摹写本（《太素》）'于'均作'干'，可从。"，刘衡如本亦据《太素》改作"针干其邪肌肉亲"。

④ 凡刺大邪用锋针，……刺诸阳分肉之间：按此数句与《灵枢》《太素》出入甚多。《太素研究》云："三书皆有讹误，汇而校之，这段文字乃四句七言古诗，……'乃益虚'三字系句中小字夹注，注释'泄夺有余'句义者，原文不当计此三字。……《太素》作'针干其邪肌肉亲'，杨注云：'以针干邪，使邪气得去，肌肉相附也'，则作'干'是。《甲乙经》'肌肉'下脱'亲'字，当据《太素》《灵枢》补。……"经上述校正，正确文字当为："凡刺大邪曰以小，泄夺有余剽其道，针干其邪肌肉亲，视之毋有反其真"。并准此例，依韵校勘，下文校正为："凡刺小邪曰以大，补其不足乃无害，视其所在迎之界，远近尽至不得外，侵而行之乃自贵。凡刺热邪越而沧，出游不归乃无病，为开道乎闭门户，使邪得出病乃已。凡刺寒邪曰以温，徐往徐来致其神，门户已闭气不分，虚实得调真气存。"清·顾炎武亦言此为一段优美而典型的七言古诗。详刘衡如本注曰："此段见于《灵枢·刺节真邪》篇及《太素·五邪刺》篇，文句小有出入。《太素》杨注及《灵枢》历代注释，句读均疑有误。今将此段显然脱误之处根据《灵枢》《太素》补正，并将针名刺法及注解加用括号，即成七言韵文。"以上所训极是。

⑤ 益：《灵枢》《太素》均无，按上文注释，则此"益"字为衍文。

⑥ 贵：《灵枢》《太素》均作"费"，据上文注则作"费"是。

辟门户，使邪得出病乃已。

凡刺寒邪（用毫针）曰以温，徐往疾去^①致其神，门户已闭气不分，虚实得调真气存。

缪刺第三

黄帝问曰：何谓缪刺？岐伯对曰：夫邪之客于形也，必先舍于皮毛，留而不去，入舍于络脉^②，留而不去，入舍于经脉，内连五脏，散于肠胃，阴阳俱感^③，五脏乃伤，此乃邪之从皮毛而入，极于五脏之次也。如此则治其经焉。

今邪客于皮毛，入舍于孙脉，留而不去，闭塞不通，不得入经，溢于大络而生奇病焉。夫邪客大络者，左注右，右注左，上下左右与经相干，而布于四末，其气无常处，不及于经俞，名曰缪刺。

曰：以左取右，以右取左，其与巨刺何以别之？曰：邪客于经也，左盛则右病，右盛则左病，亦有易且移者，左痛^④未已而右脉先病，如此者，必巨刺之，必中其经，非络脉也。故络病者，其痛与经脉缪处，故曰缪刺（巨刺者，刺其经；缪刺者，刺其络）。曰：缪刺取之何如？曰：邪客于足少阴之络，令人卒心痛，暴胀，胸胁反^⑤满。无积者，刺然谷^⑥之前出血，如

---

① 疾去：《灵枢》作"徐来"，按上文注释，则当从《灵枢》作"徐来"。

② 络脉：按下文义，此当作"孙脉"是。刘衡如本据《外台》卷三十九改作"孙络"。

③ 俱感：《太素》作"更盛"。

④ 痛：《太素》作"病"，义胜。

⑤ 反：《素问》《太素》均作"支"，义胜，原文疑为形近致误。

⑥ 然谷：《素问》《太素》均作"然骨"，刘衡如本据改之。

食顷而已，左取右，右取左。病新发者，五日已。

邪客于手少阴①（一作阳）之络，令人喉痹舌卷，口干心烦，臂外廉②痛，手不及头。刺手中指③（当作小指）次指爪甲上去端如韭叶，各一痏（音悔），壮者立已，老者有顷已，左取右，右取左，此新病，数日已。

邪客于足厥阴之络，令人卒疝暴痛。刺足大指爪甲上与肉交者各一痏，男子立已，女子有顷已，左取右，右取左。

邪客于足太阳之络，令人头项痛，肩痛。刺足小指爪甲上与肉交者各一痏，立已，不已刺外踝上④三痏，左取右，右取左，如食顷已。

邪客于手阳明之络，令人气满胸中，喘急而支胠胸中热。刺手大指次指爪甲上去端如韭叶，各一痏，左取右，右取左，如食顷已。

邪客于臂掌之间，不得屈，刺其踝后，先以指按之，痛乃刺之。以月死生为数，月生一日一痏，二日二痏，十五日十五痏，十六日十四痏。

邪客于足⑤阳跷之脉，令人目痛，从内眦始。刺外踝之下半寸所，各二痏，左取右，右取左，如行十里顷而已。

人有所堕坠，恶血留于内，腹中胀满，不得前后，先饮利

---

① 手少阳：原作"手少阴"按本经卷九第二云："喉痹舌卷，口干心烦心痛，臂表痛，不可及头，取关冲，在手小指爪甲去端如韭叶。"则可知此当作"手少阳"，据《素问》《太素》改。

② 臂外廉：《太素》作"臂内廉"，按上例注文作"臂表"，与"臂外廉"亦同，因此不拘于现行经脉循行而改，仍其旧。

③ 中指：《太素》《灵枢·热病》《太素·喉痹嗌干》均作"小指"。

④ 上：《素问》《太素》均作"下"。

⑤ 足：《太素》无。按，阳跷脉无手足之分，此字疑衍。

药，此上伤厥阴之脉，下伤少阴之络。刺足内踝之下，然骨之前，血脉出血，刺跗上动脉。不已。刺三毛上各一痏，见血立已，左取右，右取左。善惊善悲不乐，刺如右方。

邪客于手阳明之络，令人耳聋，时不闻音，刺手大指次指爪甲上端[①]如韭叶，各一痏，立闻。不已，刺中指爪甲上与肉交者，立闻。其不时闻者，不可刺也。耳中生风者，亦刺之如此数，右取左，左取右。

凡痹行往来无常处者，在分肉间痛而刺之，以月生死为数。用针者，随气盛衰，以为痏数，针过其日数则脱气，不及其日数则气不泻，左刺右，右刺左。病如故，复刺之如法，以月死生为数，月生一日一痏，二日二痏，渐多之[②]，十五日十五痏，十六日十四痏，渐少之。

邪客于足阳明之络（《素问》作经，王冰云：以其脉左右交于面部，故举经脉之病，以明缪刺之类），令人鼽衄，上齿[③]寒。刺足中指（《素问》注云：刺大指次指）爪甲上与肉交者，各一痏。左取右，右取左。

邪客于足少阳之络，令人胁痛不得息，欬而汗出。刺足小指[④]（《素》有次指二字）爪甲上与肉交者各一痏，不得息立已，汗出立止，欬者温衣饮食，一日已，左刺右，右刺左，病立已，不已，复刺如法。

邪客于足少阴之络，令人咽痛，不可内食，无故善怒，气

---

① 端：《素问》《太素》均作"去端"，义胜。

② 渐多之：《太素》无此三字，按上文例，疑衍，后"渐少之"亦同。

③ 上齿：刘衡如本据《太素》卷二十三及杨注改作"下齿"。

④ 小指：《素问》《太素》均作"小指次指"。

上走贲上。刺足①中央之络②，各三痏，凡六刺立已，左刺右，右刺左。

邪客于足太阴之络，令人腰痛，引少腹控䏚，不可以仰息③。刺其腰尻之解，两胂之上，是腰俞④，以月死生为痏数，发针立已，左刺右，右刺左。

邪客于足太阳之络，令人拘挛背急引胁而痛，内引心而痛⑤。刺之从项始数脊椎侠脊，疾按之应手而痛，刺入傍三痏，立已。

邪客于足少阳之络，令人留于枢中痛，髀不得气⑥（一作髀不可举），刺枢中以毫针，寒则留针，以月生死为痏数立已。

诸经刺之，所过者不病，则缪刺之。耳聋刺手阳明，不已，刺其过脉出耳前者。齿龋刺手阳明立已，不已，刺其脉入齿中者立已。

邪客于五脏之间，其病也脉引而痛，时来时止，视其病脉，缪刺之于手足爪甲上，视其脉，出其血，间日⑦一刺，一刺不已，五刺已。缪传引上齿，齿唇寒（《素》多一痛字），视其手背脉血者去之，刺足阳明中指爪甲上一痏，手大指次指爪甲上

---

① 足：《素问》《太素》均作"足下"，义胜。

② 络：《素问》《太素》均作"脉"。

③ 仰息：《素问·刺腰痛论》《太素·腰痛》均作"仰"，《素问》新校正引本经作"俯仰"。按，"不可仰息"似有肺系喘类之证，而此仅涉腰痛，疑作"仰息"误。

④ 是腰俞：《太素·腰痛》《素问·刺腰痛论》均无此三字。

⑤ 内引心而痛：《素问》无此五字。

⑥ 枢中痛，髀不得气：《太素》作"枢中痛，不可举"，《素问》作"髀枢中痛，不可举"。

⑦ 日：四库本作"者"。

各一痏立已，左取右，右取左。嗌中肿，不能内唾，不①能出唾者，缪刺然骨之前出血立已，左取右，右取左。（自嗌肿至此二十九字，《素问》王冰注原在邪客足少阴络之下，今移在此。）

邪客于手足少阴、太阴（一作阳）、足阳明之络，此五络者，皆会于耳中，上络左角，五络俱竭，令人身脉皆动而形无知也，其状若尸，或曰尸厥。刺足大指内侧爪甲上去端如韭叶，后刺足心，后刺足中指爪甲上各一痏，后刺手大指内侧爪甲上端②如韭叶，后刺手少阴兑骨之端各一痏，立已（《素问》又云后刺手心主者，非也）。不已，以竹筒吹其两耳中，剔其左角之发方寸，燔治，饮以美酒一杯，不能饮者，灌之立已。

凡刺之数，先视其经脉，切而循之，审其虚实而调之。不调者，经刺之；有痛而经不病者，缪刺之。因③视其皮部有血络者，尽取之。此缪刺之数也。

针道第四

夫针之要，易陈而难入。粗守形，上④守神。神乎神，客

---

① 不：此前《素问》有"时"字，按后注文云"二十九"字，今正文缺一字，则此前当补"时"字。

② 端：《素问》《太素》均作"去端"，按上文例，疑原脱"去"字。

③ 因：原作"目"，疑当是"曰"之误写。按"曰"为"因"之俗写体。据《素问》《太素》改。

④ 上：《太素》作"工"，按：当做"工"义胜，《太素研究》云："《灵枢·九针十二原》作'上'，误。当作'工'。《灵枢·顺气一日分为四时》云：'顺者为工，逆者为粗'；《官能》云：'粗之所不见，良工之所贵'；《岁露篇》：'故不知三虚，工反为粗'，皆'工''粗'对举，是当作'工'。'上'者，形近致误也。"下文"粗守关，上守机"及"妙哉上独有之也"亦同此，不复出。

在门。未睹其病，恶知其原。刺之微，在速迟。粗守关，上守机。机之不①动，不离其空，空中之机，清静以微。其来不可逢，其往不可追。知机道者，不可挂以发。不知机者，叩之不发。知其往来，要与之期。粗之闇乎，妙哉上独有之也。往者为逆，来者为顺。明知逆顺，正行无问。迎而夺之，恶得无虚。追而济之，恶得无实。迎而随之，以意和之。针道毕矣。凡用针者，虚则实之，满则泄之，菀陈则除之，邪胜则虚之。《大要》曰：徐而疾则实，疾而徐则虚。言其实与虚，若有若无。察后与先，若亡若存②，为虚为实，若得若失。

虚实之要③，九针最妙。补泻之时，以针为之。泻曰：迎之迎之，意④必持而内之，放而出之。排扬出针，疾气得泄。按而引针，是谓内温。血不得散，气不得出。补曰：随之随之，意若忘之。若行若按，如蚊虻止⑤。如留如环，去如绝弦⑥令左属右，其气故止。外门以⑦闭，中气乃实。必无留血，急取诛之。

---

① 不：《灵枢》《太素》均无，疑衍。

② 若亡若存：原作"若存若亡"，《太素研究》云："'先''存'皆为段氏（古音）第十三部。后人狃于先言'存'后言'亡'之习见，蔽所希闻，故改'若亡若存'为'若存若亡'，乃致失韵。"所言是，据《太素》改。

③ 要：原作"妙"，据《灵枢》《太素》改。

④ 迎之迎之，意：《灵枢》《太素》均无此五字。

⑤ 随之随之，意若忘之，若行若按，如蚊虻止：忘，《灵枢》作"妄"，误；按，《太素》作"悔"，是，当据改。蚊：《灵枢》作"蝱"，与蚊同。详《太素研究》："'若行若按'之'按'字误，当作'悔'。……'之''悔''止'皆在段玉裁古音第一部，若作'按'，则于韵不协"又"'补曰随之随之，意若忘之'句读多误为'补曰随之，随意，若忘之'。'随之随之'四字不可断开"

⑥ 绝弦：《灵枢》作"弦绝"，非。按"弦"与"环"于汉韵相押，作"弦绝"则失韵。

⑦ 以：四库本、《灵枢》《太素》均作"已"。按：以、已古通。

持针之道，坚者为宝①。

正指直刺，无针左右。神在秋毫，属意病者，审视血脉，刺之无殆。方刺之时，心②在悬阳，及与两衡③（一作冲）。神属勿去，知④病存亡。取血脉者，在俞横居，视之独满⑤，切之独坚。夫气之在脉也，邪气在上，浊气在中，清气在下。故针陷脉则邪气出，针中脉则浊气出，针太深则邪反沉，病益甚。故曰皮肉筋脉，各有所处。病各有所舍，针各有所宜。各不同形，各以任其所宜。无实实虚虚，损不足，益有余，是为重病，病益甚。取五脉者死，取三脉者恇。夺阴者厥，夺阳者狂，针害毕矣。

知其所苦⑥。隔有上下，知其气之所。先得其道，布而涿之（《太素》作希而疏之），稍深而留之，故能徐⑦之。大热在上者，推而下之；从下上者，引而去之；视前痛者，常先取之；大寒在外，留而补之；入于中者，从合泻之。针所不为，灸⑧之所

① 宝：原作"实"。《太素研究》云："按，'实'字当作'宝'，与'道'押韵。考《太素》及王冰《素问》均以全元起本为底本，故均沿讹作'实'，则此'实'字之讹，在齐梁前。"据《素问·针解篇》新校正引本经及《灵枢》改。
② 心：《灵枢》《太素》均作"必"。
③ 衡：《灵枢》作"卫"，作"衡"是，"衡""阳""亡"均在段氏古音第十部阳韵。
④ 知：四库本作"如"。
⑤ 满：《灵枢》作"澄"，按《太素研究》云，当作"满"，与"坚"为真、元合韵。
⑥ 知其所苦：此前《灵枢·官能》《太素·知官能》均有"用针之理，必知形气之所在……审之尺肤，寒温滑涩"一段。
⑦ 徐：此后原有"入"字。按《太素研究》云："'能徐入之'的'入'字衍，当删。《太素》卷十九《知官能》无'入'字。'疏''徐''下''去''取''补''写'皆在第五部（段氏古音）"因据《太素》删之。
⑧ 灸：《太素》作"火"，据下文义，原文疑误。

中医非物质文化遗产临床经典读本

宜。上气不足，推而扬之；下气不足，积而从之。阴阳皆虚，火自当之，厥而寒甚，骨廉陷下，寒过于膝，下陵三里，阴络所过，得之留止，寒入于中，推而行之，经陷下者，即火当之。结络坚紧，火之所治。不知其苦，两跷之下，男阳女阴①，良工所禁，针论毕矣。

凡刺虚者实之，满者泄之，此皆众工之所共知也。若夫法天则地，随应而动，和之若响，随之若影，道无鬼神，独来独往。凡刺之真，必先治神。五脏已定，九候已明，后乃存针②。众脉所（《素》作不）见，众凶所③（《素》作弗）闻。外内相得，无以形先。可玩往来，乃施于人。虚实之要，五虚勿近，五实勿远。至其当发，间不容瞚④。手动若务，针耀而匀。静意视义，观适之变，是谓冥冥，莫知其形。见其乌乌，见其稷稷；从见其飞，不知其谁⑤。伏如横弩⑥，起若发机。刺虚者须其实，刺实者须其虚。经气已至，慎守勿失。深浅在志，远近若一。如临深渊，手如握虎，神无营于众物。

黄帝问曰：愿闻禁数？岐伯对曰：脏有要害，不可不察。

---

① 男阳女阴：《灵枢》作"男阴女阳"。按《太素研究》云："当作'男阳女阴'，'阴'与'禁'皆在段玉裁《六书音韵表》第七部侵韵。《太素》卷十九知官能正作'男阳女阴'。"据此音韵之训，则作"男阳女阴"为是。

② 后乃存针：《太素》作"乃缓存针"。按《太素研究》云："'后乃存针'当作'后乃针存'，……当依韵校之作'针存'为是。"

③ 众凶所：凶，原作"呇"，此或为"凶"之俗字，据四库本及《太素》改；所，《太素》作"弗"。

④ 瞚：《太素》作"眴"。《素问》新校正云："按《甲乙经》'瞚'作'暄'，全元起本及《太素》作'眴'。"

⑤ 谁：《太素》作"杂"，按《校注》云："《太素》作'杂'非是，'谁'与上句'飞'押韵，古皆微韵"。

⑥ 弩：原作"怒"，据《素问》《太素》及文义改。

肝生于左，肺藏于右。心部于表，肾治于里，脾为之使，胃为之市。膈肓①之上，中有父母。七节之傍，中有志心（《素》作小心）。顺之有福，逆之有咎。泻必用方（《太素》作员）。切而转之，其气乃行。疾入徐出，邪气乃出。伸而迎之，摇大其穴，气出乃疾。补必用员（《太素》作方），外引其皮，令当其门。左引其枢，右推其肤，微旋而徐推之。必端以正，安以静，坚心无解，欲微以留，气下而疾②出之。推其皮，盖其外门，真气乃存。用针之要，无忘养神。泻者以气方盛，以月方满，以日方温，以身方定，以息方吸而内针，乃复候其方吸而转针，乃复候其方呼而徐引针。补者行也，行者移也，刺必中其荣，复以吸排针也。必③知形之肥瘦。荣卫血气之衰盛。血气者，人之神，不可不谨养。

形乎形，目瞑瞑。扪其所痛（《素》作问其所痛），索之于经，慧然在前，按之弗得，不知其情，故曰形。乎神神④，耳不闻。目明心开而志光⑤，慧然独觉，口弗能言，俱视独见，象若昏，昭然独明，若风吹云，故曰神。三部九候为之原，九针之论不必存。

凡刺之而气不至，无问其数；刺之而气至乃去之，勿复针。针各有所宜，各不同形，各任其所为。刺之要，气至而效，效之信，若风吹云，昭然于天，凡刺之道毕矣。节之交，凡

---

① 肓：原作"盲"。《说文·肉部》："肓，心下鬲上也。"据《素问》《太素》改。

② 疾：四库本作"徐"，参上下文义，疑作"徐"义胜。

③ 必：此前《素问》有"故养神者"四字，《太素》有"养神者"三字，原文疑脱。

④ 乎神神：《素问》《太素》均作"神乎神"，按前文"形乎形"之文，此当作"神乎神"。

⑤ 光：《素问》《太素》均作"先"。

三百六十五会。知其要者，一言而终，不知其要者，流散无穷。所言节者，神气之所游行出入也，非皮肉筋骨也。睹其色，察其目，知其散复。一其形，听其动静，知其邪正。右主推之，左持而御之，气至而去之。

凡将用针，必先视脉气之剧易，乃可以治病。五脏之气已绝于内，而用针者反实其外，是谓重竭。重竭必死，其死也静，治之者辄反其气，取腋与膺。五脏之气已绝于外，而用针者反实其内，是谓逆厥。逆厥则必死，其死也躁，治之者反取四末。刺之害，中而不去则精泄，害[①]中而去则致气，精泄则病甚而恇，致气则生为痈疡[②]。

刺针必肃，刺肿摇针，经刺勿摇，此刺之道也。刺诸热者，如手探汤；刺寒清者，如人不欲行。刺虚者，刺其去；刺实者，刺其来。刺上关者，欮不能欠；刺下关者，欠不能欮。刺犊鼻者，屈不能伸；刺内关者，伸不能屈。病高而内者，取之阴陵泉；病高而外者，取之阳陵泉。阴有阳疾者，取之下陵三里。正往无殆，下气乃止，不下复始矣。

针道终始第五

凡刺之道，毕于终始。明知终始，五脏为纪，阴阳定矣。阴者主脏，阳者主府。阳受气于四肢，阴受气于五脏。故泻者迎之，补者随之。知迎知随，气可令和。和气之方，必通阴阳。

---

① 害：《太素》《灵枢·寒热病》《太素·寒热杂说》均作"不"，原文疑误，作"不"义胜。

② 痈：《灵枢·寒热病》作"疽"，《太素研究》云："按，'疽'字误，当依《太素》卷二十六寒热杂说作'痈'。'恇''痈'均在段氏古音第十部阳韵"。

五脏为阴，六府为阳。谨奉天道，请言终始。终始者，经脉为纪，持其脉口人迎，以知阴阳有余不足，平与不平，天道毕矣。

所谓平人者，不病也。不病者，脉口人迎应四时也，上下相应而俱往来也，六经之脉不结动也，本末①相遇，寒温相守司，形肉血气必相称也，是谓平人。若少气者，脉口人迎俱少而不称尺寸。如是者，则阴阳俱不足，补阳则阴竭，泻阴则阳脱。如是者，可将以甘药，不②可饮以至剂。如此者弗灸。不已者，因而泻之，则五脏气坏矣。

人迎一盛，病在足少阳，一盛而躁在手少阳。人迎二盛，病在足太阳，二盛而躁在手太阳。人迎三盛，病在足阳明，三盛而躁在手阳明。人迎四盛且大且数，名曰溢阳，溢阳为外格。脉口一盛，病在足厥阴，一盛而躁在手心主③。脉口二盛，病在足少阴，二盛而躁在手少阴④。脉口三盛，在足太阴，三盛而躁在手太阴。脉口四盛俱大且数，名曰溢阴。溢阴为内关，不通者死不治。人迎与太阴⑤脉口俱盛四倍已上，名曰关格。关格者与之短期。

人迎一盛，泻足少阳而补足厥阴，二泻一补，日一取之，必切而验之，疎⑥取之上，气和乃止。人迎二盛，泻足太阳而补足少阴，二泻一补，二日一取之，必切而验之，疏取之上，气

---

① 末：原作"未"，据四库本、《灵枢》《太素》改。

② 不：《太素》作"不愈"。

③ 少阴：原作"小阴"，据四库本及《灵枢》《太素》改。

④ 在手心主:《素问·六节藏象论》王冰注引及《灵枢》均作"在手厥阴"。

⑤ 太阴：《素问·六节藏象论》无此二字，疑为剩文。

⑥ 疎：《太素》作"躁"，据前文例，此当作"躁"，作"疎"者，疑为形近之误，本段及下段之"疎"字皆同，不复出。

和乃止。人迎三盛，泻足阳明而补足太阴，二泻一补，日一^①取之，必切而验之，疏取之上，气和乃止。

脉口一盛，泻足厥阴而补足少阳，二补一泻，日一取之，必切而验之，气和乃止，疏取之。脉口二盛，泻足少阴而补足太阳，二泻一补，二日一取之，必切而验之，气和乃止，疏取之。脉口三盛，泻足太阴而补足阳明，二补一泻，日二取之，必切而验之，气和乃止，疏取之。所以日二取之者，太阴主胃，大富于谷^②，故可日二取之也。人迎脉口俱盛四倍已上（《灵枢》作三倍），名曰阴阳俱溢。如是者，不开则血脉闭塞，气无所行，流淫于中，五脏内伤。如此者，因而灸之，则变易为他病矣。

凡刺之道，气和乃止，补阴泻阳，音声益彰，耳目聪明，反此者，血气不行。

所谓气至而有效者，泻则脉^③虚，虚者脉大如其故而不坚也。大如故而益坚者，适虽言快^④，病未去也。补则益实，实者脉大如其故而益坚也。大如故而不坚者，适虽言快，病未去也。故补则实，泻则虚，病虽不随针减，病必衰去矣。必先通十二经之所生病，而后可传于终始。故阴阳不相移，虚实不相倾，取之其经。

凡刺之属，三刺至谷气^⑤，邪澼妄合，阴阳移居，逆顺相

---

① 一：《灵枢》《太素》均作"二"，疑作"二"是。

② 谷：《灵枢》《太素》均作"谷气"，按文义，原文疑脱"气"字。

③ 脉：《灵枢》《太素》均作"益"，刘衡如本据改之。

④ 快：原作"故"，据四库本及《太素》改。

⑤ 气：《太素》无，疑衍。详《太素研究》："'属''谷'均在古音屋韵，二字相押，若有'气'则失韵矣，考此'气'之衍，似为古注之窜入正文者。杨上善于'三刺至谷'句注云：'三刺得于谷气也'。"

反，浮沉异处，四时不相①得，稽留淫泆，须针而去。故一刺阳邪出，再刺阴邪出，三刺则谷气至，而止。所谓谷气至者，已补而实，已泻而虚，故知谷气至也。邪气独去者，阴与阳未能调而病知愈也。故曰补则实，泻则虚，病虽不随针减，病必衰去矣。（此文似解前第三篇中。）

阳盛而阴虚，先补其阴，后泻其阳而和之。阴盛而阳虚，先补其阳，后泻其阴而和之。三脉动于足大指之间，必审其虚实。虚而泻之，是谓重虚，重虚病益甚。凡刺此者，以指按之，脉动而实且疾者则泻之，虚而徐者则补之，反此者病益甚。三脉动（一作重）于大指，谓阳明在上，厥阴在中，少阴②在下。

膺腧中膺，背腧中背，肩髆③虚者取之上。重舌，刺舌柱以铍针也。手屈而不伸者，其病在筋；伸而不可屈者，其病在骨。在骨守骨，在筋守筋。

补泻④须一方实，深取之，稀按其痏，以极出其邪气。一方虚，浅刺之，以养其脉，疾按其痏，无使邪气得入。邪气之来也紧而疾，谷气之来也徐而和。脉实者，深刺之以泄其气；脉虚者，浅刺之使精气无得出，以养其脉，独出其邪气。刺诸痛者深刺之，诸痛者其脉皆实。从腰以上者，手太阴、阳明主之；从腰以下者，足太阴、阳明主之。病在下者高取之，病在上者下取之，病在头者取之足，病在腰者取之腘，病生于头者头重，生于手者臂重，生于足者足重。治病者，先刺其病所从生者也。

春气在毫毛，夏气在皮肤，秋气在分肉，冬气在筋骨。刺

---

① 相：《灵枢》《太素》均无，疑衍。
② 少阴：《太素》作"太阴"。
③ 髆：《太素》作"髆"，《灵枢》作"膊"，疑作"髆"或"膊"是。
④ 泻：原脱，据《太素》及文义补，义合后文"一方实……一方虚"。

此病者，各以其时为齐。刺肥人者，以秋冬为之齐；刺瘦人者，以春夏为之齐。刺[1]痛者阴也，痛而以手按之不得者亦阴也，深刺之。痒者阳也，浅刺之[2]。病在上者阳也，在下者，阴也。病先起于阴者，先治其阴而后治其阳；病先起于阳者，先治其阳而后治其阴。久病者邪气入深，刺此病者，深内而久留之，间日复刺之，必先调其左右，去其血脉，刺道毕矣。

凡刺之法，必察其形气。形气未脱，少气而脉又躁，躁厥者(一作疾字)，必为缪刺之。散气可收，聚气可布。深居静处，占[3]神往来，闭户塞牖，魂魄不散，专意一神，精气之[4]分，无闻人声，以收其精，必一其神，令志在针。浅而留之，微而浮之，以移其神，气至乃休。男女内外[5]，坚拒勿出，谨守勿内，是谓得气。

针道自然逆顺第六

（前系逆顺肥瘦文，后系根结文）

黄帝问曰：愿闻针道自然。岐伯对曰：用自然者，临深决水，不用功力，而水可竭也。循掘决冲，不顾坚密，而经可通也。此言气之滑涩，血之清浊，行之逆顺也。

曰：人之黑白肥瘦少长各有数乎？曰：年质壮大，血气充盛，皮肤坚固，因加以邪，刺此者，深而留之，此肥人也。广

---

① 刺之：《灵枢》《太素》均作“病”于义通顺，疑原文误。

② 痒者阳也，浅刺之：此七字《灵枢》《太素》均在下文“在下者，阴也”下。

③ 占：于义未安，《太素》作“与”，义胜。

④ 之：《太素》作“不”，义胜。

⑤ 男女内外：《灵枢》《太素》均作“男内女外”。

肩腋项，肉薄厚皮而黑色，唇临临然者，其血黑以浊，其气涩以迟，其①贪于取予，刺此者，深而留之，多益其数。

曰：刺瘦人奈何？曰：瘦人者，皮薄色少，肉廉廉然，薄唇轻言，其血清，其气滑，易脱于气，易损于血，刺此者，浅而疾之。

曰：刺常人奈何？曰：视其黑白，各为调之。端正纯②厚者，其血气和调，刺此者，无失其常数。

曰：刺壮士真骨者奈何？曰：刺壮士真骨，坚肉缓节，验验（一作监监）然，此人重则气涩血浊，刺此者，深而留之，多益其数；劲则气滑血清，刺此者，浅而疾之也。

曰：刺婴儿奈何？曰：婴儿者，其肉脆血少气弱，刺此者以毫针，浅刺而疾发针，日再可也。

曰：临深决水奈何？曰：血清气浊③，疾泻之，则气竭矣。曰：循掘决冲奈何？曰：血浊气涩，疾泻之④，则气可通也。

曰：逆顺五体经络之数，此皆布衣匹夫之士也；食血者⑤（《九墟》作血食之君），身体空虚⑥，肤肉软弱，血气慓悍滑利，刺之岂可同乎？曰：夫膏粱菽藿之味，何可同也。气滑则出疾，气涩则出迟。气悍则针小而入浅，气涩则针大而入深。深则欲留，浅则欲疾。故刺布衣者，深以留，刺王公大人者，微以徐。

---

① 此处《灵枢》有"为人也"三字，《太素》有"为人"二字，义长。

② 纯：《灵枢》作"敦"，《太素》作"长"。按：纯、长，疑系避宋光宗赵惇嫌名敦惇改字。

③ 浊：《太素》作"滑"，按下文"血浊气涩"言，则此作"滑"义胜。

④ 疾泻之：四库本作"疾而泻之"。

⑤ 食血者：《灵枢》《太素》均作"夫王公大人，血食之君"。血食，指吃鱼肉类荤腥食物之人，泛指上层社会之人。疑此当乙作"血食"为是。

⑥ 空虚：四库本、《灵枢》《太素》均作"柔脆"，原文疑误。

此皆因其气之慓悍滑利者也。

曰：形气之逆顺奈何？曰：形气不足，病气有余，是邪胜也，急泻之。形气有余，病气不足，急补之。形气不足，病气不足，此阴阳俱不足，不可复刺之，刺之则重不足，重不足则阴阳俱竭；血气皆尽，五脏空虚，筋骨髓枯，老者绝灭，壮者不复矣。形气有余，病气有余者，此谓阴阳俱有余也，急泻其虚①，调其虚实。故曰有余者泻之，不足者补之，此之谓也。故曰刺不知逆顺，真邪相薄，实而补之，则阴阳血气皆溢，肠胃充郭，肺肝内胀，阴阳相错。虚而泻之，则经脉空虚，血气枯竭，肠胃慑辟，皮肤薄着，毛腠夭焦，予之死期。故曰用针之要，在于知调，调阴与阳，精气乃光②，合形与气，使神内藏，故曰上工平气，中工乱经③，下工绝气危生，不可不慎也。必察其五脏之变化，五脉之相应，经脉之虚实，皮肤之柔麁，而后取之也。

针道外揣纵舍第七

黄帝问曰：夫九针，少则无内，大则无外，恍惚无穷，流溢无极，余知其合于天道人事四时之变也，余愿浑求④为一可

---

① 虚：《灵枢》《太素》均作"邪"，义胜。

② 光：原作"充"。按《太素研究》云："'阳''光''藏'三字皆在段氏第十部阳韵，《甲乙经》'光'讹为'充'，当据《太素》《灵枢》改。"《校注》亦依音韵之训据《灵枢》《太素》改作"光"。

③ 经：《灵枢》作"脉"。按《太素研究》云："'脉'字误。《太素》卷二十二刺法'脉'字作'经'，与'生'押韵，皆在段氏古音第十一部。"

④ 余愿浑求：《灵枢》作"然余愿杂之毫毛浑束"，《太素》作"然余愿闻杂之毫毛浑束"。

乎？岐伯对曰：夫唯道焉，非道何可大小浅深离合为一乎哉。故远者司外揣内，近者司内揣外。是谓阴阳之极，天地之盖。

曰：持针纵舍奈何？曰：必先明知十二经之本末，皮肤之寒热，脉之盛衰滑涩。其脉滑而盛者病日进，虚而细者久以持，大以涩者为痛痹，阴阳如一者病难治。察其本末，上下有热者^①，病常^②在，其热已衰者，其病亦去矣。因持其尺，察其肉之坚脆、大小、滑涩、寒热、燥湿。因视目之五色，以知五脏而决死生。视其血脉，察其五色，以知寒热痹痛。

曰：持针纵舍，余未得其意也。曰：持针之道，欲端以正，安以静。先知虚实，而行疾徐。左手执骨，右手循之，无与肉裹。泻欲端正，补必闭肤。转^③针导气，邪气不得淫泆，真气以居。曰：扞皮开腠理奈何？曰：因其分肉，左^④别其肤。微内而徐端之，适神不散，邪气得去也。

---

① 上下有热者：《灵枢》作"尚热者"，《太素》作"上热者"。

② 常：《灵枢》《太素》均作"尚"，义胜。

③ 转：《灵枢》作"辅"。

④ 左：《太素》作"在"，疑为形近致误，作"在"义胜。

卷 六

八正八虚八风大论第一

黄帝问曰：岁之所以皆同病者，何气使然？少师对曰：此八症①之候也。候此者，常以冬至之日②。风从南方来者，名曰虚风，贼伤人者也。其以夜半至者，万民皆卧而不③犯，故其岁民少病。其以昼至者，万民懈惰而皆中于邪风，故民多病。虚邪入客于骨而不发于外，至其立春，阳气大发，腠理开。有④因立春之日，风从西方来，万民皆中虚风。此两邪相搏⑤，经气结代，故诸逢其风而遇其雨者，名曰遇岁露焉。因岁之和而少贼风者，民少病而少死；岁多贼风邪气，寒温不和，则民多病而死矣。

曰：虚邪之风，其所⑥贵贱何如，候之奈何？曰⑦：正月朔

---

① 症：《灵枢》作"正"。

② 东至之日：《灵枢》于此后有"太一立于叶蛰之宫，其至也，天必应之以风雨者矣"二十字。

③ 风：《灵枢》作"风雨"。

④ 有：《灵枢》无。

⑤ 搏：《太素》作"薄"，原文义胜。

⑥ 所：此后《灵枢》《太素》均有"伤"字，原文疑脱，刘衡如本据补之。

⑦ 曰：《灵枢》此后有"正月朔日，太一居天留之宫，其日西北风不甬，人多死矣。"二十二字。

日，风从西方来而大，名曰白骨。将国有殃，人多死亡^①。正月
朔日，平旦西北风行，民病多，十有三也。正月朔日，日中北
风，夏，民多死（一作多病）者。正月朔日，平旦北风，春，
民多死者。正月朔日，夕时北风，秋，民多死者^②。正月朔日，
天时和温不风，民无病；大寒疾风，民多病。二月丑不风，民
多心腹病。三月戌不温，民多寒热病。四月巳不暑，民多瘅病。
十月申不寒，民多暴死。诸所谓风者，发屋拔树，扬沙石，起
毫毛，发腠理者也^③。

　　风从其冲后来者，名曰虚风，贼伤人者也，主杀害，必谨
候虚风而谨避之。避邪之道，如避矢石，然后邪弗能害也^④。

　　风从南方来，名曰大弱风。其伤人也，内舍于心，外在于
脉，其气主为热。风从西南方来，名曰谋风。其伤人也，内舍
于脾，外在于肌肉，其气主为弱。风从西方来，名曰刚风。其
伤人也，内舍于肺，外在于皮肤，其气主为燥。风从西北方来，
名曰折风。其伤人也，内舍于小肠，外在于手太阳之脉，脉绝
则泄^⑤，脉闭则结不通，善暴死。从北方来，名曰大刚风。其伤
人也，内舍于肾，外在于骨与肩背之膂筋，其气主为寒。风从

---

① 亡：此后《灵枢》有"正月朔日，风从东方来，发屋，扬沙石，国有
大灾也。正月朔日，风从东南方行，春有死亡。"三十四字。

② 死者：《灵枢》无"者"。此后《灵枢》《太素》均有"终日北风，大
病死者十有六。正月朔日，风从南方来，命曰旱乡。"二十四字。

③ 正月朔日，天时和温不风，民无病；大寒疾风，民多病：《灵枢》作
"正月朔，天利温，不风，籴贱，民不病。天寒而风，籴贵，民多病。此
所谓候岁之风。䬆伤人者也。"按：籴，买进谷米之义《说文》入部录"籴"
字，籴为其俗字。"籴贱""籴贵"义合前文"贵贱何如"之问。

④ 按：此后下一段多处语句与《灵枢》《太素》相应语句语序不符，详
参《灵枢·岁露论第七十九》篇末。

⑤ 泄：《灵枢》《太素》均作"溢"。

东北方来，名曰凶风。其伤人也，内舍于大肠，外在于两胁腋骨，下及肢节。风从东方来，名曰婴儿风。其伤人也，内舍于肝，外在于筋纽，其气主为湿。风从东南方来，名曰弱风。其伤人也，内舍于胃，外在于肌，其气主为体重。

凡此八风者，皆从其虚之乡来，乃能病人。三虚相薄①，则为暴病卒死。两虚一实②，则为淋露寒热。犯其雨湿之地则为痿。故圣人避邪，如避矢石。其三虚偏中于邪风，则为击仆偏枯矣。曰：四时八风之中人也，因有寒暑。寒则皮肤急腠理闭；暑则皮肤缓腠理开。贼风邪气，因得以入乎？将必须八正风邪，乃能伤人乎？曰：贼风邪气之中人也，不得以时。然必因其开也，其入深，其内亟（一作极）也疾，其病人也卒暴；因其闭也，其入浅以留，其病人也徐以迟③。曰：其有寒温和适，腠理不开，然有卒病者，其故何也？曰：人虽平居，其腠理开闭缓急，固常有时也。夫人与天地相参，与日月相应。故月满则海水西盛，人血气积④，肌肉充⑤，皮肤致，毛发坚，腠理郄，烟垢着。当是之时，虽遇贼风，其入浅，亦不深。到其月郭空，则海水东盛，人血气虚，其卫气去，形独居，肌肉减，皮肤缓，腠理开，毛

---

① 薄：《灵枢》作"搏"，义胜。

② 两虚一实：《灵枢》《太素》均作"两实一虚"。

③ 因其闭也……徐以迟：《太素研究》云："按，《灵枢·岁露》作'因其闭也，其入浅以留，其病也徐以迟'《太素》衍'人'及句末'持'下'也'字。'持'当作'迟'，以与'闭'押韵，二字均在段氏第十五部；'持'字在第一部，不能与'闭'相押。"

④ 积：医统、《灵枢》《太素》均作"精"。杨上善注："血气精，而不浊"。按：《太素研究》第225页："精"与"盛""充"押韵。"盛""精"在段氏古音第十一部耕韵，"充"在第九部东韵。第九部与第十一部先秦合韵较少，汉代韵宽可合韵。此段之押韵，汉韵也。因而据此改作"精"。

⑤ 充：原作"克"，为"充"之俗字，据《太素》《灵枢》及四库本改。

发薄，腘垢泽 ①。当是之时，遇贼风，其入深，其病人卒暴。

曰：人有卒然暴死者，何邪使然？曰：得三虚者其死疾 ②；得三实者邪不能伤也。乘年之衰，逢月之空，失时之和，人气乏少 ③，因为贼风邪气所伤，是谓三虚。故论不知三虚，工反为粗。若逢年之盛，遇月之满，得时之和，虽有贼风邪气，不能伤也。

逆顺病本末方宜形志大论第二

黄帝问曰：治民治身，可得闻乎？岐伯对曰：治民与自治，治彼与治此，治小与治大，治国与治家，未有逆而能治者，夫唯顺而已矣。故入国问其俗，临病人问所便。曰：便病奈何？曰：中热消瘅则便寒，寒中之属则便热。胃中热则消谷，令人悬心善饥，脐已上皮热。肠中热，则出黄如糜色，脐以下皮寒。胃中寒则填胀 ④。肠中寒则肠鸣飧泄。胃中寒，肠中热，则胀且泄。胃中热，肠中寒，则疾饥，少腹痛胀。

---

① 人血气虚，其卫气去，形独居，肌肉减，皮肤缓，腠理开，毛发薄，腘垢泽：缓，《灵枢》作"纵"，疑误；薄，《灵枢》作"残"，《太素》作"浅"；泽，《灵枢》《太素》均作"落"。详《太素研究》云："按，'纵'字误，当据《太素》卷二十八《三虚三实》作'缓'，与'残'押韵，二字皆在段氏古韵第十四部元韵。此段文字韵律和谐。'空'在段氏古韵第九部东韵，'盛'在第十一部耕韵，东耕合韵为汉韵特点。'虚''去''居'韵在段氏古韵第五部，'薄''落'亦在第五部。若作'纵'，则不能与'残'相押，失去此段均有韵的合谐性。又'残'字《太素》作'浅'，杨上善云：'毛发虚浅'，虽亦谐韵，然不若'残'义长。"
② 其死疾：《灵枢》作"其死暴疾也"，《太素》作"其死暴疾"。疑脱"暴"字。
③ 人气乏少：《灵枢》《太素》均无此四字，疑衍。
④ 填胀：《灵枢》作"腹胀"，《太素》作"䐜胀"。

曰：胃欲寒饮[①]，肠欲热饮，两者相逆，治之奈何？曰：春夏先治其标，后治其本；秋冬先治其本，后治其标。曰：便其相逆者奈何？曰：便此者，食饮衣服，欲适寒温。寒无悽怆[②]，暑无出汗。食饮者，热无灼灼，寒无沧沧。寒温中适，故气搏[③]持，乃不致邪僻。先病而后逆者治其本，先逆而后病者治其本，先寒而后生病者治其本，先病而后生寒者治其本，先热而后生病者治其本，先病而后生热者治其本[④]，先病而后生中满者治其标[⑤]，先病而后泄者治其本[⑥]。先泄而后生他病者治其本，必先[⑦]调之，乃治其它病。先病而后中满者治其标，先中满而后烦心者治其本。人有客气同（同一作固）气，小大不利治其标。小大便利治其本。病发而有余，本而标之，先治其本，后治其标；病发而不足，标而本之，先治其标，后治其本。谨察间甚而调之，间者并行，甚者独行。小大不利而后生他病者，治其本。

东方滨海傍水，其民食鱼嗜咸。鱼者使人热中，咸[⑧]者胜

---

① 饮：《灵枢》作"饥"。按："饥"字当误。《太素研究》："当依《太素》卷二《顺养》《甲乙经》卷六第二作'饮'，与下句'饮'字相押。"

② 悽怆：《灵枢》作"凄怆"，《太素》作"凄凄"。按：《说文》不录"凄"，《说文》解"凄"：雨云起也，从水妻声。段玉裁注："按《诗》曰：凄其以风。《毛传》：凄寒风儿。又曰：风雨凄凄。盖凄有阴寒之意。"此处作"凄凄"解较为适宜。

③ 搏：《灵枢》《素问》均作"将"，刘衡如本据改作"将"，《校注》疑作"搏"为适。

④ 先病而后生热者治其本：《素问》《灵枢》均无此十字。

⑤ 先病而后生中满者治其标：病，《素问》作"热"。《灵枢》无此十一字。

⑥ 先病而后泄者治其本：《灵枢》无此九字。

⑦ 先：《素问》《灵枢》均作"且"。按，且与先通。

⑧ 咸：《素问》《太素》均作"盐"。

血。其民皆黑色疏理，其病多壅肿①，其治宜砭石。

西方水土刚强，其民华食②而脂肥，故邪不能伤其形体，其病生于内，其治宜毒药。

北方风寒冰冽，其民乐野处而乳食，藏寒生满③病，其治宜灸焫。

南方其地下，水土弱，雾露之所聚也。其民嗜酸而食腐④，故致理而赤色，其病挛痹，其治宜微针。

中央其地平以湿，天地所生物者众⑤，其民食杂而不劳。故其病多痿厥寒热，其治宜导引按跷。故圣人杂合以治，各得其宜。

形乐志苦，病生于脉，治之以灸刺；形苦志乐，病生于筋，治之以熨引；形乐志乐，病生于肉，治之以针石；形苦志苦，病生于咽喝（一作困竭），治之以甘药；形数惊恐，经络⑥不通，病生于不仁，治之以按摩醪醴⑦。是谓五形。故志曰：刺阳明出血气，刺太阳出血恶气，刺少阳出气恶血，刺太阴出气恶血⑧，刺少阴出气⑨恶血，刺厥阴出血恶气。

---

① 多壅肿：《素问》作"皆为痈疡"，《太素》作"皆为痈疡"。

② 华食：《太素》作"竿食"。

③ 满：《太素》无。刘衡如本据《素问·异法方宜论》新校正引本经删。

④ 腐：《素问》《太素》均作"胕"。按："胕"同"腐"（《王力古汉语字典》）。《素问》王冰注：胕，言其所食不芬香。《说文》："腐，豕膏臭也。"二字义近，胕用于此稍胜。

⑤ 天地所生物者众：《素问》作"天地所以生万物也众"，《太素》作"天地所生物色者众"

⑥ 经络：《灵枢》《太素》均作"筋脉"。

⑦ 醴：《灵枢》《素问》《太素》均作"药"。

⑧ 刺太阴出气恶血：《太素》作"出血气"。出气恶血，《灵枢》作"出血恶气"。

⑨ 气：原作"血"，《素问》《灵枢》《太素》均作"气"，《素问》本篇："少阴常少血多气"，因据改。

五脏六腑虚实大论第三

黄帝问曰：刺法言^①，有余泻之，不足补之，何谓也？岐伯对曰：神有有^②余，有不足；气有有余，有不足；血有有余，有不足；形有有余，有不足；志有有余，有不足。心藏神，肺藏气，肝藏血，脾藏肉，肾藏志^③。志意通达^④，内连骨髓，而成形^⑤。五脏之道。皆出于经渠^⑥，以行血气；血气不和，百病乃变化而生，故守经渠焉。

神有余则笑不休，不足则忧^⑦（《素问》作悲，王冰曰作忧

---

①　刺法言：《太素》作"余闻刺一法言"。按：刺法，古医籍名，《太素》此处疑有衍文。

②　有有：《素问》《太素》均作"有"，疑传抄时有重文简省符号，后此符号渐缺而为"有"。

③　志：此下《素问》《太素》均有"而成此形"四字。

④　达：《灵枢》《太素》均无。

⑤　而成形：《素问》《太素》均作"而成身形五脏"

⑥　渠：《素问》《太素》均作"隧"。后文渠字皆同。

⑦　不足则忧：《素问》作"神不足则悲"，《太素》作"神不足则忧"。忧：《太素研究》云："按，王冰注云：'悲，一为忧，误也。'林亿《新校正》云：'详王注云：悲一为忧，误也。按《甲乙经》及《太素》并全元起注本并作忧。皇甫士安云：心虚则悲，悲则忧；心实则笑，笑则喜。夫心之与肺，脾之与心，互相成也，故喜发于心而成于肺，思发于脾而成于心。一过其节，则二藏俱伤。杨上善云：心之忧，在心变动也；肺之忧，在肺之志。是则肺主秋，忧为正也。心主于夏，变而生忧也。'林亿引皇甫谧及杨氏注，意在驳斥王冰所改之'悲'字，谓当作'忧'。《太素》卷二十四《虚实补写》作'忧'，与《新校正》所引合。但《新校正》所引杨注与现传《太素》杨注异。《太素》杨注云：'神有余不足忧笑者，神病候也。''休'与'悲'字不能押韵，作'忧'则于韵和谐，'休''忧'皆在段氏古韵第三部幽韵。"

者误）。血气未并，五脏安定，邪客于形，悽厥①（《素问》作洒淅）起于毫毛，未入于经络，故命曰神之微。神有余则泻其小络之血，出血勿之深斥，无中其大经，神气乃平。神不足者，视其虚络，切而致之，刺而和之，无出其血，无泄其气，以通其经，神气乃平。曰：刺微奈何？曰：按摩勿释，着针勿斥，移气于足（《素问》作不足），神气乃得复。

气有余则喘咳上气，不足则息利少气。血气未并，五脏安定，皮肤微病，命曰白气微泄。有余则泻其经渠，无伤其经，无出其血，无泄其气。不足则补其经渠，无出其气。曰：刺微奈何？曰：按摩勿释，出针视之。曰：故将深之，适人必革，精气自伏，邪气乱散，无所休息，气泄腠理，真气乃相得。

血有余则怒，不足则慧②（《素问》作恐）。血气未并，五脏安定，孙络外溢，则络有留血③。有④余则刺⑤其盛经，出其血。不足则视其虚⑥，内针其脉中，久留之血至（《素问》作而视），脉大，疾出其针，无令血泄。曰：刺留⑦奈何？曰：视其血络，刺出其血，无令恶血得入于经，以成其病。

形有余则腹胀，泾溲不利，不足则四肢不用。血气未并，五脏安定，肌肉蠕（一作溢）动，名曰微风。有余则泻其阳经，不足则补其阳络。曰：刺微奈何？曰：取分肉间，无中其经，

---

① 悽厥：《太素》作"溢浠"。

② 慧：《太素》作"悲"。刘衡如本据《素问·调经论》新校正改。

③ 络有留血：《素问》《太素》均作"经有留血"。

④ 有：此前《素问》《太素》均有"帝曰：补泻奈何？岐伯曰：血"十字。皇甫士安删除繁文，此处疑多删"血"字。

⑤ 刺：《素问》《太素》均作"泻"。

⑥ 视其虚：《太素》作"补其虚经"，《素问》作"视其虚经"。

⑦ 留：《素问》《太素》均作"留血"，按下文义，作"留血"是。

无伤其络，卫气得复，邪气乃索。

志有余则腹胀飧泄，不足则厥。血气未并，五脏安定，骨节有伤。有①余则泻然筋血者，出其血，不足则补其复溜。

曰：刺未并奈何？曰：即取之，无中其经，以去其邪，乃能立虚。

曰：虚实之形，不知其何以生？曰：血气已并，阴阳相倾，气乱于卫，血逆于经，血气离居，一实一虚。血并于阴，气并于阳，故为惊狂。血并于阳，气并于阴，乃为炅中。血并于上，气并于下，心烦闷善怒。血并于下，气并于上，乱而喜忘（《素》作善忘）。

曰：血并于阴，气并于阳，如是血气离居。何者为实，何者为虚？曰：血气者，喜温而恶寒。寒则泣不流，温则消而去之。是故气之所并为血虚，血之所并为气虚。

曰：人之所有者，血与气耳。乃言血并为实，气并为虚，是无实乎？曰：有者为实，无者为虚。故气并则无血，血并则无气。今血与气相失，故为虚焉。络之与孙脉，俱注（一作输）于经，血与气并，则为实焉。血之与气并走于上，则为大厥，厥则暴死，气复反则生，不反则死。

曰：实者何道从来。虚者何道从去？曰：夫阴与阳，皆有输②会。阳注于阴，阴满之外，阴阳绷（音巡）平（《素》作均平），以充其形，九候若一，名曰平人。夫邪之所生，或生于阳，或生于阴。其生于阳者，得之风雨寒暑；其生于阴者，得之饮食起居，阴阳喜怒。

曰：风雨之伤人奈何？曰：风雨之伤人也，先客于皮肤，传入于孙脉，孙脉满则传入于络脉，络脉满乃注于大经脉，血气与

---

① 有：此前《素问》《太素》均有"志"字。

② 输：《素问》作"俞"。

邪气并客于分腠之间，其脉坚大，故曰实。实者，外坚充满，不可按，按之则痛。

曰：寒湿之伤人奈何？曰：寒湿之中人也，皮肤收（《素问》作不收），肌肉坚紧，营血涩，卫气去，故曰虚。虚者摄辟，气不足，血涩①，按之则气足温之，故快然而不痛。

曰：阴之生实奈何？曰：喜怒不节，则阴气上逆，上逆则下虚，下虚则阳气走乏②，故曰实。曰：阴之生虚奈何？曰：喜则气下，悲则气消，消则脉空虚，因寒饮食，寒气动藏（一作重满）③，则血泣气去，故曰虚。

曰：阳虚则外寒，阴虚则内热，阳盛则外热，阴盛则内寒，不知所由然？曰：阳受气于上焦，以温皮肤分肉之间。今寒气在外，则上焦不通，不通则寒独留于外，故寒慄。有所劳倦，形气衰少，谷气不盛，上焦不行，下焦④（《素问》作下脘）不通，胃气热，熏胸中，故内热。上焦不通利，皮肤致密，腠理闭塞（《素问》下有玄府二字）不通，卫气不得泄越，故外热。厥气上逆，寒气积于胸中而不泻，不泻则温气去，寒独留，则血凝泣，凝则腠理不通⑤，其脉盛大以涩，故中寒。

曰：阴与阳并，血气已并，病形已成，刺之奈何？曰：刺此者取之经渠⑥，取血于营，取气于卫，用形哉，因四时多少高下。

曰：血气已并，病形已成，阴阳相顷，补泻奈何？曰：泻实者气盛乃内针，针与气俱内，以开其门，如利其户，针与气

---

① 血涩：《素问》无此二字，《太素》作"血泣"。

② 乏：《素问》《太素》均作"之"。

③ 动藏：《素问》作"熏满"，《太素》作"熏藏"。

④ 下焦：《太素》亦作"下脘"。

⑤ 腠理不通：《素问》《太素》均作"脉不通"。

⑥ 渠：《素问》《太素》均作"隧"。

俱出，精气不伤，邪气乃下，外门不闭，以出其疾，摇大其道，如利其路，是谓大泻，必切而出，大气乃屈。

曰：补虚奈何？曰：持针勿置，以定其意，候呼内针，气出针入，针空四塞，精无从去，方实而疾出针，气入针出，热不得还，闭塞其门，邪气布散，精气乃得存，动后时①（《素问》作动气后时），近气不失，远气乃来，是谓追之。

曰：虚实有十，生于五脏五脉耳。夫十二经脉者，皆生百（《素》作其）病，今独言五脏。夫十二经脉者，皆络三百六十五节，节有病，必被经脉，经脉之病者，皆有虚实，何以合之乎？曰：五脏与六府为表里，经络肢节，各生虚实，视其病所居，随而调之。病在脉，调之血②；病在血，调之络③；病在气，调诸卫；病在肉，调之分肉；病在筋，调之筋；病在骨，调之骨④。燔针劫刺⑤其下，及与急者。病在骨，焠针⑥药熨。

① 动后时：《素问》作"动气候时"，《太素》作"动无后时之"。按，《素问》新校正云："《甲乙经》作'动无后时'。"，疑当据《太素》及新校注作"动无后时"为当。

② 病在脉，调之血：《素问》新校正云："按全元起及《甲乙经》云：'病在血，调之脉。'"刘衡如本据改之。

③ 病在血，调之络：《太素》无此六字。

④ 病在骨，调之骨：《太素》无此六字。

⑤ 劫刺：《太素》作"却刺"。按："却"古为"卻"之俗字。详《太素新校正》第十三卷经筋："燔针劫刺：'却'为'卻'俗字。按，'卻''郤''郄'三字均与'隙'通，故仁和寺原钞'却'字亦通'隙'。清·朱骏声《说文通训定声·豫部》：'郤，段借为隙。'《庄子·知北游》：'若白驹之过郤。'陆德明释文：'郤，本亦作隙。隙，孔也。'上节杨注云：'却结，经脉有却，筋有结也'，'却''结'均指经脉、经筋中孔穴，'却刺'犹言'隙刺''孔穴刺'，若作切掠之'刼'则于义难通矣"此说极是，当据改。

⑥ 焠针：《太素》作"卒针"。详《太素新校正》注："卒针：'卒'，《素问》《甲乙经》作'焠'。森立之《素问考注》云：《太素》作'卒'，'卒'即'焠'古字。杨云：'卒，穷也。'就字为说，非是也。'"

病不知所痛，两跷为上。身形有痛，九候莫病，则缪刺之。病在于左而右脉病者，则巨刺之。必谨察其九候，针道毕矣。

阴阳清浊顺治逆乱大论第四

黄帝问曰：经脉十二者，别为五行，分为四时，何失而乱，何得而治？岐伯对曰：五行有序，四时有分，相顺而治，相逆而乱。

曰：何谓相顺而治？曰：经脉十二，以应十二月。十二月者，分为四时。四时者，春夏

秋冬，其气各异。营卫相随，阴阳相合，清浊不相干，如是则顺而治矣。

曰：何谓相逆而乱？曰：清气在阴，浊气在阳，营气顺脉①，卫气逆行，清浊相干，乱于胸中，是谓大悗②。故气乱于心，则烦心密默③，俯首静伏；乱于肺，则俯仰喘喝，按手以呼；乱于肠胃，则为霍乱；乱于臂胫，则为四厥；乱于头，则为厥逆，头痛④（一作头重）眩仆。气在心者，取之手少阴心主之俞；气在于肺者，取之手太阴荥、足少阴俞；气在于肠胃者，

---

① 脉：疑衍。详《太素研究》："按，'脉'字疑误。《太素》卷十二《营卫气行》作'清气在阴，浊气在阳，营气顺行脉，卫气逆行。'杨上善注：'营卫气顺逆十二经而行也'，注文不及'脉'字，疑《太素》衍'脉'字。《灵枢》'顺'字下脱'行'字，并衍'脉'字。'阳''行''行'三字皆在段氏古音第十部"。

② 悗：原作"悦"，四库本作"脱"，皆形近致误。《灵枢》《太素》均作"悗"，因据改。杨上善注：悗，音闷。《龙龛手镜》心部：悗，母官反，惑也。

③ 默：《灵枢》《太素》均作"嘿"。按：嘿，同默。《玉篇·口部》："嘿，与'默'同。"

④ 痛：《灵枢》《太素》均作"重"。

取之手①足太阴、阳明，不下者，取之三里②。气在于头者，取之天柱、大杼③，不知，取足（《灵枢》作手）太阳之荥俞。气在臂足者，先去血脉，后取其阳明、少阳之荥俞。徐入徐出，是谓之导气。补泻无形，是谓之同精。是非有余不足也，乱气之相逆也。

四时贼风邪气大论第五

黄帝问曰：有人于此，并行并立，其年之长少等也，衣之厚薄均也，卒然遇烈风疾雨，或病或不病或皆死④，其故何也？岐伯对曰：春温风⑤，夏阳风，秋凉风，冬寒风。凡此四时之风者，其所病各不同形。黄色薄皮弱肉者，不胜春之虚风；白色薄皮弱肉者，不胜夏之虚风；青色薄皮弱肉者，不胜秋之虚风；赤色薄皮弱肉者，不胜冬之虚风。曰：黑色不病乎？曰：黑色而皮厚肉坚，固不能伤于四时之风。其皮薄而肉不坚，色不一者，长夏至而有虚风者，病矣。其皮厚而肌肉坚者，长夏至而有虚风者不病矣。其皮厚而肌肉坚者，必重感于寒，内外皆然，乃病也。

曰：贼风邪气之伤人也，令人病焉。今有不离屏蔽，不出室穴之中，卒然而病者，其故何也？曰：此皆尝有所伤于湿气，

---

① 手：《灵枢》《太素》均无。

② 不下者，取之三里：《太素》作"下者，取三里"。

③ 大杼：原作"太杼"，据四库本、《灵枢》及《太素》改。大杼与天柱同为足太阳经穴。

④ 死：《灵枢》作"病"，并有"或皆不病"四字相接。

⑤ 温风：《灵枢》作"青风"。

藏于血脉之中，分肉①之间，久留而不去。若有所坠堕，恶血在内而不去。卒然喜怒不节，饮食不适，寒温不时，腠理闭不通（《素》下有其开二字），而适遇风寒，则血气凝结，与故邪相袭，则为寒痹。其有热则汗出，汗出则受风，虽不遇贼风邪气，必有因加而发矣。

曰：夫子之所言皆病人所自知也，其无遇邪风，又无怵惕之志，卒然而病，其故何也？唯有因鬼神之事乎？曰：此亦有故邪，留而未发也。因而志有所恶，及有所慕，血气内乱，两气相薄②，其所从来者微，视之不见，听之不闻，故似鬼神。曰：其有祝由而已者，其故何也？曰：先巫者，因知百病之胜，先知百病之所从者，可祝由而已也。

内外形诊老壮肥瘦病旦慧夜甚大论第六

黄帝问曰：人之生也，有柔有刚③，有弱有强，有短有长，有阴有阳，愿闻其方。岐伯对曰：阴中有阳，阳中有阴④，审知阴阳，刺之有方，得病所始，刺之有理，谨度病端，与时相应，内合于五脏六腑，外合于筋骨皮肤。是故内有阴阳，外有阴阳。在内者，五脏为阴，六府为阳；在外者，筋骨为阴，皮肤为阳。故曰：病在阴之阴者，刺阴之荥俞；病在阳之阳者，刺阳之合；病在阳之阴者，刺阴之经；病在阴之阳者，刺阳之络。病在阳者，

---

① 分肉：原作"外肉"，据《灵枢》《太素》改。

② 薄：《灵枢》作"搏"，义胜。

③ 有柔有刚：原作"有刚有柔"。按："刚"于此与后文"强""长""阳"按古韵相押，若作"有刚有柔"则失韵，故据此乙正。

④ 阴中有阳，阳中有阴：《灵枢》作"阴中有阴，阳中有阳"。

名曰风。病在阴者，名曰痹。阴阳俱病名曰风痹。病有形而不痛者，阳之类；无形而痛者，阴之类。无形而痛者，其阳完（《九墟》完作缓，下同）而阴伤，急治其阳，无攻其阴（《九墟》作急治其阴，无攻其阳）[①]；有形而不痛者，其阴完而阳伤，急治其阴，无攻其阳（《九墟》作急治其阳，无攻其阴）[②]。阴阳俱动，乍有乍无，加以烦心，名曰阴胜其阳，此谓不表不里，其形不久也。

曰：形气病之先后，内外之应奈何？曰：风寒伤形，忧恐忿怒伤气，气伤脏，乃病脏；寒伤形，乃应形；风伤筋脉，筋脉乃应。此形气内外之相应也。曰：刺之奈何？曰：病九日者，三刺而已。病一月者，十刺而已。多少远近，以此衰之。久痹不去身者，视其血络，尽去其血。曰：外内之病，难易之治奈何？曰：形先病而未入脏者，刺之半其日；脏先病而形乃应者，刺之倍其日，此外内难易之应也。

曰：何以知其皮肉血气筋骨之病也？曰：色起两眉间薄泽者，病在皮。唇色青黄赤白黑者，病在肌肉。营气濡然者，病在血气（《千金方》作脉）目色青黄赤白黑者，病在筋。耳焦枯受尘垢者，病在骨。曰：形病何如，取之奈何？曰：皮有部，肉有柱，气血有俞（《千金翼》下有筋有结）[③]，骨有属。皮之部俞在于四末，肉之柱在臂胻[④]诸阳肉分[⑤]间，与足少阴分间。

[①] 急治其阳，无攻其阴：《灵枢》作"急治其阴，无攻其阳"，义胜，原文疑误。

[②] 急治其阴，无攻其阳：《灵枢》作"急治其阳，无攻其阴"，义胜，原文疑误。

[③] 气血有俞：《灵枢》作"血气有输"。

[④] 胻：《灵枢》作"胫"。

[⑤] 肉分：《灵枢》作"分肉"，原文疑误。刘衡如本兼据《千金翼》卷二十五乙正。

气血之俞在于诸络脉，气血留居，则盛而起。筋部无阴无阳，无左无右，候病所在。骨之属者，骨空之所以受液而溢^①脑髓者也。

曰：取之奈何？曰：夫病之变化，浮沉浅深，不可胜穷，各在其处。病间者浅之，甚者深之，间者少之，甚者众之。随变而调气，故曰上工也。

曰：人之肥瘦小大寒温，有老壮少小之别奈何？曰：人年五十以上为老，三十^②以上为壮，十八以上为少，六岁以上为小。曰：何以度其肥瘦？曰：人有脂，有膏，有肉^③。曰：别此奈何？曰：䐃肉坚^④，皮满者，脂^⑤。䐃肉不坚，皮缓者，膏。皮肉不相离者，肉。

曰：身之寒温何如？曰：膏者，其肉淖而粗^⑥理者身寒，细理者身热。脂者，其肉坚，细理者和（《灵》作热），粗理者寒。（少肉者寒温之症未详）曰：其肥瘦大小奈何？曰：膏者，多气而皮纵缓，故能纵腹垂腴。肉者，身体容大。脂者，其身收小。曰：三者之气血多少何如？曰：膏者多气，多气者热，热者耐寒也。肉者多血，多血者则形充，形充者则平也。脂者，其血清，气滑少，故不能大。此别于众人也。

曰：众人如何？曰：众人之皮肉脂膏不能相加也，血与气不能相多也，故其形不小不大，各自称其身，名曰众人。曰：

---

① 受液而溢：《灵枢》作"受益而益"。

② 三十：《灵枢》作"二十"。

③ 人有脂，有膏，有肉：《灵枢》作"人有肥，有膏，有内"。"内"疑为笔误，原文义胜。

④ 䐃肉坚：《灵枢》作"䐃内坚"。

⑤ 脂：《灵枢》作"肥"。

⑥ 粗：《灵枢》作"䐃"。按：䐃与粗同。本篇后文涉此字者，《灵枢》皆同。

治之奈何？曰：必先别其五形[1]，血之多少，气之清浊，而后调之，治无失常经。是故膏人者纵腹垂腴，肉人者上下容大；脂人者，虽脂不能大。

曰：病者多以旦慧昼安，夕加夜甚者，何也？曰：春生夏长，秋收冬藏，是气之常也。人亦应之，以一日一夜分为四时之气，朝为春，日中为夏，日入为秋，夜[2]为冬。朝则人气始生，病气衰，故旦慧；日中则人气长，长则胜邪，故安；夕则人气始衰，邪气始生，故加；夜半人气入脏，邪气独居于身，故甚。曰：其时有反者何也？曰：是不应四时之气，脏独主其病者，是必以脏气之所不胜时者甚，以其所胜时者起也。曰：治之奈何？曰：顺天之时，而病可与期。顺者为工，逆者为粗也。

阴阳大论第七

阴静阳躁，阳生阴长，阳杀阴藏[3]。阳化气，阴成形。寒极生热，热极生寒。寒气生浊，热气生清。清气在下，则生飧泄[4]；浊气在上，则生䐜胀。此阴阳反作[5]，病之逆顺也。故清阳为天，浊阴为地；地气上为云，天气下为雨；雨出地气，云

---

① 五形：《灵枢》作"三形"，详后文仅论膏、脂、肉三形，原文疑误。

② 夜：《灵枢》作"夜半"。

③ 阳杀阴藏：《太素》作"阴煞阳藏"。杨上善注："五月是阳，起一阴爻，煞气者也；十一月是冬藏，起一阳爻，生气者也。有本云：'阴生阳煞'也之。"按：《太素新校正》注："'煞'同'杀'；'藏'为'藏'之俗字。玩味杨上善注文，此四字乃'阳煞阴藏'之误。"

④ 飧泄：《太素》作"飧泄"。按："飧"为"飧"之俗字。《龙龛手镜·食部》："飧，音孙，以饮浇饭也。又俗食安反。"

⑤ 阴阳反作：《太素》作："阴阳之反祚也"。

出天气[①]。故清阳出上窍，浊阴出下窍；清阳发腠理，浊阴走五脏；清阳实四肢，浊阴归六府。

水为阴，火为阳。阳为气，阴为味，味归形，形归气，气归精，精归化[②]。精食气，形食味，化生精，气生形[③]。味伤形，气伤精，精化为气，气伤于味，阴味出下窍，阳气出上窍。味厚者为阴，薄为阴之阳；气厚者为阳，薄为阳之阴。味厚则泄，薄则通；气薄则发泄，厚则发热。壮火之气衰，少火之气壮[④]。壮火食气，气食少火。壮火散气，少火生气。气味辛甘发散为阳，酸苦涌泄为阴。

阴胜则阳病，阳胜则阴病。阴病则热，阳病则寒（《素问》作阳胜则热，阴胜则寒）。重寒则热，重热则寒。寒伤形，热伤气。气伤痛，形伤肿。故先痛而后肿者，气伤形也；先肿而后痛者，形伤气也。风胜则动，热胜则肿[⑤]，燥胜则干，寒胜则浮[⑥]，湿胜则濡泄。

天有四时五行，以生长收藏，以生寒暑燥湿风[⑦]。人有五

---

① 雨出地气，云出天气：《太素》作"雨出地，云出天"。

② 精归化：《太素》无此三字。

③ 化生精，气生形：《太素》无此六字。

④ 壮火之气衰，少火之气壮：《太素新校正》云："二'之'字与'则'义同。清·王引之《经传释词·卷九》：'之，犹则也。'《诗·墉风》：'鹑之奔奔，鹊之疆疆然'《毛传》：'鹑则奔奔，鹊则疆疆然。'"

⑤ 风胜则动，热胜则肿：《太素》作"风胜则肿"。

⑥ 浮：《太素》作"胕"。

⑦ 风：《太素》无。按《太素研究》："《素问·阴阳应象大论》'湿'下有'风'字，是。此段之'行''藏''风''恐'均为韵脚字。'风'在先秦属侵韵字，在汉代它已逐渐转到阳韵，综观《素问》押韵之'风'字，皆不与侵部字相押，而与阳韵、东韵、耕韵等韵部之字相韵，反映了汉韵的特点。此段之'行'属阳韵，'藏'属阳韵，'风'属东韵，'恐'属东韵，为东阳合韵，若失'风'字，则于韵不谐。"

脏，化为五气^①，以生喜怒悲忧恐。故喜怒伤气，寒暑伤形，暴怒伤阴，暴喜伤阳，厥气上行，满脉去形^②。故曰喜怒不节，寒暑过度，生乃不固。重阴必阳，重阳必阴，此阴阳之变也^③。

夫阴在内，阳之守也；阳在外，阴之使也^④。阳胜则身热，腠理闭，喘息粗^⑤，为之后闷^⑥（《素问》作俯仰）汗不出而热，齿干以烦闷，腹胀^⑦死，耐冬不耐夏^⑧。阴胜则身寒，汗出，身常清，数栗而寒，寒则厥，厥则腹满死，耐夏不耐冬。此阴阳更胜之变，病之形能^⑨也。

---

① 化为五气：《太素》作"有五气"，《素问》作"化五气"。

② 暴怒伤阴，暴喜伤阳，厥气上行，满脉去形：《太素》无此十六字。按《太素新校正》注："此十六字又见《素问·疏五过论》。疑此十六字为王冰自《疏五过论》移至《阴阳应象大论》中。《甲乙经》屡经后人改易，《甲乙经》此十六字恐亦后人据《素问》所补。献疑于此，当以《太素》为正。"

③ 此阴阳之变也：《素问》《太素》均无此句。

④ 夫阴在内，阳之守也；阳在外，阴之使也：《太素》无此十五字。

⑤ 喘息粗：原作"喘息麄"，《太素》作"而麄"，《素问》作"喘麤"。按："麄""麄""麤"皆同粗。

⑥ 后闷：《素问》《太素》均作"俯仰"。

⑦ 腹胀：《素问》《太素》均作"腹满"。《校注》按："腹胀与腹满义虽近而通，然据下文亦云'腹满死'者，疑作'腹满'是。"

⑧ 耐冬不耐夏：《素问》《太素》均作"能冬不能夏"。按《太素新校正》注："'能'与'耐'通。《汉书·赵充国传》：'汉马不能冬。'颜师古注：'能，读曰耐。'《甲乙经》作'耐冬不耐夏'《素问》与《太素》皆误。王冰注云：阳胜故能冬，热甚故不能夏。其训'能'为'能够'义，误。"

⑨ 能：按，《校注》云：能，态也。《荀子·天论》："耳目鼻口形能"。《读书杂志》："形态当连读，能读为态。"又按《太素新校正》注："'能'，通'态'。'形能'者，形态也。"

曰：调此二者奈何？曰：能知七损八益①，则二者可调也；不知用此，则早衰矣②。

清阳上天，浊阴归地。天气通于肺，地气通于咽③，风气通于肝，雷气通于心，谷气通于脾，雨气通于肾。六经为川，肠胃为海，九窍为水注之气④，暴风象雷，逆气象阳。故治不法天之纪，不用地之理，则灾害至矣。邪风之至，疾如风雨⑤。故善治者治皮毛，其次治肌肤，其次治筋脉，其次治六府，其次治五脏。治五脏者，半生半死矣。故天之邪气，感则害五脏；水谷之寒热⑥，感则害六府；地之湿气，感则害皮肉筋脉。故善用针者，从阴引阳，从阳引阴，以右治左，以左治右，以我知彼，以表知里，以观过与不及之理，见微则过，用之不殆。

---

① 能知七损八益：知，《太素》作"去"。《太素新校正》注："'七损'固宜去之，'八益'岂可言去？疑'去'为'知'误。《素问》《甲乙经》均作'能知七损八益'。又，七损八益为古代房室养生术语，杨上善训为'损于身''益于病'，是知'七损八益之确解失传久矣。王冰猜度解之，亦未确。确解见《马王堆帛书》，又见《医心方》引《玉房秘诀》。"

② 早衰：《素问》作"早衰之节也"，《太素》作"早衰"，后接"衰之节，年卅而阴气自半也"句。

③ 咽：《素问》作"嗌"。

④ 九窍为水注之气：《太素》于"水注"之后有"水注之气，以天地为之阴阳，阳之汗，以天地雨名之；阳之气，以天地之疾风名之。"二十一字。《素问》较《太素》少"水注"二字。

⑤ 邪风之至，疾如风雨：《素问》句首多"故"字，《太素》作"故风之至，傍如风雨。"按《太素新校正》注："作'傍'是。'傍'通'旁'，旁，溥也。'溥'义为大，与杨注'如暴风雨'合。"

⑥ 热：《太素》作"温"。

善诊者，察色①按脉，先别阴阳，审清浊，而知部分②。视喘息，听声音③，而知病④所苦。观权衡视⑤规矩，而知病所生⑥。按尺寸，观浮沉滑涩，而知病所生⑦。以治则无过，以诊则无失矣。

故曰：病之始起，可刺而已，其盛也，可待衰而已。故因其轻而扬之，因其重而减之，因其衰而彰之。形不足者，温之以气；精不足者，补之以味。其高者，因而越之。其下者，引而竭之。中满者，泻之于内。其有形⑧者，渍形⑨以为汗。其在皮者，汗而发之。其慓悍者，按而收之。其实者，散而泻之。审其阴阳，以别柔刚。阳病治阴，阴病治阳。定其血气，各守

---

① 察色：《太素》无。

② 部分：《太素》作"部候"。详《太素研究》："《太素》仁和寺原抄本影印件'而知部候'之'候'原写作'分'，又在'分'字右侧写上一个字体大小相同的'候'字。《太素》原抄本的抄写体例是，凡抄写之字有讹误时，一律在误字之旁写上一个正确字体，代替误字。此例全书一贯，无越例者。今《素问·阴阳应象大论》'部候'作'部分'（横排本页46～47），《甲乙经》亦作'部分'，均误。皆当依《太素》作'部候'。'候'在古韵候部，与下句'苦'相押。'苦'在古韵鱼部，此为鱼候合韵，若作'分'则失韵矣。萧本作'部候'，极是。"

③ 声音：《素问》《太素》均作"音声"。

④ 病：《素问》《太素》均无。

⑤ 视：《素问》《太素》均无，按下文之注此字当衍。

⑥ 生：《素问》作"主"，《太素》作"在"。按《太素新校正》注："当据《素问》作'主'，'主'在古韵候韵，'矩'在鱼韵，此为鱼候合韵，若作'在'，则失韵。"

⑦ 所生：按《太素新校正》注："《素问》'所生'与下文'以治'连读此王冰断句之失。萧延平云：'所生'下，《素问》有'以治'二字。按《太素》'所生'下亦有'以治'二字，二书不同者，断句之别也。"

⑧ 形：《素问》《太素》均作"邪"，义胜。

⑨ 渍形：《太素》作"清"。

其乡。血实宜决之，气实宜掣之引之①。阳从右，阴从左（《素问》作阳从左，阴从右）。老从上，少从下。是以春夏归阳为生，归秋冬为死。反之则归秋冬为生。是以气之多少逆顺②，皆为厥。有余者，厥也③。一上不下，寒厥到膝，少者秋冬死，老者秋冬生。气上不下，头痛癫疾④，求阳不得，求之于阴（《素问》作求阴不审），五部隔无征，若居旷野，若伏空室，绵绵乎属不满目⑤。

冬⑥三月之病，⑦在理已尽，草与柳叶皆杀，阴阳皆绝，期在孟春。冬三月之病，病合阳者，至春正月，脉有死征，皆归于春（《素问》作始春）。⑧；春三月之病，曰阳杀⑨，阴阳皆绝，期在草干；夏三月之病，至阴不过十日，阴阳交，期在溓水；秋三月之病，三阳俱起，不治自已。阴阳交合者，立不能坐，坐不能起。三阳独至，期在石水，二阴独至，期在盛水。

---

① 气实宜掣之引之：《素问》《太素》均作"气虚宜掣引之"。杨上善注："补乃用针掣之引之，补已纵皮闭门，使气不泄。掣，死曳反，引也。"按此则作"气实"疑误。

② 逆顺：《素问》作"逆"。《校注》云："'逆'下原有'顺'字。按厥不当言顺，故据《素问》删。"

③ 也：《素问》作"耶"。按，详《素问》原作"问曰有余者厥耶？"为问答句式，疑《甲乙经》误。

④ 癫疾：《素问》作"巅疾"。王冰注：巅，谓身之上，巅疾，则头首之疾也。

⑤ 目：《素问》作"日"。

⑥ 冬：原作"春"，据《素问》《太素》及文义改。

⑦ 此处《太素》有"病"字。

⑧ 冬三月之病，病合阳者，……皆归于春：《素问》《太素》此段均在"冬三月之病，在理已尽"之前。

⑨ 曰阳杀：《太素》作"阳病曰杀"。

正邪袭内生梦大论第八

黄帝问曰：淫邪泮衍奈何？岐伯对曰：正邪从外袭内，未有定舍，反淫于脏，不得定处，与荣①卫俱行，而与魂魄飞扬，使人卧不得安而喜梦。凡气淫于腑，则梦有余于外，不足于内；气淫于脏，则梦有余于内，不足于外。

曰：有余不足有形乎？曰：阴盛则梦涉大水而恐惧，阳盛则梦大火而燔焫，阴阳俱盛则梦相杀毁伤。上盛则梦飞，下盛则梦堕。甚饱则梦予②，甚饥则梦取。肝气盛则梦怒。肺气盛则梦哭泣、恐惧、飞扬③。心气盛则梦喜笑及恐怖。脾气盛则梦歌乐，体重，手足不举。肾气盛则梦腰脊两解而不属。凡此十二盛者，至而泻之立已。厥气客于心，则梦见丘山烟火，客于肺，则梦飞扬，见金铁之器及奇物。客于肝，则梦见山林树木。客于脾，则梦见丘陵大泽，坏屋风雨。客于肾，则梦临渊，没居水中。客于膀胱，则梦游行。客于胃，则梦饮食。客于大肠，则梦见田野。客于小肠，则梦见聚邑行街（一作冲街）。客于胆，则梦见斗讼自刳。客于阴器，则梦接内。客于项，则梦斩首。客于胻，则梦行走不能前，及居深地窌苑中。客于股肱，则梦礼节拜跪。客于胞膻，则梦溲便利。凡此十五不足者，至而补之立已。

----

① 荣：《灵枢》作"营"。疑"荣"为"荣"之误刻，《校注》据明抄本改作"荣"。

② 甚饱则梦予：《灵枢》此句在下文"甚饥则梦取"之后。

③ 哭泣恐惧飞扬：《灵枢》作"恐惧哭泣飞扬"，《太素》作："衰"，《素问》作"哭"。且《素问》《太素》此后均有"短虫多则梦聚众，长虫多则梦相击毁伤（毁伤：《太素》作：'破伤'。）"十六字。

五味所宜五脏生病大论第九

黄帝问曰：谷气有五味，其入五①脏分别奈何？岐伯对曰：胃者，五脏六腑之海，皆入于胃②，五脏六腑皆禀于胃，五味各走其所喜。故谷味酸，先走肝。《九卷》又曰：酸入胃，其气涩③（一作涩以收），不能出入。不出则留于胃中，胃中和温，则下注于膀胱之胞，膀胱之胞薄以㬉④，得酸则缩绻，约而不能，水道不行，故癃。阴者，积筋之所终聚也，故酸入胃而走于筋。《素问》曰：酸走筋，筋病无多食酸。其义相顺。又曰：肝欲辛⑤，多食酸，则肉胝䐢而唇揭。谓木胜土也。（木辛与《九卷》义错，《素问》肝欲辛作欲酸。）

苦⑥先走心。《九卷》又曰：苦入胃，五谷之气皆不能胜苦⑦。苦入下脘⑧。下脘者，三焦之路，皆闭而不通，故气变呕也。齿者，

---

① 五：原脱，据《灵枢》《太素》补。

② 皆入于胃：此句之前《灵枢》《素问》均有"水谷"二字，原文疑脱。

③ 涩：《灵枢》《太素》均作"涩以收"。且《灵枢》《太素》在"涩以收"后有"上之两焦"四字。

④ 㬉：《灵枢》作"懦"，《太素》作"濡"。按，㬉、濡、懦互通，段玉裁《说文解字注》："凡经传愞字皆认作懦，不可胜正。懦通作㬉，亦或作㥮。"

⑤ 肝欲辛：《素问》作"肝欲酸"。按《校注》云："今作'肝欲辛'，理难通。疑本经古本有误，待考。"

⑥ 苦：此前《灵枢》《太素》均有"谷味"二字，后"甘先走脾""辛先走肺""咸先走肾"同此。

⑦ 五谷之气皆不能胜苦：按，此句之前《校注》据《千金》卷二十六第一及此后酸入胃，甘入胃，辛入胃，咸入胃等文例补"其气燥而涌泄"六字，刘衡如本亦补之。

⑧ 脘：《太素》作"管"。按，管与脘通。

骨之所络[①]也。故苦入胃而走骨，入而复出，必[②]黧疏，是知其走骨也。水火[③]既济，骨气通于心。《素问》曰：苦走骨，骨病无多食苦。其义相顺[④]。又曰：心欲酸[⑤]，食苦则皮槁而毛拔。谓火胜金也。（火酸与《九卷》义错）

甘先走脾。《九卷》又曰：甘入脾[⑥]，其气弱少，不能上至上焦，而与谷俱留于胃中。甘者，令人柔润也。胃柔则缓，缓则虫动，虫动则令人心闷[⑦]。其气通于皮，故曰甘走皮[⑧]。皮者，肉之余。盖皮虽属肺，与肉连体，故甘润肌肉并皮也。[⑨]《素问》曰：甘走肉，肉病无多食甘。其义相顺。又曰：多食甘，则骨痛而发落。谓土胜水也。（与《九卷》不错。）

辛先走肺。《九卷》又曰：辛入胃，其气走于上焦。上焦者，受诸气而营诸阳者也。姜韭之气，熏至营卫，营卫不时受之，久留于心下，故洞（一作煴）心。辛者，与气俱行，故辛入胃则[⑩]与汗俱出矣，（《千金》云：辛入胃而走气，与气俱出，故气盛）。《素问》曰：辛走气，气病无多食辛。其义相顺。又曰：

---

① 络：《灵枢》《太素》均作“终”。

② 必：刘衡如本据《千金》卷二十六补“齿”字，义较明晰。

③ 水火：此前《素问·宣明五气篇》新校正引本经有“苦走心，此云走骨者。”八字，刘衡如本据补之。

④ 其义相顺：《校注》改此四字为小字，后同。

⑤ 心欲酸：今《素问》作“心欲苦”。

⑥ 入脾：《灵枢》《太素》均作“入于胃”，按上下文例，“脾”当作“胃”是。

⑦ 心闷：《灵枢》《太素》均作“悗心”。

⑧ 故曰甘走皮：《太素》作“故曰甘入走肉矣”，《灵枢》作“故甘走肉”。

⑨ 皮者肉之余……并皮也：《灵枢》《太素》均无此段文字，疑为皇甫士安之语。

⑩ 胃则：《灵枢》《太素》均无。

肺欲苦①，多食辛，则筋急而爪枯。谓金胜木也。（肺欲苦与《九卷》义错）

咸先走肾。《九卷》又曰：咸入胃，其气上走中焦，注于诸脉。脉者，血之所走也②（一作凝，下同），血涘则胃中竭④，竭则咽路焦，故舌干而善渴。血脉者，中焦之道，故咸入⑤而走血矣⑥。肾合三焦，血脉虽属肝心，而为中焦之道，故咸入而走血矣。⑦《素问》曰：咸走血，血病无多食咸。其义相顺。又曰：多食咸，则脉凝泣而变色，谓水胜火也。（虽俱言血脉，其义不同）。谷气营卫俱行⑧，津液已行，营卫大通，乃糟粕以次传下。

曰：营卫俱行奈何？曰：谷始入于胃，其精微者，先出于胃之两焦，以溉五脏，别出两焦行于营卫之道。其大气之搏⑨而不行者，积于胸中，名曰气海，出于肺，循于喉咙，故呼则出，吸则入。天地之精气，其大数常出三而入一，故谷不入，半日则气衰，一日则气少矣。曰：谷之五味可得闻乎？曰：五

---

① 肺欲苦：《素问》作"肺欲辛"。

② 脉者，血之所走也：《灵枢》《太素》均作"则血气走之"。

③ 血涘：《灵枢》作"凝"。

④ 血涘则胃中竭：《灵枢》《太素》作"涘则胃中汁注之，注之则胃中竭"。

⑤ 咸入：《校注》据《千金》卷二十六第一及前文文例补作"咸入胃"。

⑥ 走血矣：详《素问·宣明五气篇》新校正引皇甫士安言，此后当有"咸先走肾，此云走血者"九字。

⑦ 肾合三焦，……而走血矣：《灵枢》《太素》均无此段文字，参上注文，则当为皇甫士安之语。

⑧ 营卫俱行：《灵枢》《太素》均无此四字。

⑨ 搏：原作"搏"，四库本作"搏"，《太素》作"搏"，杨上善注："傍各反，聚也"。又详《校注》："明抄本作'揣'，校曰：'一作搏'，揣，假借为揣，揣与搏通。"因据改作"搏"。

谷：粳①米甘，麻②（《素问》作小豆）酸，大③豆咸，小④麦苦，黄黍⑤辛。五果：枣甘，李酸，栗咸，杏苦，桃辛。五畜：牛肉甘，犬⑥肉酸，豕⑦肉咸，羊⑧肉苦，鸡⑨肉辛。五菜：葵甘，韭酸，藿咸，薤苦，葱辛。五色：黄宜甘，青宜酸，黑宜咸，赤宜苦，白宜辛。脾病者，宜食粳⑩米、牛肉、枣、葵，甘者入脾用之⑪。心病者，宜食麦、羊肉、杏、薤，苦者入心用之。肾病者，宜食大豆、豕⑫肉、栗、藿。咸者入肾用之。肺病者，宜食黍、鸡肉、桃、葱。辛者入肺用之。肝病者，宜食麻、犬肉、李、韭，酸者入肝用之。肝病禁辛，心病禁咸，脾病禁酸，肺病禁苦，肾病禁甘。

---

① 粳：《素问·金匮真言论》《素问·五常政大论》《太素·阴阳杂说》均作"稷"。《灵枢》作"秔"。

② 麻：《素问·金匮真言论》《太素·阴阳杂说》均作"麦"。

③ 大：《素问·金匮真言论》《素问·五常政大论》及《太素·阴阳杂说》均无。

④ 小：《素问·金匮真言论》《素问·五常政大论》《素问·藏气法时论》《太素·阴阳杂说》《太素·调食》及《灵枢》均无。

⑤ 黄黍：《素问·金匮真言论》《素问·五常政大论》及《太素·阴阳杂说》均作"稻"。

⑥ 犬：《素问·金匮真言论》及《太素·阴阳杂说》均作"鸡"。

⑦ 豕：《素问·金匮真言论》及《素问·五常政大论》均作"彘"。《灵枢》《太素》均作"猪"。按，先秦时豕、彘为大猪，猪、豚指小猪。

⑧ 羊：《素问·五常政大论》作"马"。

⑨ 鸡：《素问·金匮真言论》及《太素·阴阳杂说》均作"马"。

⑩ 粳：《灵枢》作"秔"。

⑪ 甘者入脾用之：《灵枢》《太素》均无此六字。后文同例如"苦者入心用之""咸者入肾用之""辛者入肺用之""酸者入肝用之"《灵枢》《太素》均无。

⑫ 豕：《灵枢》《太素》均作"猪"。

肝①，足厥阴、少阳主治②。肝苦急，食③甘以缓之；心④，手少阴、太阳主治⑤。心苦缓，急食咸⑥以收之；脾⑦，足太阴、阳明主治⑧。脾苦湿，急食苦以燥之；肺⑨，手太阴、阳明主治⑩。肺苦气上逆，急食苦以泄之；肾⑪，足少阴、太阳主治⑫。肾苦燥，急食辛以润之，开腠理，致津液，通气坠也。

毒药攻邪，五谷为养，五果为助，五畜为益，五菜为充。气味合而服之，以补精益气。此五味者，各有所利，辛散，酸收，甘缓，苦坚，咸耎⑬。

肝病者，两胁下痛引少腹，令人善怒。虚则目䀮䀮无所见，耳无所闻，善恐，如人将捕之。取其经厥阴与少阳血者，气逆则头痛，耳聋不聪，颊肿，取血者。又曰：狗蒙招尤，目瞑耳聋，下实上虚，过在足少阳、厥阴，甚则入肝⑭。

心病者，胸中痛，胁支满，两胠下痛，膺背肩胛间痛，两

---

① 肝：《素问》作"肝主心"。

② 主治：此后《素问》有"其日甲乙"四字。

③ 食：此前《素问》有"急"字。

④ 心：《素问》作"心主夏"。

⑤ 主治：此后《素问》有"其日丙丁"四字。

⑥ 咸：《素问》作"酸"。

⑦ 脾：《素问》作"脾主长夏"。

⑧ 主治：此后《素问》有"其日戊己"四字。

⑨ 肺：《素问》作"肺主秋"。

⑩ 主治：此后《素问》有"其日庚辛"四字。

⑪ 肾：《素问》作"肾主冬"。

⑫ 主治：此后《素问》有"其日壬癸"。

⑬ 辛散，酸收，甘缓，苦坚，咸耎：《素问》《太素》均作"或散或收，或缓或急，或坚或耎"，且后有"四时五脏，病随五味所宜也。"十一字。

⑭ 又曰，狗蒙招尤，……甚则入肝：《素问》无此段文字。

擘^①内痛。虚则胸腹大，胁下与腰相引而痛。取其经少阴、太阳血者（《素问》舌下血者），其变病，刺郄中血者。又曰：胸中痛，支满腰脊相引而痛，过在手少阴、太阳。^②（《素问》云：心烦头痛，病在膈中，过在手巨阳、少阴。）

脾病者，身重善饥，肌肉萎，足不收，行善瘛疭^③，脚下痛。虚则腹胀，肠鸣飧泄，食不化。取其经太阴、阳明、少阴血者。又曰：腹满䐜胀，支满胠胁，下厥上胃^④，过在足太阴、阳明。^⑤

肺^⑥病者，喘逆咳气，肩背痛，汗出，尻阴股膝挛，髀腨胻足皆痛。虚则少气不能报息，耳聋，喉咙^⑦干。取其经，手^⑧太阴、足太阳外厥阴内少阴^⑨血者。又曰：咳嗽上气，病（《素问》作厥）在胸中，过在手阳明、太阴。

肾病者，腹大胫肿痛，欬喘身重，寝汗出憎风。虚则胸中痛，大肠小肠（《素问》作大腹小腹）痛，清厥，意不乐。取其经少阴、太阳血者。又曰：头痛癫疾，下实上虚^⑩，过在足少阴、太阳，甚则入肾。

---

① 擘：《素问》作"臂"。按《说文·手部》："擘，㧙也。从手辟声。"擘为动词，此当据改作"臂"。

② 又曰，胸中痛，……过在手少阴太阳：《素问》无此段文字。

③ 疭：《素问》无，疑衍。

④ 胃：《素问》《太素》均作"冒"，义胜。

⑤ 又曰，腹满……过在足太阴阳明：梅花版《素问》无此段文字。

⑥ 肺：原作"肝"，据四库本、《素问》改。

⑦ 喉咙：《素问》作"嗌"

⑧ 手：《素问》无。

⑨ 少阴：《素问》无。

⑩ 下实上虚：《素问》《太素》均作"下虚上实"，义胜。

五脏传病大论第十

病在肝，愈于夏。夏不愈，甚于秋。秋不死，持于冬，起于春①。病在肝，愈于丙丁。丙丁不愈。加于庚辛。庚辛不加（《素问》作不死，下同），持于壬癸，起于甲乙。禁当风。病在肝，平旦慧，下晡甚，夜半静②。

病在心，愈于长夏。长夏不愈，甚于冬。冬不死，持于春，起于夏。病在心，愈于戊己。戊己不愈，加于壬癸。壬癸不加，持于甲乙，起于丙丁。禁衣温食热。病在心，日中慧，夜半甚，平旦静③。

病在脾，愈于秋。秋不愈，甚于春。春不死，持于夏，起于长夏。病在脾④，愈于庚辛。庚辛不愈，加于甲乙。甲乙不加，持于丙丁，起于戊己。禁温衣湿地（《素问》云：禁温衣饱食湿地濡衣）。病在脾，日昳慧，平旦（《素问》作日出）甚，下晡静⑤。

病在肺，愈于冬。冬不愈，甚于夏。夏不死，持于长夏，

---

① 起于春：此后《素问》有"禁当风"三字，此禁忌之文本经置于"起于甲乙"之后。

② 夜半静：此后《素问》有"肝欲散，急食辛以散之，用辛补之，酸泻之。"

③ 平旦静：《素问》此后有"心欲耎，急食咸以耎之，用咸补之，甘泻之。"十六字。

④ 病在脾：《素问》作"脾病者"，且《素问》于"脾病者"之前有"禁温食饱食湿地濡衣"九字，此禁忌之文本经置于"起于戊己"之后。

⑤ 下晡静：《素问》此后有"脾欲缓，急食甘以缓之，用苦泻之，甘补之。"十五字。

起于秋。病在肺^①，愈于壬癸。壬癸不愈，加于丙丁。丙丁不加^②，持于戊己，起于庚辛。禁寒衣、冷饮食。病在肺，下晡慧，日中甚，夜半静^③。

病在肾，愈于春。春不愈，甚于长夏。长夏不死，持于秋，起于冬。病在肾，愈于甲乙。甲乙不愈，加于戊己。戊己不死，持于庚辛，起于壬癸。禁犯焠㶼，无食热，无温衣^④（《素问》作犯焠㶼、热食、温炙衣）病在肾，夜半慧，日乘四季甚，下晡静。

邪气之客于身也，以胜相加，至其所生而愈，至其所不胜而甚，至其所生而持，自得其位而起^⑤。

肾移寒于脾^⑥，痈肿少气。脾移寒于肝，痈肿筋挛。肝移寒于心，狂鬲中。心移寒于肺，为肺消，肺消者饮一溲二，死不治。肺移寒于肾，为涌水。涌水者，按其腹不^⑦坚，水气客于大肠，疾行肠鸣濯濯，如囊裹浆^⑧，治主肺者（《素问》作水之

---

① 病在肺：《素问》作"肺病者"，且《素问》此前有"禁寒饮食寒衣"六字，此禁忌之文本经置于"起于庚辛"之后。

② 加：《素问》作"死"。

③ 夜半静：《素问》此后有"肺欲收，急食酸以收之，用酸补之，辛泻之。"十六字。

④ 禁犯焠㶼，无食热，无温衣：《素问》此句在前文"病在肾，愈于甲乙"前。

⑤ 自得其位而起：《素问》于此后有"必先定五脏之脉，乃可言间甚之时，死生之期也。"十四字。

⑥ 脾：《素问》作"肝"。

⑦ 不：《太素》作"下"。

⑧ 如囊裹浆：《太素》作"如裹壶"。详森立之《素问考注》："'如囊裹浆'似不成语，囊固非可裹浆之物，宜据《太素》作'如裹壶'。杨云：'如帛裹浆壶'盖王据杨注代'壶'以'浆'字，是以'囊'字遂为不可解之文。今本《素问》往往有此例，唯有《太素》见存，而得正其误，不亦愉乎。"按前文本经及《素问》均有"腹不坚"，《太素》作"下坚"，二者之义大相径庭，不坚而"如囊裹浆"可通，坚而如壶裹亦可通，待考。

病也）。

脾移热于肝，则为惊衄。肝移热于心则死。心移热于肺，传为膈消。肺移热于肾，传为柔①痉。肾移热于脾，传为虚肠澼，死不可治。胞移热于膀胱，则癃溺血。膀胱移热于小肠，膈肠不便，上为口糜②。小肠移热于大肠，为虙瘕③，为沉。大肠移热于胃，善食而溲④，名曰食㑊⑤，又胃移热于胆，亦名食㑊。胆移热于脑，则辛頞鼻渊。鼻渊者，浊涕下不止也。传为衄蔑⑥瞑目，故得之厥⑦也。

五脏受气于其所生，传之于其所胜，气舍于其所生，死于其所不胜。病之且死，必先传其所行至不胜乃死。此言气之逆行也，故死。

肝受气于心，传之于脾，气舍于肾，至肺而死。心受气于脾，传之于肺，气舍于肝，至肾而死。脾受气于肺，传之于肾，

---

① 柔：《太素》作"素"。

② 胞移热于膀胱……上为口糜：《太素》此段文字在"心移热于肺，传为膈消"之后，与《素问》《甲乙经》文序皆不同。又："糜"，《素问》作"糜"，《太素》作"靡"。

③ 虙瘕：《太素》作"密疝"。按《说文》："虙，虎兒。从虍必声。房六切。"虙与伏同，又或俗或误作宓。《类经》注云："小肠之热下行则移于大肠，热解不散，则或气或血，留聚于曲折之处，是谓虙瘕。虙瘕者，谓其隐伏密匿。"此说可从。

④ 溲：《素问》作"瘦人"，《太素》作"瘦"，按下文食㑊之义，则此当作"瘦"是。

⑤ 名曰食㑊：《素问》作"谓之食亦"，《太素》作"入胃之食亦"。按，㑊同亦。杨上善注云："大肠将热与胃，胃得热气，实盛消食，故喜饥多食，以其热盛，食入于胃不作肌肉，故瘦。亦，义当易也，言胃中热，故入胃之食，变易消无，不为肌肉。"

⑥ 蔑：《素问》作"蔑"，《太素》作"瘿"。

⑦ 厥：《素问》作"气厥"。

气舍于心，至肝而死。肺受气于肾，传之于肝，气舍于脾，至心而死。肾受气于肝，传之于心，气舍于肺，至脾而死。此皆逆死也。一日一夜五分之，此所以占死者之早暮也。

黄帝问曰：余受九针于夫子，而私览于诸方，或有导引行气，按摩灸熨，刺焫饮药，一者可独守耶，将尽行之乎？岐伯对曰：诸人[①]者，众人之方也，非一人之所尽行也。曰：此乃所谓守一勿失，万物毕者也。

余已闻阴阳之要，虚实之理，倾移之过，可治之属。愿闻病之变化，淫传绝败而不可治者，可得闻乎？曰：要乎哉问道，昭乎其如旦醒，窘乎其如夜暝。能被而服之，神与俱成。毕将服之，神自得之。生神之理，可着于竹帛，不可传之于子孙[②]也。

曰：何谓旦醒？曰：明于阴阳，如惑之解，如醉之醒。曰：何谓夜暝？曰：瘖乎其无声，漠乎其无形。折毛发理，正气横倾。淫邪泮衍，血脉传留。大气入脏，腹痛下淫。可以致死，不可以致生。

曰：大气入脏奈何？曰：病先发于心，心痛一日，之肺而欬[③]。三日之肝肋支满[④]。五日之脾，闭塞不通，身体重[⑤]。三日不

---

① 人：《灵枢》作"方"，义胜，原文疑误。

② 子孙：《太素研究》云："按，'子孙'疑当作'孙子'，'子'与'服''得''理'押韵，皆在段氏古音第一部，若作'子孙'则于韵不谐。《太素》此篇佚，无从考校。《甲乙经》卷六第十《五脏传病大论》亦作'子孙'，是字倒而失韵，其来久矣。"

③ 心痛一日，之肺而欬：《灵枢》作"一日而之肺"五字。

④ 三日之肝肋支满：《灵枢》作"三日而之肝"。三，《素问》新校注引本经作"五"。

⑤ 闭塞不通，身体重：《灵枢》无。

已，死。

冬夜半，夏日中，病先发于肺，喘咳①。三日之肝，胁支满②。一日之脾而身体痛③。五日之胃而胀。十日不已，死。

冬日入，夏日出，病先发于肝，头痛目眩，肋多满④。一日之脾而身体痛⑤。五日之胃而腹胀。三日之肾，腰脊少腹痛，胻痠⑥。三日不已，死。

冬日中⑦（《素问》作日入），夏早食，病先发发于脾，身痛体重⑧。一日之胃而胀⑨。二日之肾，少腹腰脊痛，胻痠⑩。三日之膀胱，背膂筋痛，小便闭⑪。十日不已，死。

冬人定，夏晏食，病先发于胃，胀满⑫。五日之肾，少腹腰脊痛，胻痠⑬。三日之膀胱背膂，筋痛，小便闭⑭。五日而上之心，身重⑮。六日⑯不已，死。

---

① 喘咳：《灵枢》无。
② 胁支满：《灵枢》无。
③ 而身体痛：《灵枢》无。
④ 头痛目眩，肋多满：《灵枢》无。
⑤ 一日之脾而身体痛：《灵枢》作"三日而之脾"。
⑥ 腰脊少腹痛，胻痠：《灵枢》无。
⑦ 中：《灵枢》作"入"。
⑧ 身痛体重：《灵枢》无。
⑨ 一日之胃而胀：《灵枢》作"一日而之胃"。
⑩ 少腹腰脊痛，胻痠：《灵枢》无。
⑪ 背膂筋痛，小便闭：《灵枢》无。
⑫ 胀满：《灵枢》无。
⑬ 少腹腰脊痛，胻痠：《灵枢》无。
⑭ 筋痛，小便闭：《灵枢》无。
⑮ 身重：《灵枢》无。
⑯ 六日：《灵枢》作"二日"。

冬夜半，夏日昳，病先发于肾，少腹腰脊痛，胻痠①。三日之膀胱背膂，筋痛，小便闭②。三日而上之心，心胀③。三日之小肠，两胁支痛④。三日不已，死。

冬大晨，夏晏晡⑤。（按《灵枢》《素问》云三日而上之小肠，此云三日而上之心，乃皇甫士安合二书为此篇文也）病先发于膀胱，小便闭⑥。五日之肾，少腹胀，腰脊痛，胻痠⑦。一日之小肠而肠胀。二日之脾而身体痛⑧。二日不已，死。

冬鸡鸣，夏下晡。诸病以次相传，如是者，皆有死期，不可刺也⑨。

寿夭形诊病候耐痛不耐痛大论第十一

黄帝问曰：形有缓急，气有盛衰，骨有大小，肉有坚脆，皮有厚薄，其以立寿夭奈何？伯高对曰：形与气相任则寿，不相任则夭。皮与肉相裹则寿，不相裹则夭。血气经络胜形则寿，不胜形则夭。

曰：何谓形缓急？曰：形充而皮肤缓则寿，形充而皮肤急则夭。形充而脉坚大者顺也，形充而脉小以弱者气衰也，衰则

---

① 少腹腰脊痛，胻痠：《灵枢》无。
② 筋痛，小便闭：《灵枢》无。
③ 心胀：《灵枢》无。
④ 两胁支痛：《灵枢》无。
⑤ 晏晡：《灵枢》作"早晡"。
⑥ 小便闭：《灵枢》无。
⑦ 少腹胀，腰脊痛，胻痠：《灵枢》无。
⑧ 二日之脾而身体痛：《灵枢》无。且此句之前有"一日而之心"五字。
⑨ 不可刺也：此后《灵枢》有"间一脏及二三四脏者，乃可刺也"。

危矣；形充而颧不起者肾①小也，小则夭矣；形充而大，肉䐃坚而有分者肉坚，坚则寿矣；形充而大，皮②肉无分理不坚者肉脆，脆则夭矣。此天之生命，所以立形定气而视寿夭者也。必明于此，以立形定气，而后可以临病人，决死生也。

曰：形气之相胜，以立寿夭奈何？曰：平人而气胜形者寿，病而形肉脱气胜形者死，形胜气者危也。凡五脏者中之府③，中盛脏满，气胜伤恐者，声如从室中言，是中气之湿也。言而微，终日乃复言者，此夺气也。衣被不敛，言语善恶不避亲疏者，此神明之乱也。仓廪不④藏者，是门户不要⑤也。水泉不止者，是膀胱不藏也。得守者生，失守者死。夫五脏者，身之强也。头者精明之府，头倾⑥视深，神⑦将夺矣。背者胸中之府，背曲肩随，府将坏矣。腰者肾之府，转摇不能，肾将惫矣。膝者筋之府，屈伸不能，行则偻附，筋将惫矣。骨者髓之府，不能久立，行则掉栗，骨将惫矣。得强则生，失强则死。

岐伯曰：反四时者，有余者为精，不足为消。应太过，不足为精；应不足⑧，有余为消。阴阳不相应，病名曰关格。人之骨强筋劲⑨，肉缓皮肤厚者，耐痛。其于针石之痛，火热⑩亦然。加以

---

① 肾：《灵枢》作"骨"，详前后文云皮、肉、脉之形而不涉五脏，此当作"骨"是。

② 皮：《灵枢》无，疑衍。

③ 府：《素问》作"守"，义胜。

④ 不：《太素》作"所"。

⑤ 要：《太素》作"恶"。

⑥ 倾：《太素》作"惫"，疑误。

⑦ 神：《素问》作"精神"，《太素》作"精"。

⑧ 应不足：《太素》无。

⑨ 劲：《灵枢》作"弱"。

⑩ 热：《灵枢》作"焫"。按，《说文·火部》"热，烧也。"与焫同。

黑色而善（一本作美）骨者，耐火热。坚肉薄皮者，不耐针石之痛，于火热亦然。同时而伤其身，多热者易已，多寒者难已。胃厚色黑，大骨肉肥者，皆胜毒。其瘦而薄者，皆不胜毒也。

形气盛衰大论第十二

黄帝问曰：气之盛衰，[①] 可得闻乎？岐伯对曰：人年十岁（一作十六），五脏始定，血气已通，其气在下，故好走。二十[②]岁，血气始盛，肌肉方长，故好趋。三十[③]岁，五脏大定，肌肉坚固，血脉盛满，故好步。四十[④]岁，五脏六腑十二经脉皆大盛平定，腠理始开[⑤]，荣华剥[⑥]落，鬓发颁白，平盛不摇，故好坐。五十岁，肝气始衰，肝叶始薄，胆汁始减，目始不明。六十岁，心气始衰，乃善忧悲[⑦]，血气懈惰，故好卧。七十岁，脾气虚，皮肤始枯，故四肢不举[⑧]。八十岁，肺气衰，魂魄离散，故言善误[⑨]。九十岁，肾气焦，脏乃萎枯，经脉空虚。至百岁，五脏皆虚，神气皆去，形骸独居而终尽矣。

女子七岁，肾气盛，齿更发长。二七天水[⑩]至（《素问》作

---

① 此处《灵枢》《太素》均有"以至其死"四字。

② 二十：《太素》作"廿"。

③ 三十：《太素》作"卅"。

④ 四十：《太素》作"卌"

⑤ 开：《灵枢》《太素》均作"踈"。

⑥ 剥：《灵枢》《太素》均作"颊"。

⑦ 乃善忧悲：《灵枢》作"苦忧悲"，《太素》作"喜忧悲"。

⑧ 故四肢不举：《灵枢》《太素》均无。

⑨ 故言善误：《太素》作"魄离故言喜误"。

⑩ 天水：《素问》《太素》均作"而天癸"。本篇后文"天水"均同此例，不复出。

天癸至），任脉通，太衝①脉盛，月事以时下，故有子。三七肾气平均，故真牙生而长极。四七筋骨坚，发长极，身体盛壮。五七阳明脉衰，面皆焦，发始白②。七七任脉虚，太衝（一作任）脉衰少，天水竭，地道不通，故形坏而无子耳。

丈夫八岁，肾气实，发长齿更。二八肾气盛，天水至而精气溢泻，阴阳和，故能有子。三八肾气平均，筋骨劲强，故真牙生而长极。四八筋骨隆盛，肌肉满壮。五八肾气衰，发堕齿槁③。六八阳气衰于上，面焦，鬓发颁白。七八肝气衰，筋不能动，天水竭，精少，肾气衰，形体皆极，八八则齿发去。肾者主水，受五脏六腑之精而藏之，故五脏盛乃能泻。今五脏皆衰④，筋骨懈惰，天水尽矣。故发鬓白，体重，行步不正而无子耳。

---

① 太衝：《太素》作"伏冲"。按《太素新校正》注："《素问》新校正云：'按，全元起注本及《太素》《甲乙经》俱作'伏冲'，下'太衝'同。'按，《太素》及古钞本《甲乙经》'伏'字为'伏'之讹，'伏'即'太'字。清·俞樾《读书余录》曰：'汉太尉公墓中画像有伏尉公。《隶续》云：'字书有伏字，与大同音。'此碑所云伏尉公，盖是用'伏'为大，即大尉公也，然则全本及《太素》《甲乙经》当作'伏冲'，即'大冲'也。后人不识'伏'字，加点作'伏'，遂成异字，恐学者疑惑，故具论之。'俞氏说可以。"又详《校注》云："今《灵枢》之百病始生及岁露论文仍作伏衝，《太素》《甲乙经》载文亦同。是古经当作伏衝。又《素问·疟论》言卫气行文，与《灵枢·岁露论》同，又作'伏膂之脉'。义亦可证。故俞氏之说，谨作参考。"
② 发始白：白，《素问》作"堕"，《太素》作"惰"。又，"发始白"后《素问》《太素》均有"六七三阳脉衰于上，面皆焦，发始白。"十四字，当据《素问》《太素》补。
③ 槁：《太素》作"稾"，详《太素新校正》注："《正字通·禾部》：'稿，同稾'。按，'稾''槀''稿'三字古与'槁'字通用。"
④ 五脏皆衰：《太素》此下文字阙失。

卷 七

六经受病发伤寒热病第一（上）

黄帝问曰：夫热病者，皆伤寒之类也，或愈或死，其死皆以六七日之间，其愈皆以十日已上者，何也？岐伯对曰：太①阳者，诸阳之属也。其脉连于风府，故为诸阳主气。人之伤于寒也，则为病热，热虽甚不死；其两感于寒而病者，必不免于死矣。

伤寒一日，太阳受之。故头项痛，腰脊背强②（《素问》无背字）。二日阳明受之。阳明主肉，其脉侠鼻，络于目，故身热目疼③而鼻干，不得卧。三日少阳受之。少阳主骨（《素问》作胆），其脉循胁络于耳，故胸胁痛而耳聋。三阳④（《素》下有经络二字）皆受病而未入⑤于腑（《素问》作脏）者，故可汗而已。四日太阴受之，太阴脉布胃中，络于嗌，故腹满

---

① 太：《素问》《太素》均作"巨"，下同。
② 头项痛，腰脊背强：《太素》作"头项腰脊皆痛"。
③ 目疼：四库本作"目痛"，《太素》无此二字。
④ 三阳：《太素》作"三经"。
⑤ 入：《太素》作"通"。

而嗌干。五日少阴受之，少阴脉贯肾，络肺，系舌本，故口燥①舌干而渴。六日厥阴受之，厥阴脉循阴器而络于肝，故烦满而囊缩。三阴三阳五脏六腑皆受病，营卫不行，五脏②不通，则死矣。

其不两感于寒者。七日太阳病衰，头痛少愈。八日阳明病衰，身热少愈。九日少阳病衰，耳聋微闻。十日太阴病衰，腹减③如故，则思饮食。十一日少阴病衰，渴止（《素问》下有不满二字），舌干乃已。十二日厥阴病衰④，囊纵⑤少腹微下，大气皆下⑥，其病日已矣。

治之各通其脏脉，病日衰已矣。其未满三日者，可汗而已；其满三日者，可泄而已。

曰：热病已愈，时有所遗者何也？曰：诸遗者，热甚而强食，故有所遗。若此者，皆病已衰而热有所藏，因其谷气相薄，两热相合，故有所遗。治遗者，视其虚实，调其逆顺，可使立已⑦。病热少愈，食肉则复，多食则遗，此其禁也。其两感于寒者，一日太阳与少阴俱病，则头痛口干烦满；二日阳明与太阴俱病，则腹满身热，不欲食，谵语；三日少阳与厥阴俱病，则耳聋囊缩而厥。水浆不入，不知人者，故六日而死矣。

曰：五脏已伤，六府不通，营卫不行，如是后三日乃死，何也？曰：阳明者，十二经脉之长，其血气盛，故不知人，三

---

① 口燥：《太素》作"口热"。

② 五脏：《太素》作"府脏"，义胜。

③ 减：《太素》无。

④ 衰：《太素》作"愈"，义胜。

⑤ 纵：《太素》作"从"。

⑥ 下：《灵枢》《太素》均作"去"，义胜。

⑦ 立已：《素问》作"必已矣"，《太素》作"必已"。

日其气乃尽，故死。

肝热病者，小便先黄，腹痛多卧，身热。热争则狂言及惊，胸中①（《素问》无胸中二字）胁满痛，手足躁，不得安卧。庚辛甚，甲乙大汗，气逆则庚辛死。刺足厥阴、少阳。其逆则头疼贡贡②（《素问》作员字），脉引冲头痛也。

心热病者，先不乐，数日乃热，热争则心③（《素》心字作卒心痛三字）烦闷善呕，头痛面赤，无汗。壬癸④甚，丙丁大汗，气逆则壬癸死。刺手少阴、太阳。

脾热病者，先头重颊痛，烦心（《素》下有颜青二字）欲呕，身热。热争则腰痛不可用俯仰，腹满泄，两颔（一本作额）痛。甲乙甚，戊己大汗，气逆则甲乙死。刺足太阴、阳明。

肺热病者，先悽悽然⑤厥，起皮毛，恶风寒，舌上黄，身热。热争则喘咳，痛走胸膺背，不得大息，头痛不甚（《素》作堪），汗出而寒。丙丁甚，庚辛大汗，气逆则丙丁死。刺手太阴、阳明，出血如大豆，立已。

热病者，先腰痛胻⑥痠，苦渴数饮，身热。热争则项痛而

---

① 胸中：《素问》《太素》均无，疑衍。

② 贡贡：《太素》作"贞贞"，此当改作"贞贞"，按《太素新校正》云："本书卷第二十六《厥心痛》杨注作'贡'，竹耕反，则杨上善亦训为'贞'字……又按，《释名·释言语》：'贞，定也'《灵枢·厥病》：'贞贞头重而痛''贞贞'者，谓头痛甚也……森立之《素问考注》云：'案，《太素》作'贞贞'可从，《素问》作'员员'，《甲乙》作'贡贡'，共为讹字。"后文"其逆则项痛员员"，《太素》作"其逆则项痛贞贞澹澹"可证。

③ 心：《太素》亦作"卒心痛"。

④ 壬癸：《太素》作"至壬关"，误。

⑤ 悽悽然：《素问》作"淅然"，《太素》作"沂然"。

⑥ 胻：《素问》作"骭"，本篇后文之"胻"同此例。

强，胻寒且痠，足下热，不欲言，其逆则项痛员员①（《素问》下有澹澹二字）然。戊己甚，壬癸大汗，气逆则戊己死。刺足少阴、太阳。诸当汗者，至其所胜日汗甚②。

肝热病者，左颊先赤。心热病者，颜额先赤。脾热病者，鼻先赤。肺热病者，右颊先赤。肾热病者，颐先赤。病虽未发者，见赤色者刺之，名曰治未病。热病从部所起者，至期而已；其刺之反者，三周而已；重逆则死③。

诸治热病，先④饮之寒水，乃刺之，必寒衣之，居止寒处，身寒而止。病甚者，为五十九刺⑤。

热病先胸胁痛满，手足躁，刺足少阳，补足太阴⑥，病甚者为五十九刺。

热病，先身重骨痛⑦，耳聋好瞑，刺足少阴，病甚者为五十九刺。

热病先眩冒而热⑧，胸胁满，刺足少阴、少阳。

---

① 员员：《太素》作"贞贞澹澹"。详上文"贡贡"之注，员，当从《太素》作"贞"。

② 诸当汗者，至其所胜日汗甚：《太素》无。

③ 重逆则死：此后《素问》有"诸当汗者，至其所胜日，汗大出也。"，《太素》有"诸当汗出者，至病所胜日，汗大出。"

④ 先：《素问》作"以"，《太素》作"已"，原文义胜。

⑤ 病甚者，为五十九刺：《素问》《太素》均无此八字。

⑥ 补足太阴：《太素》及《素问》新校正引全元起本均作"手太阴"。

⑦ 热病先身重骨痛：《太素》于此文前有"热病先手臂痛，刺手阳明、太阴而汗出。热病始于头首者，刺项太阳而汗出"二十九字，《素问》于此文前有"热病始手臂痛者，刺手阳明、太阴而汗出止。热病始于头首者，刺项太阳而汗出止。热病始于足胫者，刺足阳明而汗出止。"四十七字。

⑧ 冒而热：而《太素》无。冒，《校注》云"冒，《太素》胃，连下读，无'而'字，疑非是。"详《太素新校正》，则此字《太素》作"胃"，为"冒"之俗讹字，萧本作"胃"，不可从。

太阳之脉，色荣颧，骨热病也。荣未夭（《素问》作未交，下同）曰今且得汗①，待时自已。与厥阴脉争见者死，其死不过三日，热病气内连肾。少阳之脉，色荣颊前，热②病也。荣未夭，曰今且得汗，待时自已。与手少阴脉争见者死，其死不过三日。其热病气穴③，三椎下间主胸中热，四椎下间主胃中④热，五椎下间主肝热，六椎下间主脾热，七椎下间主肾热。荣在骶也。项上三椎骨陷者中也。颊下逆颧为大瘕⑤，下牙车为腹满，颧后为胁痛⑥。颊上者，鬲上也。

冬伤于寒，春必温病⑦。夏伤于暑，秋必病疟。凡病伤寒而成温者，先夏至日者为病温，后夏至日者为病暑⑧。暑当与汗皆出，勿止。所谓玄府者，汗孔也。

曰：刺节言彻衣者，尽刺诸阳之奇俞，未有常处，愿卒闻之？曰：是阳气有余而阴气不足，阴气不足则内热，阳气有余则外热，两热相薄⑨，热于怀炭，衣热⑩不可近身，身热不可近

---

① 曰今且得汗：义晦，《太素》作"日今且得汗"，义胜，以下此文同。

② 热：《太素》作"筋热"，按《素问》新校正云："按《甲乙经》《太素》前字作筋。杨上善云：足少阳部在颊，赤色荣之，即知筋热病也。"《太素》之文义胜。

③ 其死不过三日。其热病气穴：《素问》作"死期不过三日。热病气穴"，《太素》无此二句；其死不过三日，《素问》新校正引本经无。

④ 胃中：《素问》作"鬲中"，《太素》作"鬲"。杨上善注："四椎下间计次当心，心不受邪，故乘言鬲也。"按此则当作"鬲"义胜。

⑤ 逆颧为大瘕：《太素》作"逆椎为大瘕"。按《太素新校正》云：瘕，疑为"瘕"之俗讹字。

⑥ 颧后为胁痛：《太素》作"椎后为骨痛"。

⑦ 温病：《太素》作"病温"。

⑧ 凡病伤寒……为病暑：此段文字《太素》阙。

⑨ 薄：《灵枢》作"搏"，义胜。

⑩ 衣热：《灵枢》作"外畏绵帛"，《太素》作"外重丝帛衣"。

席，腠理闭塞而不汗，舌焦，唇稿腊（《黄帝古针经》作槁①腊），嗌干，欲饮②。取天府、大杼三痏，刺③中膂以去其热，补手足太阴以去其汗。热去汗晞，疾于彻衣。

《八十一难》曰：阳虚阴盛，汗出而愈，下之即死；阳盛阴虚，汗出而死，下之即愈（与经乖错，于义反倒，不可用也）。

曰：人有四肢热，逢风寒如灸如火者，何也？曰：是人阴气虚，阳气盛，四肢热者，阳也。两阳相得，而阴气虚少，少水不能灭盛火，而阳气独治。独治者，不能生长也，独盛而止耳。故逢风如灸如火者，是人当肉烁也。

曰：人身非常温也，非常热也，而④烦满者，何也？曰：阴气少，阳气胜，故热而烦满。曰：足太阴、阳明为表里，脾胃脉也，生病异者，何也？曰：阴阳异位，更实更虚，更逆更顺，或从内，或从外，所从不同，故病异名。阳者天气也，主外；阴者地气也，主内。阳道实，阴道虚。故犯贼风虚邪者，阳受之，则入府；食饮不节，起居不时者，阴受之，则入脏⑤。入六府则身热不得眠，上为喘呼；入五脏则䐜满闭塞，下为飧泄，久为肠澼。故喉主天气，咽主地气，故阳受风气，阴受湿气。故阴气从足上行至头，而下行循臂至指端；阳气从手上行

---

① 槁：四库本作"稿"。

② 稿腊，嗌干，欲饮：《灵枢》作"槁腊，干嗌燥，饮食不让美善"，《太素》作"槁腊，嗌干欲饮，不让美善也"。

③ 刺：《灵枢》作"又刺"，《太素》作"有刺"，又与有通。按上下文义此当补"又"字义胜。

④ 而：《素问》《太素》此前均有"为之热"三字，义胜。

⑤ 则入脏：《素问》《太素》均无。且此下《素问》《太素》均有"阳受之则入六府，阴受之则入五脏"十四字，当为皇甫士安删入篇中分作"则入府""则入脏"。

至头，而下行至足。故曰：阳病者，上行极而下；阴病者，下行极而上。故伤于风者，上先受之；伤于湿者，下先受之也。

六经受病发伤寒热病第一（中）

黄帝问曰：病热有所痛者，何也？岐伯对曰：病热者阳脉也，以三阳之盛[①]也。人迎一盛在少阳，二盛在太阳，三盛在阳明。夫阳入于阴，故病在头与腹，乃䐜胀而头痛也[②]。

曰：病身热汗出而烦满不解者何也？曰：汗出而身热者风也，汗出而烦满不解者厥也，病名曰风厥。太阳为诸阳主气（《素问》作巨阳主气），故先受邪。少阴其表里也，得热则上从，上从则厥。治之表里刺之，饮之服汤。

曰：温病[③]汗出，辄复热而脉躁疾者，不为汗衰，狂言不能食，病名曰何？曰：名曰阴阳交，交者死。人所以汗出者，皆生于谷，谷生于精。今邪气交争于骨肉而得汗者，是邪退精胜，精胜则当能食而不复热。复热者邪气也，汗者精气也，今汗出而辄复热者，是邪胜也。不能食者，精无，裨也[④]，热而留者，寿可立而倾也[⑤]。夫汗出而脉躁盛者死，今脉不与汗相应，此不胜其病，其死明矣。狂言者是失志，失志者死。此有三死，

---

① 盛：《素问》《太素》均作"动"。

② 夫阳入于阴：《素问》此前有"入阴也"三字，《太素》自此至"头痛也"作"在太阳□，太阳入于阴，故痛也。在头与腹，乃䐜胀而头痛。黄帝曰：善哉"。

③ 温病：《素问》《太素》均作"有病温者"，义同。

④ 精无，裨也：《素问》作"精无俾也"，《太素》作"精毋，瘅也"。

⑤ 寿可立而倾也：《素问》作"其寿可立而倾也"，《太素》作"其尽可立而伤也"。

不见一生，虽愈必死。病风且寒且热①，炅汗出，一日数欠②，先刺诸分理络脉。汗出且寒且热，三日一刺，百日而已。

曰：何谓虚实？曰：邪气盛则实，精气夺则虚。重实者内（《素问》作言）大热，病气热，脉满，是谓重实。曰：经络俱实何如？曰：经络皆实，是寸脉急而尺缓也，皆当俱治。故曰滑则顺，涩则逆。夫虚实者，皆从其物类治③（《素问》作始），故五脏骨肉滑利，可以久长。寒气暴上，脉满而实，实而滑顺则生，实而逆则死。尽满者，脉急大坚，尺满（一作涩）而不应也。如是者，顺则生，逆则死。所谓顺者，手足温，所谓逆者，手足寒也。

曰：何谓重虚？曰：脉虚气虚尺虚，是谓重虚也。所谓气虚者，言无常也；尺虚者，行步恇然也；脉虚者，不象阴也。如此者，滑则生，涩则死。气虚者肺虚也，气逆者足寒也。非其时则生，当其时则死，余脏皆如此也。脉实满，手足寒，头热（一作痛）者，春秋则生，冬夏则死。脉浮而涩，涩而身有热者死。络气不足，经气有余者，脉口热而尺寒，秋冬为逆，春夏为顺，治主病者。经虚络满者，尺热满，脉口寒涩。春夏死，秋冬生。络满经虚，灸阴刺阳；经满络虚，刺阴灸阳。

曰：秋冬无极阴，春夏无极阳者，何谓也？曰：无极阳者，春夏无数虚阳明，阳明虚则狂；无极阴者，秋冬无数虚太阴，太阴虚则死。春亟④治经络，夏亟治经俞，秋亟治六府，冬则

---

① 热：《太素》无。原文此后有"炅"字，炅为大热，与热义同，疑此"热"字衍。

② 欠：《素问》《太素》均作"过"。

③ 治：《太素》作"终始"。

④ 亟：《太素》作"极"，与"亟"同。以下三"亟"字同此。

闭塞，治用药而少针石。所谓少针石者，非痈疽之谓也^①。

热病始手臂者，先取手阳明、太阴而汗出^②。始头首者，先取项太阳而汗出。始足胫者，先取足阳明而汗出。臂太阴，（《灵枢》作阳）可出汗，足阳明可出汗。取阴而汗出甚者止之阳，取阳而汗出甚者，止之阴。振寒慄慄^③，鼓颔不得汗出，腹胀烦闷，取手太阴。

热病三日，气口静，人迎躁者，取之诸阳，五十九刺，以泻其热而出其汗，实其阴以补其不足。身热甚，阴阳皆静者，勿刺之。其可刺者，急取之，不汗则泄。所谓勿刺，皆有死征也。

热病七日八日，脉口动喘而眩者，急刺之，汗且自出，浅刺手大指^④间。热病七日八日，脉微小，病者溲血，口中干，一日半而死，脉代者一日死。热病已得汗而脉尚躁（一本作盛），喘且复热，勿庸（一本作肤）刺^⑤，喘盛者必死。热病七日八日，脉不躁，不散数^⑥，后^⑦三日中有汗，三日不汗，四日死。未汗勿庸刺^⑧。

热病先肤痛，窒鼻充面，取之皮，以第一针，五十九刺。

---

① 非痈疽之谓也：此后《太素》有"痈疽不得顺时"六字，《素问》有"痈疽不得顷时回"七字。

② 出：此后《素问》有"止"字，义胜，下文二"汗出"句同。

③ 慄慄：《灵枢》《太素》均作"洒洒"。

④ 大指：《太素》作"指"。《太素新校正》云："杨上善注：'急刺手小指外侧前谷之穴'，经文'手指'当作'小指'。"

⑤ 庸刺：《灵枢》作"刺肤"，疑"庸"为"肤"之讹写。

⑥ 不散数：《灵枢》作"躁不散数"，《太素》作"躁不数"。

⑦ 后：《太素》此前有"数"字。

⑧ 未汗勿庸刺：《灵枢》作"未曾汗者，勿腠刺之"，《太素》作"未曾刺者，勿庸刺之"。

苛鼻干①（《灵枢》作诊鼻干）索于皮肺，不得，索之于火，火者心也②。

热病先身涩烦而热，烦闷，唇嗌干，取之皮，以第一针，五十九刺。热病肤胀，口干，寒汗出。索脉于心，不得，索之于水，水者肾也③。

热病嗌干多饮，善惊，卧不能安，取之肤肉，以第六针，五十九刺。目眦赤（《灵枢》作青）④，索肉于脾，不得，索之于木，木者肝也。

热病而胸胁痛（《灵枢》作面青胸痛⑤），手足躁，取之筋间，以第四针，针于四逆。筋躄目浸，索筋于肝，不得索之于金，金者肺也。

热病数惊，瘛疭而狂，取之脉，以第四针急泻有余者。癫疾毛发去，索血于心，不得索之于肾，肾者，水也。

热病身重骨痛，耳聋好瞑，取之骨，以第四针，五十九刺。骨病不食，啮齿耳青赤，索骨于肾，不得索之于土，土者，脾也⑥。

热病不知所病，耳聋，不能自收，口干，阳热甚，阴颇有寒者，热在髓也，死不治。

热病头痛颞颥，目脉紧⑦（一本作瘛），善衄，厥热病也。取

---

① 苛鼻干：《灵枢》《太素》均作"苛轸鼻"

② 热病先肤痛，……火者心也：此段文字在《太素》中接于本篇"金，肺也"之后，与《灵枢》《甲乙经》文序均异。

③ 索脉于心，不得索之于水，水者肾也：《太素》无此十四字，疑阙。

④ 目眦赤：《太素》无。

⑤ 而胸胁痛：今《灵枢》作"面青脑痛"。

⑥ 土者，脾也：此后《太素》有"一云脊强"四字。

⑦ 目脉紧：《灵枢》作"目瘛脉痛"。

之以第三针，视有余不足。寒热痔（一作痛）。热病体重，肠中热，取之以第四针于其俞及下诸指间，索气于胃络得气也。

热病侠脐急痛，胸胁满，取之涌泉与阴陵泉，以第四针针嗌里。热病而汗且出，及脉顺可汗者，取鱼际、太渊①、大都、太白，泻之则热去，补之则汗出。汗出太甚，取内踝上横脉以止之。

热病已得汗而脉尚躁盛者，此阴脉之极也，死；其得汗而脉静者，生。

热病脉常躁盛而不得汗者，此阳脉之极也，死；其脉躁盛得汗而脉静者，生。

厥，侠脊而痛，主头项几几②，目𥆨𥆨然，腰脊强，取足太阳腘中血络。嗌干，口热如胶，取足少阳③（此条出《素问·刺腰痛篇》，宜在后刺腰痛内）。

热病死候有九：一曰，汗不出，大颧发赤者死（《太素》云：汗不出，大颧发赤者，必不反而死④）；二曰，泄而腹满甚者死；三曰，目不明，热不已者死；四曰，老人婴儿，热而腹满者死；五曰，汗不出呕血（《灵枢》作呕下血）者死；六曰，舌本烂，热不已者死；七曰，欬而衄，汗出⑤，出不至足者死；八曰，髓热者死；九曰，热而痉者死。热而痉者，腰反折瘛疭，齿噤断⑥也。凡此九者，不可刺也。

---

① 太渊：原本作“大渊”，据四库本改。《灵枢》《太素》均作“大渊”。

② 几几：《太素》作“沉沉”。

③ 少阳：《灵枢》《太素》均作“少阴”，疑原本有误。

④ 大颧发赤者，必不反而死：仁和寺原钞《太素》作“大颧发赤，哕者死”，与此注文出入较大。《灵枢》与《太素》同。

⑤ 汗出：《灵枢》《太素》均作“汗不出”。

⑥ 断：《灵枢》《太素》均作“龂”，原文疑误。

所谓五十九刺者，两手内外侧各三，凡十二痏；五指间各一，凡八痏；足亦如是；头入发际一寸傍三分（《灵枢》无分字①）各三，凡六痏；更入发际三寸边五，凡十痏；耳前后口下（《灵枢》作以下）者各一，项中一，凡六痏；巅上一，囟会一，发际一，廉泉一，风池二，天柱二（《甲乙经》原缺囟会至天柱诸穴，今按《灵枢》经文补之）。

素问曰：五十九者，头上五行行五者②，以越诸阳之热逆也。大杼、膺俞、缺盆、背椎，此八者，以泻胸中之热（一作阳）；气冲、三里、巨虚、上下廉，此八者，以泻胃中之热；云门、髃骨、委中、髓空，此八者，以泻四肢之热；五脏俞傍五，此十者，以泻五脏之热。凡此五十九者，皆热之左右也。（按二经虽不同，皆泻热之要穴也）

头脑中寒，鼻衄目泣出（《千金》作寒热头痛），神庭主之。

头痛身热，鼻窒，喘息不利，烦满汗不出，曲差主之。

头痛目眩，颈项强急，胸胁相引，不得倾侧，本神主之。

热病（《千金》下有烦满二字）汗不出，上星主之，先取譩譆，后取天牖、风池。

热病汗不出而苦呕烦心，承光主之。

头项痛重，暂起僵仆，鼻窒衄衄，喘息不得通，通天主之。

头项恶风，汗不出，悽厥恶寒，呕吐，目系急，痛引颊，头重项痛，玉枕主之。

---

① 《灵枢》无分字：赵府居敬堂本《灵枢经》有"分"字。

② 行五者：原作"五行者"。按，此"五行行五"非木火土金水之五行，乃腧穴分布及计数之语。《太素·气府》云："足太阳脉气所发……其浮在皮中者凡五行行五，五五廿五。"杨上善注云："于五脉上凡有五处，处各五穴"。又考本经卷九第一有"厥头痛，员员而痛（《灵枢》作贞贞头痛），泻头上五行行五"，可知此处当作"行五者"，据《素问》《太素》改。

颊清（《千金》作妄啮视①），不得视，口沫泣出，两目眉头痛，临泣主之。

脑风头痛，恶见风寒，鼽衄鼻窒，喘息不通，承灵主之。

头痛身热，引两颔急（一作痛），脑空主之。

醉酒风热，两角（一作两目）眩痛，不能饮食。烦满呕吐，率谷主之（《千金》以此条置风门）。

项强刺瘖门。热病汗不出，天柱及风池、商阳、关冲、腋门主之。

颈痛项不得顾，目泣出，多眵䁾，鼻鼽衄，目内②眦赤痛，气厥耳目不明，咽喉偻引项筋挛不收，风池主之。

伤寒热盛，烦呕，大椎主之。

头重目瞑，凄厥寒热，汗不出，陶道主之。

身热头痛，进退往来，神道主之。

头痛如破，身热如火，汗不出，瘈疭（《千金》作头痛），寒热，汗不出，恶寒，里急，腰腹相引痛，命门主之。

颈项痛不可以俯仰，头痛振寒，瘈疭，气实则胁满，侠脊有并气，热，汗不出，腰背痛，大杼主之。

风眩头痛，鼻不利，时嚏，清涕自出，风门主之。

悽悽振寒，数欠伸，鬲腧主之。

热病汗不出，上窌及孔最主之(《千金》作臂厥热病汗不出，皆灸刺之，此穴可以出汗）。

肩髆间急，凄厥恶寒，魄户主之。

项背痛引颈，魄户主之。

肩痛，胸腹满，凄厥，脊背急强，神堂主之。

---

① 妄啮视：按《校注》云，今本《千金》作"临泣喜啮顿"。

② 内：原作"肉"，据四库本改。

喘逆，鼽衄，肩胛内廉痛，不可俯仰，胠①季胁引少腹而痛胀，譩譆主之。

背痛恶寒，脊强俯仰难，食不下，呕吐多涎，鬲俞②（《千金》作阳关）主之。

热病头痛身重，悬颅主之。

胸胁胀满，背痛，恶风寒，饮食不下，呕吐不留住，魂门主之。

善嚏，头痛身热，颔厌主之。

热病头痛引目外眦而急，烦满汗不出，引颔齿，面赤皮痛，悬厘③主之。

热病偏头痛，引目外眦，悬厘主之。头目瞳子痛，不可以视，挟项强急，不可以顾，阳白主之。

头风痛，鼻鼽衄，眉头痛，善嚏，目如欲脱，汗出寒热，面赤颊中痛，项椎不可左右顾，目系急，瘈疭，攒竹主之。

寒热，偻厥鼓颔，承浆主之。

身热痛，胸胁痛不可反侧，颅息主之。

肩背痛，寒热，瘰疬适④颈，有大气，暴聋气蒙瞀⑤，耳目不开⑥，头颔痛，泪出，鼻衄不得息，不知香臭，风眩喉痹，天牖主之。

---

① 胠：按《校注》云，明抄本有"音怯"二小字音注。

② 鬲俞：按，《校注》及刘衡如本皆据《外台》卷三十九改"鬲俞"作"鬲关"。

③ 悬厘：按，《校注》据《外台》卷三十九、《医心方》卷二第一、《圣济总录》卷一百九十二改作"悬颅"。

④ 适：按，《校注》云："明抄本'适'亦作'适'，疑适为'适'之误。"

⑤ 瞀：《灵枢》《太素》均无。

⑥ 开：《灵枢》《太素》均作"明"。

热病胸中澹澹，腹满暴痛，恍惚不知人，手清，少腹满（《千金》作心腹），瘈疭，心痛，气满不得息，巨阙主之。

头眩病身热，汗不出（《千金》作烦满汗不出），上脘主之。

身寒热，阴都主之。

热病象疟，振栗鼓颔，腹胀睥睨，喉中鸣，少商主之。

寒厥及热，烦心，少气不足以息，阴湿痒，腹痛不可以食饮，肘挛支满，喉中焦干渴，鱼际主之。

热病振栗鼓颔，腹满阴萎，欬引尻溺出，虚也。鬲中虚，食饮呕，身热汗不出，数唾①，血下，肩背寒热，脱色，目泣出，皆虚也。刺鱼际补之。

病温身热，五日已上，汗不出，刺太渊。留针一时，取之。若未满五日，禁不可刺也。

热病先手臂②瘈疭，唇口聚鼻张，目下汗出如转珠，两乳下二寸③坚，胁满，悸，列缺主之。

六经受病发伤寒热病第一（下）

振寒瘈疭，手不伸，咳嗽唾浊，气鬲善呕，鼓颔，不得汗，烦满（《千金》作烦心身痛），因为疢衄④，尺泽主之。左窒刺右，右窒刺左。

两胁下痛，呕泄，上下出，胸满短气，不得汗，补手太阴

---

① 唾：刘衡如本据《外台》卷三十九于此后补"涎，呕吐"三字。

② 手臂：刘衡如本据《外台》卷三十九于此后补"痛，身热"三字。

③ 两乳下二寸：刘衡如本据《外台》卷三十九于此前补"小便白热痛"五字，并将"二寸"改作"三寸"。

④ 因为疢衄：按，《校注》云："明抄本'因'作'困'，《外台》卷三十九尺泽'疢'作'纵'。"因据改作"困为纵衄"，义胜。

以出之。热病烦心，心闷而汗不出，掌中热，心痛，身热如火，浸淫烦满，舌本痛，中冲主之（《千金》又作天窌）。

热病发热，烦满而欲呕哕，三日以往不得汗，怵惕，胸胁痛，不可反侧，欬满溺赤，大便（《千金》作小便）血，衄不止，呕吐血，气逆，噫不止，嗌中痛，食不下，善渴，舌中烂，掌中热，饮①呕，劳宫主之。

热病烦心而汗不止，肘挛腋肿，善笑不休，心中痛，目赤黄，小便如血，欲呕，胸中热，苦不乐，太息，喉痹嗌干，喘逆，身热如火，头痛如破，短气胸痛，太陵主之。

热病烦心，善呕，胸中澹澹，善动而热，间使主之。面赤皮热，热病汗不出，中风热，目赤黄，肘挛腋肿，实则心暴痛，虚则烦心，心惕惕不能动，失智，内关主之。

心澹澹然，善惊，身热，烦心，口干，手清，逆气，呕（《千金》作噪）血，时瘛，善摇头，颜青，汗出不过肩，伤寒温病，曲泽主之。多卧善睡，肩髃痛寒，鼻鼽赤多血，浸淫起面，身热，喉痹如哽，目眦伤，忽振寒，肩疼，二间主之。

鼻鼽衄，热病汗不出，臑②（音迷）目，目痛瞑，头痛，龋齿③痛，泣出，厥逆头痛，胸满不得息，阳谿主之④。

---

① 饮：刘衡如本据《千金》卷三十改作"欲"。

② 臑：按《校注》云："《外台》卷三十九合谷作'瞴'。按臑，《玉篇·肉部》：'戈佳切，肥也。'《集韵·至韵》：'以醉切，肉病也'，于此义均不妥。瞴，《集韵·寘韵》：'目疾。'于义为合，故据改。"

③ 龋齿：《校注》于此后据《外台》卷三十九合谷，补"合谷主之，热病烦心，瞴目，目"十一字。

④ 阳溪主之：《校注》及刘衡如本皆据《外台》卷三十九将"阳溪主之"移至下文"肩不举"之后。

热病肠澼，臑肘臂痛，虚则气鬲满，有①（一作手）不举。伤寒，寒热头痛，哕衄，肩不举②，温留主之。

伤寒余热不尽，曲池主之。头痛振寒，清冷渊主之。头痛，项背急，消泺主之。振寒，小指不用，寒热汗不出，头痛，喉痹舌卷③，小指之间热，口中热，烦心心痛，臂内廉④及胁痛，聋，咳，瘈疭，口干，头痛不可顾，少泽主之。

振寒寒热，肩臑肘臂痛，头不可顾，烦满身热，恶寒，目赤痛，眦烂，生翳膜，暴痛，衄衄，发聋，臂重痛，肘挛痂疥，胸中引臑，泣出而惊，颈项强，身寒，头不可以顾⑤，后溪主之。热病汗不出，胸痛不得⑥息，颔肿，寒热，耳鸣，聋无所闻，阳谷主之。

泄风汗出，腰项急⑦，不可以左右顾及俯仰，肩弛肘废，目痛，痂疥，生疣，瘈疭，头眩目痛，阳谷主之。

振寒热，颈项肿，实则肘挛，头项痛，狂易，虚则生疣，小者痂疥，支正主之。

---

① 有：《校注》及刘衡如本皆据《外台》卷三十九改作"肩"。

② 伤寒……肩不举：原无，详《校注》及刘衡如本皆援引《外台》卷三十九温留、《千金》卷三十第五并参《圣济总录》卷一百九十二手阳明大肠经、《医心方》卷二第一补之。

③ 舌卷：详《校注》："急，原无，据《外台》卷三十九少泽、《医心方》卷二第一、《医学纲目》卷六治往来寒热引本经补"于"卷"前。

④ 内廉：原作"肉廉"，四库本作"溜廉"。据《校注》援引"明抄本、《外台》卷三十九少泽、《医学纲目》卷六治往来寒热"改。

⑤ 头不可以顾：《校注》据《外台》卷三十九后溪删此五字。

⑥ 不得：原作"不可"，据四库本及《校注》援引明抄本、《外台》卷三十九阳谷改。

⑦ 泄风汗出，腰项急：《校注》援引《外台》卷三十九阳谷及本经卷十第一，于句中补"至"字，以句读为"胁风汗出至腰，项急……"。

风眩头痛，少海^①主之。

气喘，热病衄不止，烦心善悲，腹胀，逆息热气，足胫中寒，不得卧，气满胸中热，暴泄，仰息，足下寒，中闷，呕吐，不欲食饮，隐白主之。

热病汗不出且厥，手足清，暴泄，心腹胀痛，心尤痛甚，此胃心痛也，大都主之，并取隐白，腹满善呕烦闷，此皆主之。

热病先头重额^②痛，烦闷身热，热争则腰痛不可以俯仰，胸^③满，两颔痛甚，善泄，饥不欲食^④，善噫，热中，足清，腹胀，食不化，善呕，泄有脓血，若^⑤呕无所出，先取三里，后取太白、章门主之。

热病满闷不得卧（《千金》云：不得卧，身重骨痛不相知），太白主之。

热中少气，厥阳^⑥寒，灸之热去（《千金》作灸涌泉）。烦心不嗜食，欬而短气，善喘，喉痹身热，脊胁相引，忽忽善忘，涌泉主之。

热痛烦心，足寒清多汗，先取然谷，后取太溪，大指间动脉，皆先补之。

目痛引眦，少腹偏痛，背（一作脊）伛瘘疭，视昏嗜卧，照

---

① 少海：《校注》及刘衡如本皆据《外台》卷三十九改作"小海"。

② 额：《校注》据明抄本、《素问·刺热篇》新校正引本经、《千金》卷三十第五改作"颜"。又曰："《外台》卷三十九太白、《医心方》卷二第一均作'颊'。"

③ 胸：《素问·刺热篇》新校正引本经作"腹"。

④ 善泄，饥不欲食：详《校注》，此六字于《外台》卷三十九太白及《素问·刺热篇》中均作"暴泄，善饥而不欲饮食"。

⑤ 若：《素问·刺热篇》新校正引本经作"苦"。刘衡如本兼据《外台》卷三十九改之。

⑥ 阳：《校注》援引《外台》三十九涌泉、《千金》卷三十第五删之。

海主之，泻左阴跻，取足左右少阴前①，先刺阴跻，后刺少阴，气在横骨上。

热病汗不出，默默嗜卧，溺黄，少腹热，嗌中痛，腹胀内肿，漤（音涊）心痛如锥针刺，太溪主之。手足寒至节，喘息者死。

热病刺然谷（《千金》作陷谷），足先寒，寒上至膝乃出针。

善啮颊齿唇②，热病汗不出，口中热痛，冲阳主之，胃脘痛，时寒热，皆主之。

热病汗不出，善噫腹胀满，胃热谵语，解溪主之。

厥头痛，面浮肿，烦心，狂见鬼，善笑不休，发于外有所大喜，喉痹不能言，丰隆主之。

阳厥悽悽而寒，少腹坚，头痛，胫股腹痛，消中，小便不利，善呕，三里主之。

胁痛欬逆，不得息，窍阴主之，及爪甲与肉交者，左取右，右取左，立已，不已复取。

手足清，烦（一作脉）热汗不出，手肢转筋，头痛如锥刺之，循热③不可以动，动益烦心，喉痹，舌卷干，臂内廉④不可及头，耳聋鸣，窍阴皆主之。

---

① 取足左少阴前：据本经卷十第二，此当做"取右少阴俞"为是。

② 善啮颊齿唇：《校注》据《外台》改作"善啮唇，善噫，腹痛胀满，肠鸣，热病汗不出，陷谷主之。"二十字。

③ 循热：按《校注》云："《千金》卷三十第一无此二字，《外台》卷三十九窍阴作'循循然'，于义较胜。故据改'循热'为'循循然'，刘衡如本亦改。

④ 内廉：《校注》援引《外台》卷三十九窍阴于此后补"痛"字。按，原文义胜，义为病患此证，则手臂内廉不能上举及头，若补"痛"字，则"不可及头"不知何解。

膝外廉痛，热病汗不出，目外眦赤痛，头眩，两颔痛，寒逆①泣出，耳鸣聋，多汗，目痒，胸中痛，不可反侧，痛无常处，侠溪主之。

厥四逆，喘，气满，风，身汗出而清，髋髀中痛，不可得行，足外皮痛，临泣主之。

目视不明，振寒，目翳，瞳子不见，腰两胁痛，脚痠转筋，丘墟主之。

身懈，寒少气，热甚恶人，心惕惕然，取飞扬及绝骨、跗下②临泣，立已。淫泺胫痠，热病汗不出，皆主之。

头重鼻衄及瘈疭，汗不出，烦心，足下热，不欲近衣，项痛，目翳，鼻及小便皆不利，至阴主之。

身疼痛，善惊，互引鼻衄，通谷主之。

暴病头痛，身热痛，肌肉动，耳聋恶风，目眦烂赤，项不可以顾，髀枢痛，泄，肠澼，束骨主之。

衄衄血不止，淫泺，头痛，目白翳，跟尻痠，头顶肿痛，泄注，上抢心，目赤眦烂无所见，痛从内眦始（《千金》作翳从内眦始），腹满，颈项强，腰脊不可俯仰，眩，心痛，肩背相引，如从后触之状，身寒从胫起，京骨主之。

下部寒，热病汗不出，体重，逆气头眩，飞扬主之。

衄衄，腰脊、脚腨痠重，战栗不能久立，腨如裂，脚跟急痛，足挛引少腹痛，喉咽痛，大便难，膜胀，承山主之。

热病侠脊痛，委中主之。

---

① 寒逆：《校注》据明抄本、《千金》卷三十第一乙作"逆寒"。

② 下：《校注》据"《外台》卷三十九飞扬作'上'，临泣穴在足背，当做跗上。"改"下"作"上"。

足阳明脉病发热狂走第二

黄帝问曰：足^①阳明之脉病，恶人与火，闻木音则惕然而惊，欲独闭户牖而处，愿闻其故。岐伯对曰：阳明者胃脉也，胃土也，闻木音而惊者，土恶木也。阳明主肌肉，其血气^②盛，邪客之则热，热甚则恶火。阳明厥则喘闷，闷则恶人。阴阳相薄，阳尽阴盛，故欲独闭户牖而处（按阴阳相薄至此，本《素问·脉解篇》，士安移续于此）。曰：或喘而生者，或喘而死者，何也？曰：厥逆连藏则死，连经则生。

曰：病甚^③则弃衣而走，登高而歌，或至不食数日，踰垣上屋，非其素所能，病反能者何也？曰：阴阳争而外并于阳（此八字亦《素问·脉解篇》文）。邪盛则四肢实^④，实则能登高而歌。热盛于身，故弃衣而欲走。阳盛，故妄言，骂詈不避亲疏^⑤。大热遍^⑥身，故狂言而妄见妄闻，视足阳明及大络取之，虚者补之，血如实者泻之。因令偃卧，居其头前，以两手四指按其颈

---

① 足：《太素》无。

② 血气：《素问》作"脉血气"，《太素》作"血"。按，《素问》新校正云："《甲乙经》脉作肌"。

③ 病甚：《太素》此前有"阳明"二字。

④ 邪盛则四肢实：《素问》《太素》此前均有"四支者，诸阳之本也"八字。邪，《素问》作"阳"。

⑤ 阳盛，故妄言，骂詈不避亲疏：《素问》作"阳盛则使人妄言骂詈不避亲踈"，且此后有"而不欲食，不欲食故妄走也"十一字；《太素》作"阳盛使人不欲食，故妄言"。

⑥ 遍：《灵枢》作"偏"；《太素》作"编"，当为"偏"之讹写。按，"偏"与"遍"同。

动脉久持之，卷而切推之，下至缺盆中，复止^①如前，热去乃已，此所谓推而散之者也。

身热狂走，谵语见鬼，瘛疭，身柱主之。狂，妄言，怒恶火，善骂詈，巨阙主之。热病汗不出，鼽衄，眩，时仆而^②浮肿，足胫寒，不得卧，振寒，恶人与木音，喉痹龋齿，恶风，鼻不利，多^③善惊，厉兑主之。四厥手足闷者，使人久持之，厥热（一本作逆冷）胫痛，腹胀，皮痛，善伸数欠，恶人与木音，振寒，嗌中引外痛，热病汗不出，下齿痛，恶寒目急，喘满寒慄，断口噤僻，不嗜食，内庭主之。狂歌妄言，怒，恶人与火，骂詈，三里主之。

阴衰发热厥阳衰发寒厥第三

黄帝问曰：厥之寒热者，何也？岐伯对曰：阳气衰于下则为寒厥，阴气衰于下则为热厥。曰：热厥必起于足下者，何也？曰：阳气起于足五指之表。阴脉者，集于足下而聚于足心^④，故阳胜则足下热。

曰：寒厥必起于五指而上于膝者，何也？曰：阴气起于五

---

① 复止：《太素》作"复上"，《灵枢》此前有"而"字。按，作"复上"义胜。

② 而：《校注》据《外台》卷三十九厉兑改作"面"。

③ 多：《校注》及刘衡如本皆据《外台》卷三十九于此后补"卧"字。

④ 阳气起于足五指之表。阴脉者，集于足下而聚于足心：《太素》作"阳起于五指之表，集于足下而热于足心"，太素义胜。《素问》新校正云："按，《甲乙经》'阳气起于足'作'走于足'，'起'当作'走'。"《太素新校正》云："萧延平云：足之三阳从头走足，自以'走'字为允。"又详下文"阴气起于五指之里，集于膝下而聚于膝上"之文义及文例，则疑此句之"起"字当作"走"，或衍"足五指"之"足"字，且衍"阴脉者"三字。

指之里，集于膝下而聚于膝上，故阴气盛则从五指至膝上寒。其寒也，不从外，皆从内。

曰：寒厥何失而然也？曰：厥阴者，众筋之所聚（《素问》作前阴者宗筋之所聚），太阴、阳明之所合。春夏则阳气多而阴气少，秋冬则阴气盛而阳气衰。此人质壮，以秋冬夺于所用，下气上争不能复，精气溢下，邪气从而上之。所中^①（《素问》所中二字作气因于中）阳气衰，不能渗营其经络，阳气日损，阴气独在，故手足为之寒。

曰：热厥何如？曰：酒入于胃，则络脉满而经脉虚。脾主为胃行其津液者也。阴气虚则阳气入，阳气入则胃不和，胃不和则精气竭，精气竭则不营其四肢。此人必数醉，若饱以入房，气聚于脾中不得散，酒气与谷气相薄^②，热遍于身^③，内热而溺赤。夫酒气盛而慓悍，肾气日衰，阳气独盛，故手足为之热。

曰：厥或令人腹满，或令人暴不知人，或至半日，远至一日乃知人者，何谓也？曰：阴气盛于上则下虚，下虚则腹满，腹满（《素问》腹满二字作阳气盛于上）^④则下气重上而邪气逆，逆则阳气乱，阳气乱则不知人矣。太阳^⑤之厥则肿首头重，足不能行，发为眩仆^⑥。阳明之厥，则癫疾欲走呼，腹满不得卧，

---

① 所中：《太素》亦作"气因于中"。

② 相薄：《太素》作"相搏"。按《太素新校正》："《诸病源候论》作'相并'。萧本作'相搏'，'搏'字误。"，作"并"义与"搏"近，作相聚、相因解，义胜于"薄"。

③ 热遍于身：《素问》此前有"热盛于中，故"五字；《太素》此前有"热于中，故"四字，义均较原文胜。

④ 腹满：《太素》亦作"阳气盛于上"。

⑤ 太阳：《素问》《太素》均作"巨阳"。

⑥ 眩仆：《素问》《太素》均作"眴仆"。按，眴，音顺，同瞬。

面赤而热，妄见妄言。少阳之厥，则暴聋颊肿而热，胁痛，胻不可以运。太阴之厥，则腹满胻胀，后不利，不欲食，食则呕，不得卧。少阴之厥，则舌干溺赤，腹满心痛。厥阴之厥，则少腹肿痛，胻胀，泾溲不利，好卧屈膝，阴缩，肟内热。盛则泻之，虚则补之，不盛不虚，以经取之。

请言解论。

与天地相应，四时相副，人参天地，故可为解。下有渐洳，上生蒲苇，此所以知气形之多少也。阴阳者，寒暑也，热则滋雨而在上，根茎①（《灵枢》作荄）少汁，人气在外，皮肤缓，腠理开，血气盛②，汗大泄，皮淖泽。寒则地冻水冰，人气在中，皮肤致，腠理闭，汗不泄，血气强，皮坚涩。当是之时，善行水者，不能往冰；善穷③地者④，不能凿冻。

夫善用针者，亦不能取四逆⑤，血脉凝⑥结，坚搏不往来⑦，亦不可即柔。故行水者，必待天温冰释，穷地者，必待冻解，而后地可穷⑧。人脉犹是，治厥者，必先熨火以调和其经，掌与

---

① 茎：《灵枢》《太素》均作"荄"。按，《说文·艸部》："荄，艸根也。从艸亥声。"
② 盛：《灵枢》《太素》均作"减"。按下文"汗不泄，血气强"之义，则此"盛"当作"减"为是。
③ 穷：《灵枢》作"穿"。
④ 当是之时……善穷地者：《太素》作"当善穿地者"五字。
⑤ 四逆：《灵枢》《太素》均作"四厥"。
⑥ 凝：《太素》作"渶"，按，渶为凝之俗字。
⑦ 坚搏不往来：搏，原作"搏"，据《太素》及四库本改。详《校注》云："明抄本作'揣'，下有'音搏'小字注音。按揣、搏古通。"，又《太素》此句后有"者"字。
⑧ 穷地者，必待冻解，而后地可穷：《灵枢》《太素》均作"冻解，而水可行，地可穿也"。

腋①，肘与脚，项与脊，以调其气。大道已通②，血脉乃行。后视其病，脉淖泽者，刺而平之，坚紧者，破而决之，气下乃止，此所谓解结。

用针之类，在于调气。气积于胃，以通营卫，各行其道。宗气留积在海，其下者注于气街，上行者注于息道。故厥在足，宗气不下，脉中之血凝而留止，弗之火调，针弗能取。用针者，必先察其经络之虚实，切而循之，按而弹之，视其应动者，乃后取而下之。六经调者，谓之不病，虽病谓之自已。一经上实下虚而不通者，此必有横络盛加于大经，令之不通。视而泻之，通而决之，是所谓解结者也。上寒下热，先刺其项太阳，久留之，已刺则火熨项与肩胛③，令热下合（一本作冷）乃止，所谓推而上之者也。上热下寒，视其虚脉而陷下于经络者取之，气下而止，所谓引而下之者也。

刺热厥者，留针反为热④，刺热厥者，二阴一阳；刺寒厥者，一阴二阳。所谓二阴者，二刺阴；所谓二阳者，二刺阳⑤。热厥取太阴、少阳⑥。寒厥取阳明、少阴于足，留之⑦。厥胸满面

---

① 掌与腋：《太素》作"常与掖"，疑为抄误。

② 大道巳通：《灵枢》作"火气巳通"，《太素》作"火气通"，按上文义以火释冰之法，疑原文"大"为"火"之讹写。

③ 肩胛：原作"肩脾"，据《灵枢》《太素》及四库本改。

④ 热：《灵枢》《太素》均作"寒"。按《太素新校正》云："医统正脉本《甲乙经》作'留针反为热'，人民卫生出版社本《甲乙经》与《灵枢》，《太素》同。萧本、盛文堂本、日本摹写本均作'留针反为寒'。"且《灵枢》《太素》下文均有"刺寒厥者，留针反为热"，此处疑当作"寒"为是。

⑤ 二阳者，二刺阳：《灵枢》《太素》均作"一阳者，一刺阳也"。

⑥ 太阴太阳：《灵枢》《太素》此前均有"足"字，下句"阳明少阴"之前亦有。

⑦ 寒厥取阳明少阴……留之：留之，《灵枢》作"皆留之"；《太素》此句在前文"热厥取太阴少阳"之前。

肿者，肩中热^①，暴言难，甚则不能言，取足阳明。厥气走喉而不言，手足微满清，大便不利，取足少阴。厥而腹膨膨^②，多寒气，腹中嗓嗓^③（音最，《九墟》作荣），便溲难，取足太阴。厥逆为病，足暴清^④，胸中若将裂^⑤，腹肠若以刀切之，膜而不食，脉大^⑥皆涩，缓取足少阴，清取足阳明，清^⑦则补之，温则泻之。厥逆腹满胀，肠鸣，胸满不得息，取之下胸三肋间^⑧，欬而动应手者，与背俞以指按之立快。足厥喘逆，足下清至膝，涌泉主之。

① 肩中热：《灵枢》作"唇漯漯然"，《太素》作"唇思思然"，按《说文·肉部》："脣，口端也。从肉辰声。顾古文脣从页。"脣与唇当为古今字。按《太素新校正》云："刘衡如本于人民卫生出版社本《灵枢》注云：疑'漯漯'及'思思'均是'累累'之误。"疑"肩"为"脣"之讹。

② 膨膨：《灵枢》《太素》均作"向向然"，当作"向向然"为是，详见下条注文。

③ 嗓嗓：《灵枢》作"毂毂"，《太素》作"荣荣"，萧本作"荥荥"。按《太素研究》云："'毂'字误，当依《太素》（萧本）卷二十六《厥头痛》作'荣'。'向'与'荣'押韵。'向'在段氏古音第十部阳韵，'荣'在第十一部耕韵，此为耕阳合韵，为汉韵也。《甲乙经》卷七第三'向'讹为'嗓'，林亿云：'音最，《九墟》作'荣'。按，林亿所见之《灵枢》为不全之本。……是此残本尚作'荣'。林亿写此校语时当北宋嘉佑年间，三十余年后，至北宋元佑八年，高丽国献《灵枢》全本。讹'荣'为'毂'，疑出于高丽本。"

④ 清：《灵枢》作"清"《太素新校正》云："'清'为'凊'俗讹。按，'凊'，音庆，寒冷之义。《说文·仌部》：'凊，寒也。'《集韵·劲韵》：'凊，寒也，或作清'"。

⑤ 胸中若将裂：中，《灵枢》无；《太素》作"胸若将别"。

⑥ 大：《灵枢》作"大小"，《太素》作"小大"，原本疑脱"小"字。

⑦ 清：《灵枢》作"清"。

⑧ 三肋间：《灵枢》作"二肋"，《太素》作"二肋"。

太阳中风感于寒湿发痉第四

热病而痉者，腰反折，瘛疭，齿噤龂。

张仲景曰：太阳病，其证备，其身体强，几几然，脉反沉迟者，此为痉。夫痉脉来，按之筑筑而弦，直上下行。刚痉为病，胸满口噤，卧不着席，脚挛急，其人必龂齿。病发热，脉沉细为痉。痉家其脉伏坚，直上下。太阳病，发热无汗，恶寒，此为刚痉。太阳病，发热汗出，不恶寒，此为柔痉。太阳中湿病痉，其脉沉，与筋平。太阳病，无汗，小便少，气上冲胸，口噤不能语，欲作刚痉。然刚痉太阳中风感于寒湿者也，其脉往来进退，以沉迟细，异于伤寒热病。其治不宜发汗，针灸为嘉。治之以药者，可服葛根汤。

风痉身反折，先取太阳①及腘中，及血络出血，痉中有寒，取三里。痉②，取之阴跻及三毛上，及血络出血。

痉取囟会、百会，及天柱、鬲俞、上关，光明主之。

痉，目不眴，刺脑户。

痉，脊强反折，瘛疭，癫疾头重，五处主之。

痉，互引善惊，太衡③主之。

痉反折，心痛，形气短，尻臎涩，小便黄闭，长强主之。

痉，脊强互引，恶风时振栗，喉痹，大气满，喘，胸中郁

---

① 太阳：《灵枢》作"足太阳"，《太素》作"足大阳"。疑脱"足"字，《校注》及刘衡如本皆补"足"字。
② 痉：《灵枢》作"癃"。
③ 太衡：《校注》及刘衡如本皆据《外台》卷三十九改作"天衡"。

郁，气热，眵眵，项强，寒热，僵仆①不能久立，烦满里急，身不安席，大椎②主之。

痉，筋痛急，互引，肝俞主之。

热痉，脾俞及肾俞主之。

热痉互引，汗不出反折，尻臀③内痛似瘅疟状，膀胱俞主之。

痉，反折互引，腹胀腋挛，背中怏怏，引胁痛，内引心，中脊内，肺俞主之。

又刺阳明④，从项而数背椎侠脊膂而痛，按之应手者，刺之尺泽，三痏立已。

痉，互引身热，然谷、谵语主之。

痉，反目憎风，刺丝竹空主之。

痉互引，唇吻强，兑端主之。

痉烦满，龂交主之。

痉口噤，互引口干，小便赤黄，或时不禁，承浆主之。

痉口噤，大迎主之。痉不能言，翳风主之。

痉，先取太溪，后取太仓之原主之。

痉，脊强里紧，腹中拘痛，水分主之。

痉脊强，口不开，多唾，大便难，石关主之。

痉脊强反折，京门主之。

---

① 仆：原作"什"，为"仆"字讹印，据四库本改。

② 大椎：《校注》据《外台》卷三十九大杼、《医心方》卷二第一及本经取穴体例改作"大杼"，刘衡如本亦据《外台》改。

③ 臀：《校注》按："臀，形近而误，据《外台》卷三十九膀胱俞改"作"臀"，刘衡如本亦改。

④ 刺阳明：《校注》按："三字与上下文义不属，据《外台》卷三十九中脊内俞删"。

痉腹大坚，不得息，期门主之。

痉上气，鱼际主之。

痉互引，腕骨主之。

热病汗不出，善呕苦，痉身反折，口噤，善鼓颔，腰痛不可以顾，顾而有似拔者，善悲，上下取之出血，见血立已。

痉身反折，口噤喉痹不能言，三里主之。

痉惊互引，脚如结，腨如裂，束骨主之。

痉目反白多，鼻不通利，涕黄更衣（一本作便出血），京骨主之。

痉脊强，项眩通①，脚如结，腨如裂，崑崙主之。

痉互折，飞扬主之。

阴阳相移发三疟第五

黄帝问曰：夫疟疾②皆生于风，其以日作，以时发者，何也？岐伯对曰：疟之始发，先起于毫毛，欠伸乃作，寒慄鼓颔③，腰脊俱痛，寒去则内外俱热，头痛如破，渴欲饮水④。

曰：何气使然？曰：阴阳上下交争，虚实更作，阴阳相移

---

① 项眩通：《校注》及刘衡如本皆据《外台》卷三十九飞扬改作"头眩痛"。

② 疟疾：《素问》《太素》均作"痎疟"，《太素》后有"者"字。详《太素新校正》："痎，音街，指二日一发之疟，或泛指疟疾。"

③ 颔：《太素》作"颔"，《太素新校正》按："'颔'，音合，又音汗，与颔字通。《方言》：'颔、颐，颔也。南楚谓之颔，秦晋谓之颔。颐，其通语也。'萧本'颔'字作'颔'。"

④ 饮水：《素问》作"冷饮"，《太素》作"饮"。

也。阳并于阴，则阳实而阴虚①。阳明虚则寒慄鼓颔也②；太阳虚则腰背头项痛；三阳俱虚则阴气（一作二阴）胜，阴气胜则骨寒而痛，寒生于内，故中外皆寒。阳胜则外热，阴虚则内热，内外皆热则喘渴，故欲冷饮。此皆得之夏伤于暑，热气盛，藏于皮肤之内，肠胃之外，此营气之所舍也。令人汗出空疏，腠理开，因得秋气，汗出遇风，得浴，水气舍于皮肤之内，与卫气并居。卫气者，昼行于阳，夜行于阴③，此气得阳而外出，得阴而内④薄，内外相薄⑤，是以日作。

　　曰：其间日而作者何也？曰：其气之舍深，内薄于阴，阳气独发，阴邪内着，阴与阳争不得出，是以间日而作。曰：其作日晏与其日早，何气使然？曰：邪气客于风府，循膂⑥而下，卫气一日一夜，大会于风府，其明日日下一节，故其作也晏。此皆⑦客于脊背，每至于风府则腠理开，腠理开则邪气入，邪气入则病作，以此日作稍益晏也。其出于风府，

---

① 　阳实而阴虚：《素问》作"阴实而阳虚"，《太素》作"阴实而阳明虚"，原本疑误，当作"阴实而阳虚"。《校注》据《太素》及后文改作"阴实而阳明虚"。

② 　颔也：《太素》作"颌"，疑抄误。

③ 　夜行于阴：《太素》无此四字。

④ 　内：原作"外"，《素问》《太素》均作"内"，与上下文义合，故据改。

⑤ 　内外相薄：《太素》无此四字。

⑥ 　膂：《太素》作"朏"。按《太素新校正》云："'朏'，为'吕'俗字，脊柱也。《改併四声篇海》引《俗字背篇》：'朏，脊也。'《说文·吕部》：'吕，脊骨也。膂，篆文吕，从肉，从旅。'综上所举，'吕'为古字，'膂'为后世通行字，'朏'则为俗字。"

⑦ 　皆：《素问》《太素》均作"先"；《灵枢》作"其先"。《校注》据此上改作"先"。

日下一节①，二十一②日下至骶骨③，二十二④日入于脊内，注于太衡⑤之脉（《素问》二十一作二十五，二十五作二十六，太衡作伏脊），其气上行九日，出于缺盆之中，其气日高，故作日益早。其间日发者，由邪气内薄⑥于五脏，横连募原，其道远，其气深，其行迟，不能与营气⑦俱行，不能⑧偕出，故间日乃作。

曰：卫气每至于风府，腠理乃发，发则邪入，入则病作。今卫气日下一节，其气之发，不当风府，其日作奈何？曰：（《素问》此下有八十八字，《甲乙经》无本⑨，故不抄入）风无常府，卫气之所发，必开其腠理，邪气之所合则其病作（《素问》作则其府也）。

曰：风之与疟相似同类，而风独常在，疟得有时休者，何也？曰：风气常留其处故常在⑩，疟气随⑪经络次而内传⑫（《素问》作沉以内薄），故卫气应乃作。

---

① 节：《太素》作"椎"，义同。

② 二十一：《素问》作"二十五"。

③ 骶骨：《灵枢》作"尾底"，《太素》作"骶"骨。按，骶，骶之俗字。

④ 二十二：《素问》作"二十六"。

⑤ 注于太衡：《灵枢》作"注于伏冲"，《素问》"注于伏脊"，《太素》作"注胎"。

⑥ 薄：《灵枢》作"搏"。

⑦ 营气：《素问》《太素》均作"卫气"，按上下文义，当作"卫气"。《校注》据改作"卫气"。

⑧ 不能：《太素》无。

⑨ 无本：疑作"本无"。按，详《灵枢》《太素》均无《素问》之八十八字。

⑩ 风气常留其处故常在：《灵枢》作"风气留其处"，《素问》作"风气留其处，故常在"，《太素》作"经留其处，卫气相顺"。

⑪ 疟气随：《太素》无此三字。

⑫ 次而内传：《灵枢》作"沉以内搏"，《素问》《太素》均作"沉以内薄"。

曰：疟先寒而后热者何也？曰：夏伤于大暑，汗大出，腠理开发，因遇风①，夏气悽沧之水寒迫之②，藏于腠理及皮肤之中，秋伤于风，则病成矣。夫寒者阴气也，风者阳气也，先伤于寒而后伤于风，故先寒而后热，病以时作，名曰寒疟也③。

曰：先热而后寒者何也？曰：此先伤于风，后伤于寒，故先热而后寒，亦以时作，名曰温疟也。其但热而不寒者，阴气先绝，阳气独发，则热而少气烦冤，手足热而欲呕者，名曰瘅疟。

曰：经言有余者泻之，不足者补之。今热为有余，寒为不足。夫疟之寒，汤火不能温，及其热，冰水不能寒，此皆有余不足之类。当此之时，良工不能止④，必待其自衰乃刺之，何也？曰：经言无刺熇熇之热⑤，无刺浑浑之脉，无刺漉漉之汗，为其病逆，未可治也。夫疟之始发也，阳气并于阴。当是之时，阳虚阴盛而外无气，故先寒慄也。阴气逆极，则复出之阳，阳与阴并于外，则阴虚而阳实，故先热而渴。夫疟并于阳则阳胜，并于阴则阴胜；阴胜者则寒，阳胜者则热。热疟者，风寒气不常也，病极则复至⑥。病之发也，如火之热，如风雨不可当也。

---

① 风：《太素》《素问》均无。

② 悽沧之水寒迫之：《素问》作"凄沧之水寒"，《太素》作"凄沧之小寒，寒迫之"。按：《素问》新校正云：按《甲乙经》《太素》水寒作小寒迫之。疑原本"水"为"小"之误，《太素》讹抄一"寒"字。《校注》改"水寒"为"小寒"。

③ 病以时作，名曰寒疟也：《太素》无此九字；也，《素问》无。

④ 不能止：《太素》作"止也"。

⑤ 热：《太素》及《素问》新校正云全元起本均作"气"。

⑥ 热疟者，风寒气不常也，病极则复至：《素问》作"疟者，风寒之气不常也，病极则复。至"，《太素》作"疟，风寒气也，不常，病极则复至"。详《素问》新校正："按《甲乙经》作'疟者，风寒之暴气不常，病极则复至'。全元起本及《太素》作'疟，风寒之气，不常，病极则复至'。'至'字连上句，与王氏之意异。"

故经曰：方其盛必毁，因其衰也，事必大昌。此之谓也。

夫疟之未发也，阴未并阳，阳未并阴，因而调之，真气乃安，邪气乃亡。故工不能治已发，为其气逆也。疟之且发也，阴阳之且移也，必从四末始。阳已伤，阴从之，故气未并，先其时坚束其处，令邪气不得入，阴气不得出，审候见之。在孙络盛坚而血者，皆取之，此其往而未得并者也。

曰：疟不发其应何也？曰：疟者，必更盛更虚，随气之所在，病在阳，则热而脉躁；在阴，则寒而脉静；极则阴阳俱衰，卫气相离，故病得休；卫气集，则复病。曰：时有间二日或至数日发，或渴或不渴，其故何也？曰：其间日，邪气与卫气客于六府而相失，时不相得①，故休数日乃发也。阴阳更胜，或甚或不甚，故或渴或不渴。曰：夏伤于暑，秋必病疟，今不必应者，何也？曰：此应四时也。其病异形者，反四时也。其以秋病者寒甚，以冬病者寒不甚，以春病者恶风，以夏病者多汗。

曰：温疟与寒疟者，皆安舍？其在何脏？曰：温疟者，得之于冬，中于风寒，寒气藏于骨髓之中，至春则阳气大发，寒气②不能出，因遇大暑，脑髓铄，肌肉消，腠理发泄，或③有所用力，邪气与汗皆出，此病藏在肾，其气先从内出之于外。如是者，阴虚而阳盛，阳盛则热衰④矣。衰则气反复入，复入则阳虚，阳虚则寒矣。故先热而后寒，名曰温疟。

---

① 时不相得：《素问》作"不能相得"，《校注》据《太素》《素问》将"时"移至前文"相失"之前。

② 寒气：《素问》《太素》作"邪气"，《校注》据此与下文"邪气与汗皆出"改作"邪气"。

③ 或：《太素》作"因"，《校注》又据《外台》卷五温疟引本经及下文"因有所用力"文例改作"因"。

④ 衰：于义不安，《素问》无，《校注》删之。

曰：瘅疟何如？曰：肺素有热，气盛于身，厥气逆上，中气实而不外泄，因有所用力，腠理开，风寒舍于皮肤之内分肉之间而发，发则阳气盛，阳气盛而不衰则病矣。其气不反①之阴，故但热而不寒，气内藏于心而外舍分肉之间，令人消铄脱肉，故名曰瘅疟。

疟脉满大急，刺背俞，用中针傍五胠俞各一遍②，肥瘦出血。疟脉小实急，灸胫少阴，刺指井。③疟脉缓大虚，便用药，不宜用针。

凡治疟，先发如食顷，乃可以治，过之则失时。④

一、疟不渴，间日而作，《九卷》曰，取足阳明，《素问》刺太阴⑤。渴而间日作，《九卷》曰，取手少阳⑥，《素问》刺足少阳。

二、瘟⑦疟汗不出，为五十九刺（解在热病部）⑧。

三、足太阳疟，令人腰痛头重，寒从背起，先寒后热渴，渴止汗乃出，难已，间日作，刺腘中出血（《素问》先寒后热下有熇熇喝喝然五字）。

四、足少阳疟，令人身体解㑊，寒不甚，恶见人，心惕惕

---

① 反：《素问》作"及"。

② 遍：《素问》《太素》均作"适"，连下句读，义胜。《校注》及刘衡如本皆改作"适"。

③ 此处《素问》有"疟脉满大，急刺背俞，用五胠俞背俞各一，适行至于血也"一段。

④ 自"疟脉满大急"至"过之则失时也"，《素问》置于"诸疟而脉不见"前。

⑤ 太阴：《素问》作"太阳"，《太素》作"阳明"。《校注》据《素问》及明抄本改作"太阳"。

⑥ 取手少阳：今本《灵枢》作"渴而日作，取手阳明"。

⑦ 瘟：《素问》《太素》均作"温"，《校注》兼据明抄本改作"温"。

⑧ 自"疟不渴间日而作"至"为五十九刺"，《太素》置于"诸阴之井无出血，间日一刺"后。

然，热多汗出甚，刺足少阳。

五、足阳明疟，令人先寒，洒淅洒淅^①，寒甚久乃热，热去汗出，喜见日月光火气乃快然，刺阳明^②跗上，及调衝阳。

六、足太阳疟，令人不乐，好太息，不嗜食，多寒少热，汗出，病至则善呕，呕已乃衰，即取之足太阴。

七、足少阴疟，令人呕吐甚，多寒少热，欲闭户牖而处，其病难已，取太谿。

八、足厥阴疟，令人腰痛，少腹满，小便不利如癃状，非癃也。数便，意恐惧（一作噫恐惧）^③气不足，腹中悒悒，刺足厥阴。

九、肺疟，令人心寒，甚^④热，热间善惊，如有所见者，刺手太阴、阳明。

十、心疟，令人烦心甚，欲得见^⑤清水，寒多（《素问》作反寒多，《太素》作及寒多），不甚热，刺手少阴，是谓神门。

十一、肝疟，令人色苍苍然（《素问》下有太息二字），其状若死者，刺足厥阴见血。

十二、脾疟，令人病寒，腹中痛，热则肠中鸣，鸣已汗出，刺足太阴。

十三、肾疟，令人悽悽然（《素问》作洒洒然），腰脊痛宛转，大便难，目眴眴然，手足寒，刺足太阳、少阴。

十四、胃疟，令人且病寒，善饥而不能食，食而支满腹大，

① 淅：原作"浙"，字形相近而误，据《素问》《太素》改。
② 阳明：《素问》作"足阳明"字。
③ 数便意恐惧：《太素》作"数小便意恐惧"，《素问》新校正云："按《甲乙经》数便意三字作数噫二字。"《校注》据改作"数噫恐惧"。
④ 甚：此前《素问》《太素》均有"寒"字。
⑤ 见：《素问》《太素》均无，疑衍。

261

刺足阳明、太阴横脉出血。

十五、疟发身热，刺跗上动脉，开其空，出血立寒。

十六、疟方欲寒，刺手阳明、太阴，足阳明、太阴。

十七、诸疟如，刺十指间出血，血去必已。先视身之赤如小豆者，尽取之。

十八、十二疟者，其发各不同时，察其病形，以知其何脉之病。先其发时，如一食顷而刺之，一刺则衰，二刺则知，三刺则已，不已刺舌下两脉出血，不已刺郄中盛经出血，又刺项以下侠脊者必已。舌下两脉者，廉泉穴也。

十九、刺疟者，必先问其病之所先发者，先刺之。先头痛及重者，先刺头上及两额两肩①间出血；先项背痛者，先刺之；先腰脊痛者，先刺郄中出血；先手臂痛者，先刺手少阴、阳明十指间；先足胫酸痛者，先刺足阳明十指间出血。风疟，发则汗出恶风，刺足三阳经背俞之血者。胫酸痛，按之不可，名曰肘②髓病，以镵针针绝骨出其血，立已。身体小痛，刺诸阴之井③无出血，间日一刺④。

瘖疟，神庭及百会主之。瘖疟，上星主之，先取譩譆，后取天牖、风池、大杼。瘖疟，取完骨及风池、大杼、心俞、上窌、譩譆、阴都、太渊、三间、合谷、阳池、少泽、前谷、后谿、腕骨、阳谷、侠谿、至阴、通谷、京骨，皆主之。

疟振寒，热甚狂言，天枢主之。

① 肩：《素问》《太素》均作"眉"，疑原文衍。《校注》及刘衡如本皆改作"眉"。

② 肘：《素问》《太素》均作"胕"。

③ 井：原作"并"，形近而误，据《素问》《太素》改。

④ 自"诸疟而脉不见……诸阴之井无出血，间日一刺"，《素问》置于"过之则失时也"后。

疟热盛，列缺主之。

疟寒厥及热厥，烦心善哕，心满而汗出，刺少商出血立已。

热疟口干，商阳主之。

疟寒甚（《千金》下云欲呕沫），阳谿主之。

风疟汗不出，偏历主之。

疟面赤肿，温留主之。

痎疟，心下胀满痛，上气，灸手五里，左取右，右取左。

疟项痛，因忽暴逆，腋门主之。

疟发有四时，面上赤，晄晄无所见，中渚主之。

疟食时发，心痛，悲伤不乐，天井主之。

风疟，支正主之。

疟背膂振寒，项痛引肘腋，腰痛引少腹，四肢不举，少海①主之。

疟不知所苦，大都主之。

疟多寒少热，大钟主之。

疟咳逆心闷，不得卧，呕甚，热多寒少，欲闭户牖而处，寒厥足热，太谿主之。

疟，热少间寒②，不能自温，腹胀切痛引心，复溜主之。

疟不嗜食，厉兑主之。

疟瘛疭惊，股膝重，胻转筋，头眩痛，解谿主之。

疟日西发，临泣主之。

疟振寒，腋下肿，丘墟主之。

疟从胻起，束骨主之。

---

① 少海：《校注》及刘衡如本皆据《外台》卷三十九改作"小海"。

② 疟，热少间寒：《校注》及刘衡如本皆据《外台》卷三十九改作"疟热少气，足胻"。

疟多汗，腰痛不能俯仰，目如脱，项如拔，崑崙主之。

疟，实腰背痛，虚则鼽衄，飞扬主之。

疟头重，寒背起，先寒后热，渴不止，汗乃出，委中主之。

疟不渴，间日作①，崑崙主之。

<hr />

① 疟不渴，间日作：《校注》据《外台》卷三十九移"不渴，间日作"
至前文"虚则鼽衄"后，并删后文"崑崙主之"四字。

卷 八

五脏传病发寒热第一（上）

黄帝问曰：五脏相通，移皆有次。五脏有病，则各传其所胜，不治法三月，若六月，若三日，若六日，传五脏而当死（《素问》下有是顺传所胜之次）。故曰：别于阳者，知病从来；别于阴者，知死生之期，言至其所困而死者也，是故风者，百病之长也。

今风寒客于人，使人毫毛毕直，皮肤闭而为热。当是之时，可汗而发。或痹不仁，肿痛，当是之时，可汤熨，及（一本作足字）火灸，刺而去，弗治，病入舍于肺，名曰肺痹，发咳上气。弗治，肺即传而行之肝，病名曰肝痹，一名曰厥，胁痛出食。当是之时，可按可刺[1]。弗治，肝传之脾，病名曰脾风，发瘅，腹中热，烦心汗出，黄瘅（《素问》无汗，瘅二字），当此之时，可汗可药可烙[2]（一本作浴）。弗治，脾传之肾，病名曰疝瘕，少腹烦冤而痛，汗出（《素问》作出白），一名曰蛊。当此之时，可按可药。弗治，肾传之心，病筋脉相引而急，名曰瘛，当此之时，可灸可药。弗治，十日法当死。肾传之心，

---

[1] 可刺：《素问》作"若刺耳"。

[2] 烙：《素问》作"浴"。《校注》据改作"浴"并删原校。

心即复反传而之肺，发寒热，法当三岁死。此病之次也。然其卒发者，不必治①。其传化有不以次者，忧恐悲喜怒令不得以其次，故令人大病矣。因而喜，大虚则肾气乘矣，怒则肝气乘矣，悲则肺气乘矣，恐则脾气乘矣，忧则心气乘矣，此其道也。故病有五，五五二十五变及其传化。传，乘之名也。

大骨枯槁，大肉陷下，胸中气满，喘息不便，其气动形，期六月死；真脏脉见，乃予之期日。大骨枯槁，大肉陷下，胸中气满，喘息不便，内痛引肩项，期一月死；真脏脉见，乃予之期日。大骨枯槁，大肉陷下，胸中气满，喘息不便，内痛引肩项，痛热②，脱肉破䐃，真脏脉见，十月之内死③。大骨枯槁，大肉陷下，胸中气满，腹内痛，心中不便，肩项身热，䐃破脱肉，目眶陷，真藏脉见，目不见人立死；其见人者，至其所不胜之时而死。急虚中身卒至，五脏闭绝，脉道不通，气不往来，譬之堕溺，不可为期。其脉绝不来，若一息五六至，其形肉不脱，脏藏虽不见，犹死。

真肝脉至，中外急，如循刀刃责责然④，如按琴瑟弦，色青白不泽，毛折乃死。

真心脉至，紧（一本作坚）而搏⑤，如循薏苡子累累然，色

---

① 治：《素问》此后有"于传"二字。

② 痛热：《素问》《太素》均作"身热"，《校注》据改作"身热"。

③ 十月之内死：《素问》《太素》此后均有"大骨枯槁，大肉陷下，肩髓内消，动作益衰，真脏来见，期一岁死，见其真脏，乃予之期日"三十三字。且《素问》新校正云："按全元起本及《甲乙经》真藏来见作未见，来当作未，字之误也。"疑原文脱此三十三字。

④ 责责然：《太素》作"清清然"。

⑤ 搏：原作"搏"，四库本作"搏"，《太素》作"揣"，按"搏"与"揣"同。因据改作"搏"。

赤黑不泽，毛折乃死。

真肺脉至，大而虚，如以毛羽中人肤，色赤白不泽，毛折乃死。

真脾脉至，弱而乍疏乍数，色青黄不泽，毛折乃死[①]。

真肾脉至，搏[②]而绝，如指弹石辟辟然，色黑黄不泽，毛折，乃死。诸真脏脉见者，皆死不治。

曰：寒热瘰疬在于颈腋者，何气所生？曰：此皆鼠瘘，寒热之毒气，稽[③]于脉而不去者也。（《灵枢》稽作隈字）。鼠瘘之本，皆在于脏，其末上出颈腋之间。其浮于胸[④]中，未著于肌肉而外为脓血者，易去也。曰：去之奈何？曰：请从其本，引其末，可使衰去而绝其寒热，审按其道以予之，徐往徐来以去之，其小如麦者，一刺知，三刺已。决其死生，反其目视之，其中有赤脉从上下贯瞳子者，见一脉一岁死，见一脉半一岁半死，见二脉二岁死，见二脉半二岁半死，见三脉三岁死，赤脉不下贯瞳子者可治。

曰：人有善病寒热者，何以候之？曰：小骨弱肉者，善病寒热。颧骨者，骨之本也，颧大则骨大，颧小则骨小。皮薄而肉弱无䐃[⑤]，其臂懦懦然，其地色炲然，不与天地[⑥]同色，污然独异，此其候也。然臂薄者，其髓不满，故善病寒热。风感则为寒热。皮寒热，皮不可附席，毛发焦，鼻槁腊，不得汗，取三阳之络，补手太阳[⑦]。肌寒热，病肌痛，毛发焦。唇槁腊，不

---

① 真脾脉至……毛折乃死：《素问》及《太素》至于"真肾脉至"一段后。

② 搏：改如上文"真心脉"句。

③ 稽：今《灵枢》作"留"。

④ 胸：《灵枢》《太素》均作"脉"。《校注》又据《外台》《千金》及前文"稽于脉而不去"理校改作"脉"。

⑤ 䐃：《校注》据明抄本、《灵枢》及《明堂》卷一杨上善注引改作"䐃"

⑥ 地：《灵枢》无。《校注》兼据《明堂》删之。

⑦ 阳：《灵枢》《太素》均作"阴"，《校注》及刘衡如本皆据改作"阴"。

得汗，取三阳于下以去其血者，补太阴①以去其汗②。骨寒骨热，痛无所安，汗注不休，齿本槁痛，取其少阴于阴股之络，齿色③槁，死不治。骨厥亦然。男子如蛊，女子如阻，身体腰脊如解，不欲食，先取涌泉见血，视跗上盛者，尽出血。

灸寒热之法：先取项大椎以年为壮数，次灸橛骨以年为壮数，视背俞陷者灸之，举臂肩上陷者灸之，两季胁之间灸之，外踝上绝骨之端灸之，足小指、次指之间灸之，腨上④陷脉灸之，外踝后灸之，缺盆骨上切之坚动如筋者灸之，膺中陷骨间灸之，掌束骨下灸之，脐下关元三寸灸之，毛际动脉灸之，脐下二寸⑤分间灸之，足阳明跗上动脉灸之，巅上一灸之，取⑥犬所啮处灸之，即以犬伤病法三炷灸之，凡当灸二十九处。

寒热头痛，喘喝，目不能视，神庭主之；其目泣出，头不痛⑦者，听会主之。寒热头痛如破，目痛如脱，喘逆烦满，呕吐，流汗难言，头维主之；寒热，刺脑户。

五脏传病发寒热第一（下）

寒热取五处及天池⑧、风池、腰俞、长强、大杼、中膂、内俞、上窌、龂交、上关、关元、天牖、天容、合谷、阳谿、关

---

① 太阴：《灵枢》作"足太阴"。

② 去其汗：《灵枢》《太素》均作"出其汗"，义胜。

③ 色：《灵枢》《太素》均作"已"。

④ 上：《素问》作"下"。

⑤ 脐下二寸：《素问》《太素》均作"膝下三寸"，原文疑误。

⑥ 取：《素问》无。

⑦ 头不痛：《校注》据《外台》及前后文义删"不"字。

⑧ 天池：《校注》据明抄本、《外台》及《医学纲目》改作"天柱"。

衝、中渚、阳池、消泺、少泽、前谷、腕骨、阳谷、少海、然谷、至阴、崑崙主之。

寒热骨痛，玉枕主之。寒热懈烂（一本作懒），淫泺胫痠，四肢重痛，少气难言，至阳主之。肺气[①]热，呼吸不得卧，上气呕沫，喘，气相追逐，胸满胁膺急，息难，振栗，脉鼓，气隔，胸中有热，支满不嗜食，汗不出，腰脊痛，肺俞主之。

寒热心痛，循循然与背相引而痛，胸中悒悒不得息，欬唾血，多涎，烦中善饐，食不下，欬[②]逆，汗不出，如疟状，目䀮䀮，泪出悲伤，心俞主之。欬而呕，鬲寒，食不下，寒热，皮肉肤[③]痛，少气不得卧，胸满支两胁，鬲上兢兢，胁痛腹䐜，胸脘[④]暴痛，上气，肩背寒痛，汗不出，喉痹，腹中痛，积聚，默然嗜卧，怠惰不欲动，身常湿湿[⑤]，心痛无可摇者[⑥]，脾俞[⑦]主之。欬而胁满急，不得息，不得反侧，腋胁下与脐相引，筋急而痛，反折，目上视，眩，目中循循然，肩项痛，惊狂，衄，少腹满，目䀮䀮，生白翳，咳引胸痛，筋寒热，唾血短气，鼻酸，肝俞主之。

寒热食多，身赢瘦，两胁引痛，心下贲痛，心如悬，下引

---

① 气：《校注》据《外台》卷三十九、《医心方》《医学纲目》改作"寒"。

② 欬：刘衡如本据《外台》卷三十九改作"呕"。

③ 肤：《校注》及刘衡如本皆据《千金》卷三十、《外台》卷三十九改作"骨"。

④ 胸脘：《校注》据《外台》及《医学纲目》改作"胃脘"。

⑤ 身常湿湿：刘衡如本注云："《外台》卷三十九、《铜人》卷四均作'身常湿'，《千金》卷三十作'身当湿'，《针灸大成》卷六作'身重常温'。疑本书'湿湿'为'温温'之误。"

⑥ 无可摇者：刘衡如本据《外台》卷三十九删之。

⑦ 脾俞：《校注》及刘衡如皆据《外台》卷三十九、《千金》及《医心方》改作"膈俞"。

脐少腹急痛，热，面急（一本作黑），目晾晾，久喘欬，少气，溺浊赤，肾俞主之。骨寒热溲难，肾俞主之。

寒热头痛，水沟主之。寒热颈瘰疬，大迎主之。肩痛引项，寒热，缺盆主之。身热汗不出，胸中热满，天窗主之。寒热肩肿，引胛中痛，肩臂酸，臑俞主之。

寒热项瘰适，耳①无闻，引缺盆肩中热痛，麻痹不举（一本作手臂不举），肩贞主之。寒热疬②，目不明，咳上气，唾血，肩中俞主之。寒热疬适，胸中满，有大气，缺盆中满痛者死；外溃不死，肩③引项，不举④，缺盆中痛，汗不出，喉痹，咳嗽血，缺盆主之。咳上气，喘，暴瘖不能言，及舌下挟缝青脉，颈有大气，喉痹，咽中干，急不得息，喉中鸣，翕翕寒热，项肿肩痛，胸满腹皮热，衄，气短哽心痛，隐疹头痛，面皮赤热，身肉尽不仁，天突主之。肺系急，胸中痛，恶寒，胸满悒悒然，善呕胆，胸中热，喘，逆气，气相追逐，多浊唾，不得息，肩背风，汗出，面腹肿，鬲中食噎，不下食，喉痹，肩息肺胀，皮肤骨痛，寒热烦满，中府主之。

寒热胸满，头痛，四肢不举，掖下肿，上气，胸中有声，喉中鸣，天池主之。咳，胁下积聚，喘逆，卧不安席，时寒热，期门主之。寒热，腹胀膜，怏怏然不得息，京门主之。寒濯濯，舌⑤烦，手臂不仁，唾沫，唇干引饮，手腕挛，指支痛，肺胀，上气，耳中生风，咳喘逆，痹，臂痛，呕吐，饮食不下膨膨然，

---

① 耳：刘衡如本此后据《外台》卷三十九及《千金》卷三十校语补"鸣"字。

② 疬：《校注》据《外台》卷三十九、《医心方》改作"厥"。

③ 肩：按前所述缺盆条文，此后当脱"痛"字。

④ 不举：刘衡如本于此前据《外台》卷三十九补"臂"字。

⑤ 舌：刘衡如本据《外台》卷三十九及《铜人》卷五改作"心"。

少商主之。唾血，时寒时热，泻鱼际，补尺泽。臂厥，肩膺胸满痛，目中白翳，眼青转①筋，掌中热，乍寒乍热，缺盆中相引痛，数欮②，喘不得息，臂肉③廉痛，上鬲饮已烦满，太渊主之。

寒热胸背急，喉痹，咳上气，喘，掌中热，数欠伸，汗出善忘，四逆厥，善笑，溺白，列缺主之，胸中膨膨然，甚则交两手而瞀，暴痹④喘逆，刺经渠及天府，此谓之大俞。寒热咳呕沫，掌中热，虚则肩臂寒栗，少气不足以息，寒厥，交两手而瞀，口沫出，实则肩背热痛，汗出，四肢暴肿，身湿（一本作温）摇，时寒热，饥则烦，饱则善，面色变，口噤不开，恶风泣出，列缺主之。烦心，咳，寒热善哕，劳宫主之。

寒热，唇口干，喘息，目⑤急痛，善惊，三间主之。胸中满，耳前痛，齿痛，目赤痛，颈肿，寒热，渴饮辄汗出，不饮则皮干热，曲池主之。寒热颈疬适，咳呼吸难，灸五里，左取右，右取左。寒热颈疬适，肩臂不可举，臂臑俞⑥主之。风寒热，腋门⑦主之。寒热颈颔肿，后谿主之。寒热善呕，商丘主之。呕厥寒，时有微热，胁下支满，喉痛，嗌干，膝外廉痛，淫泺胫痠，腋下肿，马刀瘘，肩⑧肿吻伤痛，太冲主之。

心（《千金》作心痛）如悬，阴厥，脚腨后廉急，不可前

---

① 青转：刘衡如本据《外台》卷三十九改作"眦赤"。

② 欮：《校注》及刘衡如本皆据《明堂》《外台》卷三十九改作"欠"。

③ 肉：《校注》据明抄本、《明堂》《外台》卷三十九改作"内"。

④ 痹：《校注》及刘衡如本皆据《灵枢》及《太素》改作"瘅"。

⑤ 目：刘衡如本据《外台》卷三十九于此后补"眦"字。

⑥ 俞：刘衡如本据《外台》卷三十九于此前补"臑"字。

⑦ 腋门：《校注》及刘衡如本皆据《外台》卷三十九改作"液门"。

⑧ 肩：《校注》及刘衡如本皆据《外台》卷三十九、《铜人》改作"唇"。

却，血痹肠澼便脓血，足跗上痛，舌卷不能言，善笑，足痿不收履，溺青赤白黄黑，青取井，赤取荥，黄取输，白取经，黑取合，血痔泄（《千金》下有利字）后重，腹痛如癃状，狂仆必有所扶持，及大气涎出，鼻孔中痛，腹中常鸣，骨寒热无所安，汗出不休，复溜主之。男子如蛊，女子如阻，寒热少腹偏肿，阴谷主之。少腹痛，泄出糜，次指间热，若脉陷寒热身痛，唇渴不干，汗出①，毛发焦，脱肉少气，内有热，不欲动摇，泄脓血，腰引少腹痛，暴惊，狂言非常，巨虚下廉主之。胸中满，腋下肿，马刀瘘，善自啮舌颊，天牖中肿，淫泺胫痠，头眩，枕骨颔腮肿，目涩身痹，洒淅②振寒，季胁支满，寒热，胁腰腹膝外廉痛，临泣主之。

寒热颈肿，丘墟主之。寒热颈腋下肿，申脉主之。寒热痠痛，四肢不举，腋下肿，马刀瘘，喉痹，髀膝颈③骨摇，痠痹不仁，阳辅主之。寒热痹，颈④不收，阳交主之。寒热腰痛如折，束骨主之。寒热目晥晥，善咳喘逆，通谷主之。寒热善唏，头重足寒，不欲食，脚挛，京骨主之。寒热篡反出，承山主之。寒热篡后出，瘈疭，脚腨痠重，战慄不能久立，脚急肿，跗痛筋足挛，少腹⑤引喉嗌，大便难，承筋主之。跟厥膝急，腰脊痛引腹，篡阴股热，阴暴痛，寒热膝痠重，合阳主之。

---

① 唇渴不干，汗出：《校注》据明抄本、《外台》卷三十九及《医心方》改作"唇干，不得汗出"。

② 淅：原作"淅"，据四库本改。

③ 颈：《校注》据《外台》卷三十九及《千金》卷三十改作"胫"。

④ 痹，颈：《校注》据《外台》卷三十九、《医心方》改作"髀胫"，刘衡如本据《外台》卷三十九改"颈"作"胫"。

⑤ 少腹：刘衡如本据《外台》卷三十九于此后补"痛"字。

经络受病入肠胃五脏积发伏梁息贲肥气痞气奔豚第二

黄帝问曰：百病始生，三^①部之气，所伤各异，愿闻其会？岐伯对曰：喜怒不节则伤于脏，脏伤则病起于阴；清湿袭虚，则病起于下；风雨袭虚，则病起于上，是谓三部。至其淫泆，不可胜数。

风雨寒热，不得虚邪，不能独伤人。卒然逢疾风暴雨而不病者，盖无虚邪不能独伤。此必因虚邪之风，与其身形，两虚相搏，乃客其形，两实相逢，中人肉间^②。其中于虚邪也，因其天时，与其躬身^③，参以虚实，大病乃成。气有定舍，因处为名，上下内外，分为三真^④。

是故虚邪之中人也，始于皮肤。皮肤缓则腠理开，腠理开

---

① 三：《灵枢》此前有"皆生于风雨……清湿则伤下"一段。

② 中人肉间：《灵枢》《太素》均作"众人肉坚"，《校注》据改作"众人肉坚"。

③ 躬身：《灵枢》作"身形"。《太素研究》云："按，'躬身'当作'身躬'，与'成'押韵，'躬'在第九部东韵，'成'在段氏古韵第十一部耕韵，此为东耕合韵。《灵枢·百病始生》'与其躬身'作'与其身形'，'形'与'成'皆押耕韵，作'躬身'则失韵矣。《甲乙》卷八第二亦作'与其躬身'，亦误。依韵观之，以《灵枢》作'与其身形'更佳，以'形'与'成'皆在古音耕韵也。"

④ 真：《灵枢》作"员"，《太素》作"贞"。详《太素研究》云："按，'员'字误，当依《太素》卷二十七《邪传》改为'贞'。杨上善注：'贞，正也。三部各有分别，故名三贞也。'（'贞'今音 zhen，古音 zheng）。'贞'与'形''成''名'押韵，均在段氏古韵第十一部耕韵。"则当作"贞"是，刘衡如本据《太素》改作"贞"。

则邪从毛发入，毛发^①入则稍^②深，稍深则毛发立，洒然，皮肤痛。留而不去，则传舍于络，在络之时，通^③于肌肉，其病时痛时息，大经乃代。留而不去，传舍于经，在经之时，洒淅善惊。留而不去，传舍于俞，在俞之时，六经不通，四节即痛，腰脊乃强。留而不去，伏^④舍于伏衝之脉，在伏衝之脉时，身体重痛。留而不去，传舍于肠胃，在肠胃之时，贲响腹胀，多寒则肠鸣飧泄不化，多热则溏出糜。留而不去，传舍于肠胃之外，募原之间。留着于脉，稽留而不去，息而成积，或着孙络，或着脉络^⑤，或着经脉，或着俞脉，或着于伏冲之脉，或着于膂筋，或着于肠^⑥胃之募原，上连于缓筋，邪气淫泆，不可胜论^⑦。

其着孙络之脉而成积，往来上下，擘（音拍，破尽也）乎^⑧（《太素》作臂手）孙络之居也。浮而缓，不能拘^⑨积而止之。故往来移行肠胃之外^⑩，凑^⑪渗注灌，濯濯有音，有寒则腹膜满雷引，故时切痛，其着于阳明之经，则侠脐而居，饱则益大，饥则益小，其着于缓筋也，似阳明之积，饱则痛，饥则安。其

① 毛发：《灵枢》《太素》均无，疑衍。
② 稍：《灵枢》作"抵"。
③ 通：《灵枢》《太素》均作"痛"，义胜。
④ 伏：《灵枢》《太素》均作"传"，按上下文例，作"传"是。
⑤ 脉络：《灵枢》《太素》均作"络脉"，《校注》据改作"络脉"。
⑥ 肠：原作"阳"，形近至误，据《灵枢》《太素》改作"肠"。
⑦ 论：《灵枢》此后有"黄帝曰：愿尽闻其所由然"十字。
⑧ 擘乎：《灵枢》《太素》均作"臂手"，疑"乎"为"手"之讹，"擘"为"臂"之讹。
⑨ 拘：《灵枢》作"句"，《太素》作"勾"。
⑩ 肠胃之外：《灵枢》作"肠胃之间"，《太素》作"肠间之水"。
⑪ 凑：《灵枢》此前有"水"字。

着于肠胃之募原也，痛而外连于缓筋也，饱则安，饥则痛。其着于伏冲之脉者，揣之应手而动，发手则热，气下于两股，如汤沃之状。其着于膂筋在肠后者，饥则积见，饱则积不见，按之弗得。其着于俞脉者，闭塞不通，津液不下，而空窍干。此邪气之从^①入内，从上下者也。

曰：积之始生，至其已成奈何？曰：积之始也，得寒乃生，厥止^②乃成积。曰：其成奈何？曰：厥气生足溢（《灵枢》作足俛），足溢^③生胫寒，胫寒则脉血凝泣，寒热上下^④，入于肠胃，入于肠胃则䐜胀，外之汁沫迫聚不得散，日以成积。卒然盛食多饮，则脉^⑤满。起居不节，用力过度，则络脉伤。阳络伤则血外溢，溢则衄血；阴络伤则血内溢，溢则便血^⑥。外^⑦之络伤则血溢于肠外，有^⑧寒汁沫，与血相搏^⑨，则并合凝聚，不得散而成积矣。卒然^⑩中于寒，若内伤于忧恐^⑪，则气上逆，气上逆则穴俞^⑫不通，温气不行，凝血蕴里而不散，津液凝涩^⑬，着而

① 从：《灵枢》《太素》均作"从外"，《校注》及刘衡如本皆据补"外"字。
② 止：《太素》作"上"，按下文《灵枢》《太素》之义，则当作"上"。
③ 足溢：《灵枢》作"俛"。
④ 脉血凝泣，寒热上下：《灵枢》作"血脉凝涩则寒气上"，《校注》据《灵枢》《太素》改作"脉血凝泣，寒气上"。
⑤ 脉：《灵枢》作"肠"。
⑥ 溢则便血：《灵枢》作"血内溢则后血"。
⑦ 外：《灵枢》作"肠胃"，《太素》此前有"肠"字。
⑧ 有：《灵枢》《太素》此前均有"肠外"二字。
⑨ 搏：《太素》作"薄"，《灵枢》作"搏"，按下文义则此当依《灵枢》作"搏"是，与"并合凝聚"义合。
⑩ 然：《灵枢》此后有"外"字。
⑪ 恐：《灵枢》《太素》均作"怒"，《校注》及刘衡如本皆据改作"怒"。
⑫ 穴俞：《灵枢》《太素》均作"六输"，疑作"六输"是，刘衡如本据改之。
⑬ 凝涩：《灵枢》作"涩渗"。

不去，而积皆成矣。

曰：其生于阴者奈何？曰：忧思伤心；重寒伤肺；忿怒伤肝；醉饱入房，汗出当风则伤脾；用力过度，入房汗出浴水，则伤肾。此内外三部之所生病也。察其所痛以知其应，有余不足，当补则补，当泻则泻，无逆天时，是谓至治。

曰：人之善病肠中积^①者，何以候之？曰：皮^②薄而不泽，肉不坚而淖泽；如此则肠胃恶，恶则邪气留止，积聚乃作。肠胃之积^③，寒温不次，邪气乃（一本作稍）止^④，其蓄积止，大聚乃起。

曰：病有身体腰股䯏背皆肿，环脐而痛，是谓何病？曰：名曰伏梁，此风根也^⑤，不可动，动之为水溺涩之病。病有少腹盛，左右上下皆有根者，名曰伏梁也。裹大脓血，居肠胃之外，不可治之^⑥，每切按之至死。此下则因阴，必下脓血，上则迫胃脘生鬲，侠（一本作依）胃脘内痈，此久病也，难治。居脐上为逆，居脐下为顺，勿动亟夺^⑦。其气溢（《素问》作泄）于大肠而着于肓，肓之原在脐下，故环脐而痛也。

《难经》曰：心之积名曰伏梁，起于脐上，上至心下，大如臂，久久不愈，病烦心，心痛，以秋庚辛日得之。肾病传心，

---

① 积：《灵枢》作"积聚"。
② 皮：《灵枢》作"皮肤"。
③ 肠胃之积：《灵枢》作"脾胃之间"。
④ 乃止：《灵枢》作"稍至"。
⑤ 也：《素问》此后有"其气溢于大肠而着于肓，肓之原在脐下，故环脐而痛也"二十二字。
⑥ 不可治之：《素问》《太素》均作"不可治，治之"，《校注》据此补"治"字，句读随之而改。
⑦ 夺：《素问》此后有"论在《刺法》中……此风根也"一段。

心当传肺，肺以秋王不受邪，因留结为积。

《难经》曰：肺之积名曰息贲，在^①右胁下覆大如杯，久久不愈，病洒洒恶寒，气逆喘咳，发肺痈，以春甲乙日得之。心病传肺，肺当传肝，肝以春王不受邪，因留结为积。曰：病胁下满，气逆行，三二岁不已，是为何病？曰：病名息贲^②，此不妨于食，不可灸刺，积为导引服药，药不能独治也。

《难经》曰：肝之积名曰肥气，在左胁下，如覆杯，有头足如龟鳖状，久久不愈，发咳逆，痎疟，连岁月不已，以季夏戊己日得之。肺病传肝，肝当传脾，脾以季夏王不受邪，因留结为积。此与息贲略同。

《难经》曰：脾之积名曰痞气，在胃脘，覆大如盘，久久不愈，病四肢不收，发黄疸，饮食不为肌肤，以冬壬癸日得之。肝病传脾，脾当传肾，肾以冬王不受邪，因留结为积。

《难经》曰：肾之积名曰贲豚，发于少腹，至心下若豚状，或上或下无时，久不已，令人喘逆，骨痿少气，以夏丙丁日得之。肺^③病传肾，肾当传心，心以夏王不受邪，因留结为积也。

息贲时唾血，巨阙主之。腹中积上下行，悬枢主之。疝积胸中痛，不得穷屈，天容主之。暴心腹痛，疝横发上冲心，云门主之。心下大坚，肓俞、期门及中脘主之。脐下疝绕脐痛，冲胸不得息，中极主之^④。贲肫上，腹膜坚，痛引阴中，不得小便，两丸骞，阴交主之。脐下疝绕脐痛，石门主之。

---

① 在：《校注》据《难经》《脉经》及《千金》改作"左"，刘衡如本亦据《难经》改。

② 贲：《素问》作"积"。

③ 肺：刘衡如本据《难经》改作"脾"。

④ 中极主之：《校注》据明抄本、《千金》《医学纲目》改作"灸脐中"。

奔豚气上，腹膜痛，强①不能言，茎肿前引腰，后引小腹，腰髁②坚痛，下引阴中，不得小便，两丸骞，石门主之。奔肫寒气入小腹，时欲呕，伤中溺血，小便数，背脐痛引阴，腹中窘急欲凑，后泄不止，关元主之。奔肫上抢心，甚则不得息，忽忽少气，尺厥，心烦痛，饥不能食，善寒中，腹胀引䐨而痛，小腹与脊相控暴痛，时窘之后，中极主之。腹中积聚时切痛，商曲主之。脐下积疝瘕，胞中有血，四满主之。脐疝绕脐而痛，时上冲心，天枢主之。气疝哕③呕，面肿奔肫，天枢主之。奔豚，卵上入，痛引茎，归来主之。奔豚上下，期门主之。疝瘕，髀中急痛，循胁，上下抢心，腹痛积聚，府舍主之。奔肫腹胀肿，章门主之。少腹积聚，劳宫主之。环脐痛，阴骞两丸缩，坚痛不得卧，太冲主之。寒疝，下至腹腠膝腰，痛如清水，大腹（一作小腹）诸疝，按之至膝上，伏菟主之。寒疝痛，腹胀满，痿厥少气，阴市主之。大疝腹坚，丘墟主之。

五脏六腑胀第三

黄帝问曰：脉之应于寸口，如何而胀？岐伯对曰：其至④大坚直以涩者，胀也。曰：何以知其脏腑之胀也？曰：阴为脏而阳为府也。曰：夫气之令人胀也，在于血脉之中耶，抑脏腑之内乎？曰：二⑤者皆在焉，然非胀之舍也。曰：愿闻胀舍？

---

① 强：《校注》及刘衡如本皆据《外台》卷三十九于此前补"口"字。

② 腰髁：刘衡如本据《外台》卷三十九及《千金》于此后补"少腹"二字。

③ 哕：刘衡如本据《千金》卷三十及《外台》卷三十九改作"烦"字。

④ 至：《灵枢》作"脉"。

⑤ 二：《灵枢》作"三"后有小字注文："一云二字"。

曰：夫胀者，皆在于府脏之外，排脏腑而廓胸胁，胀皮肤，故命曰胀。

曰：脏腑之在①内也，若匣匮之藏禁器也，各有次舍，异名而同处一域之中，其气各异，愿闻其故？曰：夫胸腹者，脏腑之城郭。膻中者，心主之中宫也。胃者，太仓也。咽喉少腹②者，传道也。胃之五窍者，闾里之门户也。廉泉玉英者，津液之道路也。故五脏六腑，各有畔界，其病各有形状。营气循脉，卫气逆为脉胀，卫气并血③脉循分肉为肤胀（《灵枢》作营气循脉为脉胀，卫气并脉循分肉为肤胀）。取三里泻之，近者一下（一本作分，下同），远者三下，无问虚实，工在疾泻也。

曰：愿闻胀形？曰：心胀者，烦心短气，卧不得安。肺胀者，虚满而喘欬。肝胀者，胁下满而痛引少腹。脾胀者，苦哕④，四肢闷⑤，体重不能衣⑥。肾胀者，腹满引背怏怏⑦然，腰髀痛⑧。胃胀者，腹满胃脘痛，鼻闻焦臭，妨于食，大便难。大肠胀者，肠鸣而痛濯濯，冬日重感于寒则泄飧⑨不化。小肠胀者，小腹胀膜，引腰而痛。膀胱胀者，小腹满而气癃。三焦胀者，气满于皮肤中，壳壳⑩然而不坚。胆胀者，胁下痛胀，口苦，好

---

① 在：《灵枢》此后有"胸胁腹里之"。

② 少腹：《灵枢》《太素》均作"小肠"，疑原文误。

③ 血：《灵枢》《太素》均无，《校注》据此删之。

④ 苦哕：《灵枢》作"善哕"。

⑤ 闷：《灵枢》作"烦俯"。

⑥ 衣：《灵枢》作"胜衣"。《灵枢》此后有"卧不安"三字。

⑦ 怏怏：《灵枢》作"央央"，《太素》作"怏"。

⑧ 痛：《灵枢》此后有"六府胀"三字。

⑨ 泄飧：《灵枢》作"飧泄"；飧，《太素》作"食"，《校注》据及《脉经》《千金》改作"食"。

⑩ 壳壳：《灵枢》作"轻轻"。

太息。凡此诸胀，其道在一，明知逆顺，针数不失。泻虚补实，神去其室，致邪失正，真不可定，粗工①所败，谓之天命②。补虚泻实，神归其室，久塞其空，谓之良工。

曰：胀者焉生，何因而有名？曰：卫气之在身也，常并脉循分肉，行有逆顺，阴阳相随，乃得天和，五脏皆治③，四时皆叙④，五谷乃化。然而厥气在下，营卫留止，寒气逆上，真邪相攻，两气相薄，乃舍为胀。

曰：何以解惑？曰：合之于真，三合而得。曰：无问虚实，工在疾泻，近者一下，远者三下，今有三而不下，其过焉在？曰：此言陷于肉肓而中气穴者也。不中气穴而气内闭藏，不陷肓则气不行，上⑤越中肉则卫气相乱，阴阳相逆⑥。其于胀也，当泻而不泻，故气不下。必更其道，气下乃止，不下复起，可以万全，恶有殆者乎⑦。其于胀也，必审其诊，当泻则泻，当补则补，如鼓之应桴，恶有不下者乎。

心胀者，心俞主之，亦取列缺。

肺胀者，肺俞主之，亦取太渊。

肝胀者，肝俞主之，亦取太冲。

脾胀者，脾俞主之，亦取太白。

---

① 粗工：《灵枢》作"麤之"。

② 天命：《灵枢》《太素》均作"天命"，《校注》据改作"天命"，是。

③ 皆治：《灵枢》作"更始"。

④ 皆叙：《灵枢》作"循序"。

⑤ 上：《太素》作"不"义胜。

⑥ 逆：《灵枢》作"逐"，《太素》作"遂"，按下注文，此作"逐"是。

⑦ 上越中肉……恶有殆者乎：《太素研究》云："按，这是一段押韵之文，共享三个韵。'遂'当作'逐'，与'肉'押韵。'肉''逐'均在段氏古韵第三部入声屋韵。'写''下''下'三字相押，在段氏第五部。'止''始''殆'相押，在段氏第一部。若作'遂'，则失韵。"

肾胀者，肾俞主之，亦取太溪。

胃胀者，中脘主之，亦取章门。

大肠胀者，天枢主之。

小肠胀者，中窌主之。

膀胱胀者，曲骨主之。

三焦胀者，石门主之。

胆胀者，阳陵泉主之。

五脏六腑之胀，皆取三里。三里者，胀①之要穴也。

水肤胀鼓胀肠覃石瘕第四

黄帝问曰：水与肤胀、鼓胀、肠覃、石瘕②，何以别之？岐伯对曰：水之始起也，目窠上微肿，如新卧起之状，颈脉动，时欬，阴股间寒，足胫肿③，腹乃大。其水已成也，以手按其腹，随手而起，如裹水之状，此其候也。肤胀者，寒气客于皮肤之间，壳壳④然不坚，腹大，身尽肿，皮肤厚，按其腹，腹陷⑤而不起，腹色不变，此其候也。鼓胀者，腹⑥身皆肿⑦大如肤胀等，其色苍黄，腹筋⑧（一本作脉）起，此其候也。

---

① 胀：原作"股"，据上下文义改，《校注》据明抄本改作"胀"。

② 瘕：《灵枢》此后有"石水"二字。

③ 肿：《灵枢》作"瘅"，《太素》作"瘫"。

④ 壳壳：《灵枢》作"𪘏𪘏"。

⑤ 腹陷：《灵枢》作"窅"。

⑥ 腹：《灵枢》此前有"曰"字，《灵枢》此后有"胀"字。

⑦ 肿：《灵枢》作"大"。

⑧ 筋：《太素》作"脉"，《校注》兼据《外台》《千金》改作"脉"，并删原校。

肠覃者，寒气客于肠外，与卫气相搏^①，正^②气不得营^③，因有所系，癖^④而内着，恶气乃起，息^⑤肉乃生。其始生也，大如鸡卵，稍以益大。至其成也，如怀子状，久者离岁月^⑥，按之则坚，推之则移，月事时下，此其候也。

石瘕者，生于胞中，寒气客于子门，子门闭塞，气不^⑦通，恶血当泻不泻，血^⑧衃乃留止，日以益大，状如怀子，月事不以时下，皆生于女子，可导而下之。

曰：肤胀鼓胀可刺耶？曰：先刺^⑨其腹^⑩之血络，后调其经，亦刺去其血脉^⑪。

曰：有病心腹满，旦食则不能暮食，此为何病？曰：此名为鼓胀，治之以鸡矢醴，一剂知，二剂已。曰：其时有复发者何也？曰：此食饮不节。故时有病也。虽然其病且已，因当风^⑫气聚于腹也。

风水^⑬肤胀为五十九^⑭刺^⑮（《灵枢》作五十七刺），取皮肤之

---

① 搏：《太素》作"薄"。
② 正：《灵枢》《太素》均无，《校注》据此删之。
③ 营：《灵枢》作"荣"。
④ 癖：《灵枢》作"癖"。
⑤ 息：《灵枢》作"瘜"。
⑥ 月：《灵枢》无。
⑦ 不：《灵枢》作"不得"，《校注》兼据《千金》《外台》补"得"字。
⑧ 血：《灵枢》《太素》均无，《校注》兼据《千金》及《外台》删"血"字。
⑨ 刺：《灵枢》作"写"。
⑩ 腹：《灵枢》作"胀"。
⑪ 血脉：《灵枢》作"血络也"。
⑫ 因当风：《素问》作"时故当病"。
⑬ 水：《灵枢》作"疭"。
⑭ 五十九：《灵枢》作"五十七"。
⑮ 刺：《灵枢》作"痏"。

血者，尽取之^①。徒水，先取环谷下三寸，以铍针刺之而藏之^②，引^③而内之，入而复出，以尽其水，必坚束之^④，束^⑤缓则烦闷，束^⑥急则安静。间日一刺之，水尽乃止。饮则闭药，方刺之时徒饮之，方饮无食，方食无饮，无食他食，百三十五日。

水肿，人中尽满，唇反者死，水沟主之。水肿大脐平，灸脐中，无理不治^⑦。水肿，水气行皮中，阴交主之。水肿腹大，水胀，水气行皮中，石门主之。石水痛引胁下胀，头眩痛，身尽热，关元主之。振寒大腹石水，四满主之。石水，刺气冲，石水，章门及然谷主之。石水，天泉主之。腹中气盛，腹胀逆（《千金》作水胀逆），不得卧，阴陵泉主之。水中^⑧留饮，胸胁支满，刺陷谷，出血，立已。水肿胀皮肿，三里主之。胞中有大^⑨疝瘕积聚，与阴相引而痛，苦涌泄上下出，补尺泽、太溪，手阳明寸口皆补之。

肾风发风水面胕肿第五

黄帝问曰：少阴何以主肾，肾何以主水？岐伯对曰：肾者至阴也，至阴者盛水也，肺者太阴也，少阴者冬脉也，其本在

---

① 之：《灵枢》此后有"飧泄补三阴之上……治其阴，皆卒刺之"一段。

② 而藏之：《灵枢》作"已刺而筒之"。

③ 引：《灵枢》无。

④ 束之：《灵枢》作"来"。

⑤ 束：《灵枢》无。

⑥ 束：《灵枢》作"来"。

⑦ 无理不治：《校注》据《外台》于此前补"腹"字。

⑧ 中：《校注》及刘衡如本皆据《外台》卷三十九改作"肿"字。

⑨ 大：《校注》据《外台》改作"水"，并于此句读。

肾，其末在肺，皆积水也。曰：肾何以聚水而生病？曰：肾者胃之关也。关门①不利，故聚水而从其类。上下溢于皮肤，故为胕肿。胕肿者，聚水而生病也。

曰：诸水皆主②于肾乎？曰：肾者牝脏也，地气上者属于肾而生水液，故曰至阴。勇而劳甚则肾汗出，肾汗出逢于风，内不得入于腑脏，外不得越于皮肤，客于玄府，行于皮里，传为胕肿，本之于肾，名曰风水。

曰：有病肾风者，面胕痝然肿③（《素问》无肿字）壅害于言，可刺否？曰：虚不当刺，不当刺而刺，后五日其气必至。曰：其至何如？曰：至必少气④，时⑤从胸背上至头汗出，手热，口干苦渴，小便黄，目下肿，腹中鸣，身重难行，月事不来，烦而不能食，食不能正偃，正偃则欬甚，病名曰风水。曰：愿闻其说。

曰：邪之所凑，其气必虚，阴虚者阳必凑之，故少气时热而汗出，小便黄⑥。小便黄者，少腹气⑦热也。不能正偃者，胃中不和也。正偃则欬甚，上迫肺也。诸有水气者，微肿见于目下。

曰：何以言之？曰：水者阴也，目下亦阴也，腹者至阴之所居。故水在腹者，必使目下肿。真气上逆，故口苦舌干，卧不得正偃，则⑧欬出清水也。诸水病者，皆不得卧，卧则惊，

---

① 关门：《太素》作"关闭"。

② 主：《素问》作"生"。

③ 肿：《太素》无。

④ 气：《素问》此后有"时热"二字。

⑤ 时：《素问》《太素》均作"时热"，《校注》据补"热"字。

⑥ 小便黄：《素问》《太素》均无此三字，《校注》据删此三字。

⑦ 气：《素问》作"中有"。

⑧ 则：此前《素问》《太素》均有"正偃"二字，于义为顺。

惊则欬甚也。腹中鸣者，脾①本于胃也。传②脾则烦不能食。食不下者，胃脘隔也。身重难以行者，胃脉在足也。月事不来者，胞脉闭也。胞脉者，属心而络于胞中，今气上迫肺，心气不得下通，故月事不来也。

曰：有病痝然如水气状，切其脉大紧，身无痛者，形不瘦，不能食，食少，名为何病？曰：病主（《素问》作生）在肾，名曰肾风。肾风而不能食，善惊不已（《素》无不字），心气痿者死。

风水膝肿，巨虚上廉主之。面胕肿，上星主之，先取谚譆，后取天牖、风池主之。风水面胕（胕一作浮）肿，冲阳主之。风水面③胕肿，颜黑，解溪主之。

---

① 脾：《素问》《太素》均作"病"，《校注》兼据明抄本改作"病"。
② 传：《素问》作"薄"。
③ 面：《校注》据《外台》《医心方》改作"而"。

卷　九

大寒内薄骨髓阳逆发头痛第一（颔项痛附）

　　黄帝问曰：病头痛，数岁不已①，此何病也？岐伯对曰：当有所犯大寒，内至骨髓。骨髓者，以脑为主，脑逆，故令头痛齿亦痛。

　　阳逆②头痛，胸满不得息，取人迎。厥头痛，面若肿起而烦心，取足阳明、太阳③（一作阴）。厥头痛，脉④痛，心悲喜泣，视头动脉反盛者，乃刺之，尽去血，后调足厥阴。厥头痛，噫（《九墟》作意）善忘，按之不得，取头面左右动脉，后取足太阳⑤（一作阴）⑥。厥头痛，员员而痛（《灵枢》作贞贞头痛），泻头上五行行五，先取手少阴，后取足少阴。

---

① 已：《素问》此后有"此安得之"四字。

② 逆：《灵枢》作"迎"。

③ 太阳：《灵枢》作"太阴"，《校注》据此兼后文"厥头痛，面肿起，商丘主之"理校作"太阴"，并删原校。

④ 脉：《灵枢》作"头脉"。

⑤ 太阳：《灵枢》《太素》均作"太阴"，《校注》据此改作"太阴"。

⑥ "厥头痛，噫善忘……后取足太阳"一段《灵枢》在"厥头痛，员员而痛……后取足少阴"一段后。

头痛①，项先痛，腰脊为应，先取天柱，后取足太阳。厥头痛，痛甚耳前后脉骨②（一本作涌）热，先泻其血，后取足太阳少阴③，（一本亦作阳）。厥头痛，痛甚，耳前后脉涌有血④，泻其血，后取足少阳⑤。

真头痛，痛甚，脑尽痛，手足寒至节，死不治。头痛不可取于俞⑥，有所击坠，恶血在内，若内伤痛⑦，痛未已，可即刺之，不可远取。

头痛不可刺者，大痹为恶，风日作者，可令少愈，不可已。头⑧寒痛，先取手少阳、阳明，后取足少阳、阳明。颔⑨痛，刺手阳明与颔之盛脉出血。头项⑩不可俯仰，刺足太阳；不可顾，刺手太阳（一云手阳明）。颔痛刺足阳明曲周动脉见血，立已；不已，按经刺人迎⑪立已。

头痛，目窗及天冲、风池主之。厥头痛，孔最主之。厥头痛，面肿起，商丘主之。

---

① 头痛：《灵枢》《太素》均作"厥头痛"，《校注》据此于前补"厥"字。

② 骨：《灵枢》作"涌"。

③ 足太阳少阴：《灵枢》作"足少阳"。

④ 血：《灵枢》《太素》均作"热"，《校注》据此改作"热"。

⑤ "厥头痛，痛甚……后取足少阳"一段《灵枢》无。

⑥ 俞：《灵枢》作"腧者"。

⑦ 若内伤痛：《灵枢》作"若肉伤"。

⑧ 头：《灵枢》《太素》此后均有"半"字，《校注》据此补"半"字。

⑨ 颔：《灵枢》作"颃"，《太素》作"颊"。

⑩ 头项：《灵枢》作"项痛"。

⑪ 按经刺人迎：《灵枢》作"按人迎于经"。

寒气客于五脏六腑发卒心痛胸痹心疝三虫第二

厥心痛，与背相引[1]，善瘛，如从后触其心，身伛偻者，肾心痛也。先取京骨、崑崙，发针立已[2]，不已取然谷。

厥心痛，暴泄[3]，腹胀满[4]，心痛尤甚者，胃心痛也，取大都、太白。

厥心痛，如锥刺其心，心痛甚者，脾心痛也，取后谷[5]、太溪。

厥心痛，色苍苍如死状，终日不得太息者，肝心痛也，取行间、太衝。

厥心痛，卧若徒居，心痛乃间[6]，动行痛益甚，色不变者，肺心痛也，取鱼际、太渊。

真心痛，手足青[7]至节，心痛甚，旦发夕死，夕发旦死。心下（一本作痛）不可刺者，中有盛聚，不可取于俞，肠中有虫瘕，有蛕蛟，不可取以小针。

心腹[8]痛，发作肿聚[9]，往来上下行，痛有休止，腹中热渴漾[10]（音涎）者，是蛕蛟也。以手聚按而坚持之，无令得移，以

---

① 引：《灵枢》作"控"。

② 发针立已：《灵枢》作"发狂不已"。

③ 暴泄：《灵枢》无。

④ 满：《灵枢》作"胸满"。

⑤ 后谷：《灵枢》《太素》均作"然谷"，《校注》据此改作"然谷"。

⑥ 间：《灵枢》无。

⑦ 青：《灵枢》《太素》均作"清"。

⑧ 腹：《灵枢》作"肠"。

⑨ 发作肿聚：《灵枢》作"懊作痛肿聚"。

⑩ 漾：《灵枢》《太素》均作"涎出"，《校注》据此于后补"出"字。

大针刺之，久持之，虫不动，乃出针。

心痛引腰脊欲呕，刺足少阴。

心痛腹胀涩涩然，大便不利，取足太阴。

心痛引背不得息，刺足少阴；不已，取手少阴[①]。

心痛引少腹满，上下无常处，溲便难，刺足厥阴。

心痛，但短气不足以息，刺手太阴。

心腹中卒痛而汗出，石门主之[②]。

心痛有三虫，多涎，不得反侧，上脘主之。

心痛有[③]寒，难以俯仰，心疝气衝胃[④]，死不知人，中脘主之。心痛上抢心，不欲食，支痛引鬲，建里主之。

胸胁背相引痛，心下混混，呕吐多唾，饮食不下，幽门主之。

脾[⑤]逆气，寒厥急烦心，善唾哕噫，胸满激呼，胃气上逆，心痛（《千金》作肺胀胃逆），太渊主之。

心膨膨痛（《千金》云烦闷乱），少气不足以息，尺泽[⑥]主之。

心痛，侠白主之。

卒心中痛，瘈疭互相引，肘内廉痛，心敖敖然，间使主之。

---

① 少阴：《灵枢》作"少阳"。

② 石门主之：《校注》于此后据明抄本、《外台》卷三十九、《千金》卷三十及《医心方》补"心痛不可按，烦心，巨阙主之"十一字

③ 有：《校注》及刘衡如本皆据《千金》卷三十及《外台》卷三十九改作"身"。

④ 气衝胃：《校注》据明抄本《外台》卷三十九及《千金》卷三十改作"冲冒"，刘衡如本改"胃"作"冒"。

⑤ 脾：《校注》据《外台》《医心方》及《针灸资生经》改作"胸痹"，义长。

⑥ 尺泽：《校注》及刘衡如本皆据《外台》卷三十九、《千金》卷三十及《医心方》改作"曲泽"。

心痛，衄哕呕血，惊恐畏人，神气不足，郄门主之。

心痛卒咳逆，尺泽主之，出血则已。

卒心痛，汗出，大敦主之，出血立已。

胸痹引背时寒，间使主之。

胸痹心痛，肩肉麻木，天井主之。

胸痹心痛，不得息，痛无常处（《千金》云：不得反侧），临泣主之。

心疝暴痛，取足太阴、厥阴，尽刺之①血络。

喉痹舌卷，口干烦心，心痛，臂表痛（《灵枢》及《太素》俱作臂内廉痛）不可及头，取关冲，在②手小指次指爪甲去端如韭叶许（一云左取右，右取左）。

邪在肺五脏六腑受病发咳逆上气第三

邪在肺则病皮肤痛，发寒热，上气喘，汗出，欬动肩背。取之膺中外俞，背三椎③之傍，以手疾按之快然，乃刺之，取缺盆中以越之。

黄帝问曰：肺之令人欬何也？岐伯对曰：五脏六腑皆令人欬，非独肺也。皮毛者，肺之合也。皮毛先受邪气，邪气以从其合。其寒饮食入胃，从肺脉上至于肺气④则肺寒，肺寒则内外合邪，因而客之，则为肺欬。

五脏各以其时受病，非其时各传以与之。人与天地参，故

---

① 之：《灵枢》作"去其"。

② 关冲，在：《灵枢》《太素》均无此三字。

③ 三锥：《灵枢》作"三节五脏"。

④ 气：《素问》无。

五脏各以治时感于寒，则受病也。微则为欬，甚则为泄为痛。乘秋则肺先受邪，乘春则肝先受之，乘夏则心先受之，乘至阴则脾先受之，乘冬则肾先受之，肺欬之状，欬而喘息有音，甚则唾血。心欬之状，欬则心痛，喉中喝喝①（《素问》作吤吤）如梗状，甚则咽肿喉痹。肝欬之状，欬则肤（《素问》作两胁下）痛甚不可以转，转作②两胁（《素问》作胠）下满。脾欬之状，欬则右肤（《素问》作胠）下痛，阴阴引肩背，甚则欬涎③不可以动，动则欬剧。肾欬之状，欬则腰背相引而痛，甚则欬涎。

五脏久欬，乃移于六府。脾欬不已，则胃受之；胃欬之状，欬而呕，呕甚则长虫出。肝欬不已，则胆受之；胆欬之状，欬呕胆汁。肺欬不已，则大肠受之；大肠欬之状，欬而遗矢。心欬不已，则小肠受之；小肠欬之状，欬而失气，气与欬俱失。肾欬不已，则膀胱受之；膀胱欬之状，欬遗尿（《素问》作溺）。久欬不已，则三焦受之；三焦欬之状，咳而腹满不欲饮食。此皆聚于胃，关于肺，使人多涕唾而面浮肿气逆。治藏者治其俞，治腑者治其合，浮肿者治其经。秋伤于湿，冬生欬咳。

曰：《九卷》言振埃，刺外经而去阳病，愿卒闻之。

曰：阳气大逆，上满于胸中，愤䐜④肩息，大气逆上，喘喝坐伏，病咽噎⑤不得息，取之天容。

其咳上气，穷诎胸痛者，取之廉泉。取之天容者，深无一

---

① 喝喝：《素问》作"吤吤"。

② 作：《素问》作"则"，《校注》据此改作"则"。

③ 欬涎：《素问》《太素》均无，《校注》据此删"欬涎"二字。

④ 愤䐜：《灵枢》作"愤瞋"，《太素》作"烦瞋"。

⑤ 咽噎：《灵枢》《太素》均作"恶埃烟饐"，《校注》据此于"咽"前补"恶埃烟"三字。按，《考正字汇·食部》："饐，音噎，食不下也。"《集韵·屑韵》："噎，一结切。《说文》：饭窒也。或作饐、饎。"

里（里字疑误）。取廉泉者，血变乃止。

欬逆上气，魄户及气舍主之。

欬逆上气，噎嘻主之。

欬逆上气，咽喉鸣喝喘息，扶突主之。

欬逆上气，唾沫，天容及行间主之。

欬逆上气，咽喉壅肿，呼吸短气，喘息不通，水突主之（一本作天突）。

欬逆上气，喘不能言，华盖主之。

欬逆上气，唾喘短气不得息，口不能言，膻中主之。

欬逆上气，喘不得息，呕吐胸满，不得饮食，俞府主之。

欬逆上气，漾出多唾，呼吸哮^①，坐卧不安，或中主之。

胸满欬逆，喘不得息，呕吐烦满，不得饮食，神藏主之。

胸胁楛满，欬逆上气，呼吸多喘^②，浊沫脓血，库房主之。

欬喘不得息^③，坐不得卧，呼吸气素^④，咽不得，胸中热，云门主之。

胸胁楛满，不得俯仰^⑤，癀痛，欬逆上气，咽喉喝有声，太溪^⑥主之。

欬逆不止，三焦有水气，不能食，维道主之。

---

① 呼吸哮：《校注》及刘衡如本皆据《外台》卷三十九、《千金》卷三十改作"呼吸喘悸"

② 喘：《校注》据明抄本、《外台》《医心方》及《医学纲目》改作"唾"。

③ 息：原脱，《校注》据《外台》卷三十九补，刘衡如本兼据《铜人》亦补。

④ 素：《校注》据《外台》《医学纲目》改作"索"，刘衡如本兼据《铜人》亦改。

⑤ 不得俯仰：《校注》于此后据《外台》及《医学纲目》补"饮食不下，欬唾沫脓，周荣主之"十二字，接此十二字又据《外台》及《医心方》补"胸中满痛，乳肿"六字。

⑥ 太溪：《校注》据《外台》及《医心方》改作"天溪"。

欬逆烦闷不得卧，胸中满，喘不得息，背痛，太渊主之。

欬逆上气，舌干胁痛，心烦肩寒，少气不足以息，腹胀，喘，尺泽主之。

咳，干呕，满，侠白主之。

欬上气，喘不得息，暴痹①内逆，肝肺相传②，鼻口出血③，身胀，逆息不得卧，天府主之。

悽悽寒嗽，吐血，逆气，惊，心痛，手阴④郄主之。

欬而胸满，前谷主之。欬面赤热，支沟主之。欬喉中鸣，欬唾血，大钟主之。

肝受病及卫气留积发胸胁满痛第四

邪在肝，则病两胁中痛，寒中，恶血在内，胻节时肿，善瘛⑤。取行间以引胁下，补三里以温胃中，取血脉以散恶血，取耳间青脉以去其瘛⑥。

黄帝问曰：卫气留于脉⑦（《太素》作腹）中，稸积不行，菀蕴不得常所（《灵枢》下有使人二字），楷胁中满⑧，喘呼逆息者，何以去之？伯高对曰：其气积于胸中者上取之，积于腹中

---

① 暴痹：《灵枢》《太素》均作"暴瘅"，《校注》兼据《黄帝明堂经》改作"暴瘅"。

② 传：《校注》据明抄本及《太素》改作"薄"，义胜。

③ 鼻口出血：《灵枢》作"搏血溢鼻口"。

④ 阴：《校注》据《外台》及《千金》补作"少阴"。

⑤ 胻节时肿，善瘛：《灵枢》作"行善掣节时脚肿"。

⑥ 瘛：《灵枢》作"掣"。

⑦ 脉：《灵枢》作"腹"，《校注》据《灵枢》及《太素》改作"腹"。

⑧ 楷胁中满：《灵枢》作"肢胁胃中满"。

者下取之，上下皆满者，傍取之，积于上者泻人迎、天突、喉中，积于下者泻三里与气街，上下皆满者，上下皆取之，与季胁之下深一寸，重者鸡足取之。诊视其脉大而强^①急，及绝不至者，腹皮绞^②甚者，不可刺也。气逆上，刺膺中陷者与胁下^③动脉。

胸满，呕无所出，口苦舌干，饮食不下，胆俞主之。

胸满呼吸喝^④穷诎窘不得息，刺人迎，入四分，不幸杀人。

胸满痛，璇玑主之。胸胁榰满，痛引胸中，华盖主之。

胸胁榰满，痹痛骨疼，饮食不下，呕（《千金》作咳）逆气上烦心，紫宫主之。

胸中满，不得息，胁痛骨疼，喘逆上气，呕吐烦心，玉堂主之。

胸胁榰满，鬲塞饮食不下，呕吐食复出，中庭主之。

胸中^⑤榰满，痛引膺，不得息，闷乱烦满，不得饮食，灵墟主之。

胸胁榰满不得息，咳逆，乳痈，洒淅恶寒，神封主之。

胸胁榰满，鬲逆不通，呼吸少气，喘息不得举臂，步廊主之。

胸胁榰满，喘满^⑥上气，呼吸肩息，不知食味，气户主之。

喉痹，胸中暴逆，先取冲脉，后取三里、云门，皆泻之。

---

① 强：《灵枢》作"弦"。

② 绞：《灵枢》作"急"。

③ 胁下：《灵枢》《太素》均作"下胸"，《校注》据此改作"下胸"。

④ 喝：刘衡如本据《外台》卷三十九于此前补"喘"字。

⑤ 中：《校注》据《外台》及《医学纲目》改作"胁"

⑥ 满：《校注》据《外台》卷三十九、《医心方》及《医学纲目》改作"逆"，刘衡如本兼据《千金》卷三十改之。

胸胁榰满，却引背痛，卧不得转侧，胸乡主之。

伤忧悁思气积，中脘主之。

胸满马刀，臂不得举，渊腋主之。

大气不得息，息即胸胁中痛，实则其身尽寒，虚则百节尽纵，大包主之。

胸中暴满，不得眠（一云不得喘息），辄筋主之。

胸胁榰满，瘈疭引脐腹痛，短气烦满①，巨阙主之。

腹中积气结痛，梁门主之。

伤食胁下满，不能转展反侧，目青而呕，期门主之。

胸胁榰满，劳宫主之。

多卧善唾，胸满肠鸣，三间主之。

胸满不得息，头②颔肿，阳谷主之。

胸胁胀，肠鸣切痛（一云胸胁支满，腹中切痛），太白主之。

暴胀，胸胁榰满，足寒，大便难，面唇白，时呕血，太冲主之。

胸胁榰满，恶闻人声与木音，巨虚上廉主之。

胸胁榰满，寒如风吹状，侠溪主之。

胸满③善太息（《千金》作胸膂急），胸中膨膨然，丘墟主之。

胸胁榰满，头痛，项内寒④，外丘主之。

胁下榰满，呕吐逆，阳陵泉主之。

---

① 烦满：《校注》于此后据《外台》及《医心方》补"呕吐"二字。

② 头：《校注》据《外台》卷三十九及《医学纲目》改作"颈"。

③ 胸满：《校注》据《外台》及《医心方》改作"胸胁痛"。

④ 寒：《校注》据《外台》及《医学纲目》于"寒"字后补"热"字。

邪在心胆及诸脏腑发悲恐太息口苦不乐及惊第五

黄帝问曰：有口苦取阳陵泉^①，口苦者病名为何？何以得之？岐伯对曰：病名曰胆瘅^②。夫胆者，中精之府^③（《素问》无此句），肝者，中之将也，取决于胆，咽为之使^④。此人者，数谋虑不决，胆（《素问》下有虚字）气上溢而口为之苦。治之以胆募俞，在《阴阳十二官相使》中。

善怒而欲^⑤食，言益少，刺足太阴。怒而多言，刺足少阴^⑥（《太素》作少阳）。

短气心痹，悲怒逆气，怒^⑦，狂易，鱼际主之。

心痛善悲，厥逆，悬心如饥之状，心谵谵而惊，大陵及间使主之。

心澹澹而善惊恐，心悲，内关主之（《千金》作曲泽）。

善惊，悲不乐，厥，胫足下热，面尽热，渴^⑧，行间主之。

---

① 口苦取阳陵泉：《素问·奇病论》新校正云："按全元起本及《太素》无口苦取阳陵泉六字，详前后文势，疑此为误。"

② 胆瘅：原作"胆痹"，据《素问》《太素》改。

③ 胆者，中精之府：《太素》无。

④ 肝者……咽为之使：《素问》新校正云："按《甲乙经》曰：胆者，中精之府，五脏取决于胆，咽为之使。疑此文误"。《校注》据此将"肝者，中之将也"改作小字，并补"五脏"于"取决"之前。刘衡如本改"肝者中之将也"作"五藏"。

⑤ 欲：《灵枢》《太素》均作"不欲"，原文疑脱"不"字。

⑥ 少阴：《灵枢》作"少阳"，《校注》据《灵枢》《太素》改作"少阳"，并删原校。

⑦ 怒：《校注》及刘衡如本皆据《外台》卷三十九改作"恐"。

⑧ 渴：《校注》据《外台》及《医学纲目》补作"嗌干渴"。

脾虚令人病寒不乐，好太息，商丘主之。色苍苍然，太息，如将死状，振寒溲白，便难，中封主之。

心如悬，哀而乱，善恐[1]，嗌内肿，心惕惕恐，如人将捕之，多漾出，喘，少气，吸吸不足以息，然谷主之。

惊，善悲不乐，如堕坠，汗不出，面尘黑，病饮[2]不欲食，照海主之。

胆眩寒厥，手臂痛，善惊忘[3]言，面赤泣出，腋门主之。

大惊，乳痛，梁丘主之。

邪在心，则病心痛，善悲，时眩仆，视有余不足而调其俞。胆病者，善太息，口苦，呕宿水[4]（《灵枢》作宿汁），心下澹澹，善恐，如人将捕之，嗌中吤吤然，数欬唾，候在足少阳之本末，亦视其脉之陷下者灸之；其寒热者，取阳陵泉。邪在胆，逆在胃，胆液泄则口苦，胃气逆则呕苦汁，故曰呕胆，取三里以下。胃逆，则刺足少阳血络以闭胆逆，调其虚实以去其邪。

脾受病发四肢不用第六

黄帝问曰：脾病而四肢不用何也？岐伯对曰：四肢者，皆禀气于胃，而不得至经，必因脾乃得禀。今[5]脾病，不能为胃行其津液，四肢不得禀水谷气，气日以衰，脉道不通，筋骨肌肉皆无气以生，故不用焉。

---

① 恐：《校注》据明抄本及《外台》改作"怒"。

② 饮：《校注》及刘衡如本皆据《外台》卷三十九改作"饥"。

③ 忘：《校注》及刘衡如本皆据《外台》卷三十九改作"妄"。

④ 水：《太素》作"汁"。

⑤ 今：原作"令"，据《素问》及《太素》改。

曰：脾不主时何也？曰：脾者土也，土者①中央，常以四时长四藏，各十八日寄治，不独主时。脾者土脏，常着胃土之精也。土者生万物而法天地，故上下至头足不得主时。

曰：脾与胃以募相连耳，而能故为之行津液何也？曰：足太阴者三阴也，其脉贯胃属脾络嗌，故太阴为之行气于三阴。阳明者表也，五脏六腑之海也，亦为之行气于三阳。脏腑各因其经而受气于阳明，故为胃行津液。四肢不得禀水谷气，气日以衰，阴道不利，筋骨肌肉皆无气以生，故不用焉。身重骨痿②不相知，太白主之。

脾胃大肠受病发腹胀满肠中鸣短气第七

邪在脾胃，则病肌肉痛。阳气有余，阴气不足，则热中善饥；阳气不足，阴气有余，则寒中肠鸣腹痛；阴阳俱有余，若俱不足，则有寒有热，皆调其三里。饮食不下，鬲塞不通，邪在胃脘。在上脘则抑而下之，在下脘则散而去之。胃病者，腹䐜胀。胃脘当心而痛，上楂③两胁，鬲咽不通，食饮不下，取三里。

腹中雷（一本作常）鸣，气常冲胸，喘不能久立，邪在大肠也。刺肓之原、巨虚、上廉、三里。腹中不便，取三里，盛则泻之，虚则补之。大肠病者，肠中切痛而鸣濯濯，冬日重感于寒④，当脐而痛，不能久立，与胃同候，取巨虚上廉。

① 土者：《素问》《太素》均作"治"，《校注》据此改作"治"。
② 痿：原作"瘘"，依《校注》据《外台》及本经卷十第四："瘘不相知，太白主之"改作"痿"。
③ 楂：《灵枢》作"肢"。
④ 感于寒：《灵枢》此后有"即泄"，《太素》有"则泄"二字，《校注》兼据《脉经》及《千金》补"则泄"二字。

腹满，大便不利，腹大，上走胸嗌①（《灵枢》下有喘息二字），喝喝然，取足少阳②。

腹满，食不化响响然，不得大便，取足太阳③。腹痛刺脐左右动脉，已刺按之，立已。不已，刺气街，按之立已。

腹暴痛④满，按之不下，取太阳⑤经络血者则已⑥。又刺少阴⑦（一本作少阳俞）去脊椎三寸傍五，用员利针，刺已如食顷久立已。必视其经之过于阳者，数刺之⑧。

腹满不能食，刺脊中。腹中气胀引脊痛，食饮⑨而身羸瘦，名曰食㑊。先取脾俞，后取季胁。

大肠转气，按之如覆杯，热引胃痛，脾气寒，四肢⑩，不嗜食，脾俞主之。

胃中寒胀，食多身体羸瘦，腹中满而鸣，腹䐜风厥，胸胁榰满，呕吐，脊急痛，筋挛，食不下，胃俞主之。

头痛食不下，肠鸣胪胀，欲呕时泄，三焦俞主之。

腹满胪胀，大便泄，意舍主之。胪胀水肿，食饮不下，多

---

① 嗌：《太素》此后有"喘息"二字，《校注》兼据《灵枢》补之，并删原校。

② 少阳：《灵枢》《太素》均作"少阴"。

③ 太阳：《灵枢》《太素》均作"太阴"，《校注》据此改作"太阴"。

④ 痛：《素问》《太素》均无，疑衍。

⑤ 太阳：《素问》作"手太阳"。

⑥ 则已：《素问》作"胃之募也"。

⑦ 又刺少阴：《素问》《太素》均作"少阴俞"，《校注》据改原校之"俞"字为大字。

⑧ 刺已如食顷久立已。必视其经之过于阳者，数刺之：《素问》《太素》均无此二十字，《素问》新校正引《甲乙经》文有，疑《素问》《太素》脱。

⑨ 食饮：《校注》据《外台》及《千金》于此后补"多"字。

⑩ 四肢：《校注》据《外台》及《医心方》于此后补"急，烦"二字。

寒（《千金》多^①恶寒），胃仓主之。

寒中伤饱，食饮不化，五脏䐜满胀，心腹胸胁楂满胀，则生百病，上脘主之。

腹胀不通，寒中伤饱，食饮不化，中脘主之。

食饮不化，入腹还出，下脘主之。

肠中常鸣。时上冲心，灸脐中。

心满气逆，阴都主之。

大肠寒中（《千金》作疝），大便干，腹中切痛，肓俞^②主之。

腹中尽痛，外陵主之。

肠鸣相逐，不可倾倒^③，承满主之。

腹胀善满，积气，关门主之。

食饮不下，腹中雷鸣，大肠^④不节，小便赤黄，阳纲主之。

腹胀肠鸣，气上冲胸，不能久立，腹中痛濯濯，冬日重感于寒则泄，当脐而痛，肠胃间游气切痛，食不化，不嗜食，身肿（一本作重），侠脐急，天枢主之。

腹中有大热不安，腹有大气如相侠，暴腹胀满，癃，淫泺，气衝主之。

腹满痛不得息，正卧屈一膝，伸一股，并刺^⑤气衝，针上入三寸，气至泻之。

寒气腹满，癃淫泺，身热，腹中积聚疼痛，冲门主之。

---

① 多：四库本作"作"，《校注》据明抄本改作"作"。
② 肓俞：原作"盲俞"，据《校注》改。
③ 倾倒：《校注》据《外台》及《医心方》改作"倾侧"。
④ 大肠：《校注》据《外台》《千金》及《医心方》《医学纲目》改作"大便"。
⑤ 刺：《校注》据《外台》及《医学纲目》并参本经删之。

腹中肠鸣盈盈然，食不化，胁痛不得卧，烦，热中，不嗜食，胸胁楮满，喘息而冲，鬲呕心痛，及伤饱身黄疾骨羸瘦，章门主之。

肠鸣而痛，温留主之。肠腹①时寒，腰痛不得卧，手②三里主之。

腹中有寒气，隐白主之。腹满响响然，不便，心下有寒痛，商丘主之。

腹中热，若寒，腹③善鸣，强欠，时内痛，心悲气逆，腹满，漏谷主之；已刺外踝，上气不止，腹胀而气快然引肘胁下，皆主之。

腹中气胀嗑嗑，不嗜食，胁下满，阴陵泉主之。喘，少气不足以息，腹满，大便难，时上走，胸中鸣，胀满，口舌④中吸吸，善惊，咽中痛，不可纳食，善怒，恐，不乐，大钟主之。

嗌干，腹瘈痛，坐卧⑤目䀮䀮，善怒多言，复溜主之。

寒，腹⑥胀满，厉兑主之。腹大不嗜食，冲阳主之。

厥气上楮，太溪⑦主之。

大腹有热，肠鸣腹满，侠脐痛，食不化，喘不能久立，巨虚上廉主之。

肠中寒，胀满善噫，闻⑧食臭，胃气不足，肠鸣腹痛泄，

---

① 肠腹：《校注》据《外台》《医心方》改作"腹膜"。

② 手：《校注》据本经卷三删之。

③ 腹：《校注》据《外台》《千金》及《医心方》《医学纲目》改作"肠"。

④ 口舌：《校注》据《外台》及《医学纲目》于此后补"干，口"二字。

⑤ 坐卧：《校注》及刘衡如本皆据《外台》及《针灸资生经》改作"坐起"。

⑥ 寒，腹：《校注》据《外台》乙作"腹寒"。

⑦ 太溪：《校注》据《外台》及《医心方》改作"解溪"。

⑧ 闻：《校注》据《圣济总录》于此前补"恶"字。

食不化，心下胀，三里主之。

腹满，胃中有热，不嗜食，悬钟主之。

大肠实则腰背痛，痹寒转筋，头眩痛，虚则鼻衄癫疾，腰痛溅溅然汗出，令人欲食而走，承筋主之，取脚下三折^①，横视盛者出血。

肾小肠受病发腹胀腰痛引背少腹控睾第八

邪在肾，则病骨痛阴痹。阴痹者，按之而不得，腹胀腰痛大便难，肩背颈项强痛，时眩，取之涌泉、崑崙，视有血者尽取之。少腹控睾，引腰脊，上冲心肺^②，邪在小肠也。小肠者，连睾系，属于脊，贯肝肺，络心系，气盛则厥逆，上冲肠胃，熏肝肺^③，散于胸^④，结于脐。故取肓原以散之，刺太阴以予之，取厥阴以下之，取巨虚下廉以去之，按其所过之经以调之。小肠病者，少腹痛，腰脊控睾而痛，时窘之后，耳前热，若寒甚，若独肩上热甚，及手小指次指间热，若脉陷者，此其候也。

黄帝问曰：有病厥者，诊右脉沉坚，左脉浮迟^⑤，不知病生安在？岐伯对曰：冬诊之右脉固当沉坚^⑥，此应四时。左脉浮

---

① 折：《校注》据明抄本及本经本卷第八会阴之脉改作"所"，并句读于后文"横"之后。

② 肺：《灵枢》《太素》均无。

③ 肺：《灵枢》《太素》均无。

④ 胸：《灵枢》作"肓"，《太素》作"肓"，按下文"故取肓原以散之"之义，则作"胸"误。《校注》兼据《千金》改作"肓"。

⑤ 左脉浮迟：原作"左手浮尺"，《素问》作"左脉浮而迟"，《太素》作"左脉"，因据改"手"为"脉"。

⑥ 坚：《素问》作"紧"。

迟，此逆四时。左当主病，诊左^①在肾，颇^②在肺，当腰痛。曰：何以言之？曰：少阴脉贯肾络肺，今得肺脉，肾为之病，故为腰痛。

足太阳脉令人腰痛，引项脊尻，背如肿^③状。刺其郄中太阳正经去血，春无见血。

少阳令人腰痛，如以针刺其皮中，循循然不可俯仰，不可以左右顾。刺少阳盛骨之端出血。盛骨在膝外廉之骨独起者，夏无见血。

阳明令人腰痛，不可以顾，顾如有见者，善悲。刺阳明于胻^④前三痏，上下和之出血，秋无见血。

足少阴令人腰痛，痛引脊内廉。刺足^⑤少阴于内踝上二痏，春无见血，若出血太多，虚不可复。

厥阴^⑥之脉令人腰痛，腰中如张弓弩弦。刺厥阴之脉，在腨踵鱼腹^⑦之外，循循累累然乃刺之。其病令人善言默默然不慧，刺之三痏。

解脉令人腰痛，痛引肩，目䀮䀮然，时遗溲。刺解脉在膝筋分肉间，在郄外廉之横脉出血，血变而止。

同阴之脉令人腰痛，腰^⑧如小锤居其中，怫然肿。刺同阴

---

① 诊左：《素问》无。

② 颇：《素问》此后有"关"字。

③ 肿：《素问》《太素》均作"重"，《校注》据此改作"重"。

④ 胻：《素问》作"骺"，《太素》及《素问》新校正引《甲乙经》文均作"骺"，《校注》兼据明抄本改作"骺"。

⑤ 足：《素问》无。

⑥ 厥阴：《太素》作"居阴"。

⑦ 鱼腹：《太素》作"鱼肠"。

⑧ 腰：《素问》作"痛"，义胜。

之脉，在外踝上绝骨之端，为三痏①。

解脉令人腰痛如裂（《素问》作引带），常如折腰之状，善怒。刺解脉，在郄中结络如黍米，刺之血射以黑，见赤血乃已（全元起云：有两解脉，病原各异，疑误未详）。

阳维之脉令人腰痛，痛上怫然种②，刺阳维之脉，脉与太阳合腨下间，去地一尺所。

衡络③之脉令人腰痛，得俯不得仰，仰则恐仆④，相⑤之举重伤腰，衡络绝伤⑥，恶血归之。刺之在郄阳之筋间，上郄数寸，衡居为二痏出血。

会阴之脉令人腰痛，痛上漯然汗出，汗干令人欲饮，饮已欲走。刺直阳之脉上三痏，在跷上郄下三所横居，视其盛者出血（《素问》漯漯然作漯漯然，三所作五寸）。

飞扬之脉令人腰痛，痛上怫然，甚则悲以恐。刺飞扬之脉，在内踝上二寸（《素问》作五寸），少阴之前，与阴维之会。

昌阳之脉令人腰痛，痛引膺，目䀮䀮然，甚则反折，舌卷不能言。刺内筋为二痏，在内踝上大筋后⑦，上踝一寸所。（《素问》大筋作太阴）。

散脉令人腰痛而热，热甚而烦，腰下如有横木居其中，甚

---

① 同阴之脉……三痏：《素问》自"同阴之脉令人腰痛"至"为三痏"一段，置于"见赤血乃已"后。

② 种：《素问》《太素》均作"肿"，原文疑误。

③ 衡络：《太素》作"衡绝"，四库本作"衡络"。

④ 仆：原作"什"，据四库本、《素问》及《太素》改。

⑤ 相：《素问》《太素》均作"得"，原文疑误。

⑥ 伤：《素问》《太素》均无。

⑦ 大筋后：《素问》《太素》均于"后"前有"前太阴"三字，原文疑脱此三字，当作"大筋前太阴后"。

则遗溲。刺散脉在膝前骨肉分间，络外廉束脉，为三痏。

肉里之脉令人腰痛，不可以欬，欬则筋挛。刺肉里之脉为二痏，在太阳之外，少阳绝骨之端。

腰痛侠脊而痛至头几几然[1]，目䀮䀮然欲僵仆，刺足太阳郄中出血[2]。腰痛引少腹控䏚，不可以仰[3]。刺尻交者，两踝[4]肿上，以月死生为痏数，发针立已（《素问》云：左取右，右取左）。

腰痛上寒，取足太阳、阳明；痛上热，取足厥阴；不可以俯仰，取足少阳；中热而喘，取足少阴郄中血络[5]。

腰痛上寒，实则脊急强，长强主之。

小腹痛，控睾引腰脊，疝痛上冲心，腰脊强，溺[6]黄赤，口干，小肠俞主之。

腰脊痛强引背、少腹，俯仰难，不得仰息，脚痿重，尻不举，溺赤，腰以下至足清不仁，不可以坐起，膀胱俞主之。

腰痛不可以俯仰，中膂内俞主之。腰足[7]痛而清，善偃[8]，睾跳拳，上窌主之。

腰痛快快不可以俯仰，腰以下至足不仁，入脊，腰背寒，

---

① 几几然：《太素》作"沉沉然"。

② 刺足太阳郄中出血：《素问》此后有"腰痛上寒不可顾……引脊内廉，刺足少阴"一段。

③ 不可以仰：《素问》新校正云："按《甲乙经》作不可以俯仰"，原疑脱"俯"字。

④ 踝：《素问》作"髁"，《太素》无。作"踝"则于理不通，当据《素问》或《太素》改。

⑤ 自"腰痛上寒"至"取足少阴郄中血络"一段，《素问》置于"以月死生为痏数"后。且"取足少阴郄中血络"《素问》作"取足少阴，刺郄中出血"。

⑥ 溺：《校注》据《外台》及《医心方》于此后补"难"字。

⑦ 足：《校注》据《外台》及《医心方》改作"脊"。

⑧ 偃：《校注》据《外台》及《医心方》改作"伛"。

次窌主之，先取缺盆，后取尾骶与八窌。

腰痛大便难，飧泄，腰尻中寒，中窌主之。

腰痛脊急，胁中^①满，小腹坚急，志室主之。

腰脊痛，恶风^②，少腹满坚，癃闭下重，不得小便，胞肓主之。

腰痛骶寒，俯仰急难，阴痛下重，不得小便，秩边主之。

腰痛控睾、小腹及股，卒俯不得仰，刺气街。

腰痛不得转侧，章门主之。

腰痛不可以久立俯仰，京门及行间主之。

腰痛少腹痛，下窌^③主之。

肾腰痛不可俯仰，阴陵泉主之。

腰痛少腹满，小便不利如癃状，羸瘦，意恐惧，气不足，腹中快快^④，太冲主之。

腰痛少腹痛，阴包主之。

腰痛大便难，涌泉主之。

腰脊相引如解^⑤，实则闭癃，凄凄，腰脊痛宛转，目循循嗜卧，口中热，虚则腰痛，寒厥烦心闷，大钟主之。

腰痛引脊内廉，复溜主之，春无见血，若太多，虚不可复（是前足少阴痛也^⑥）。

---

① 中：《校注》据《外台》及《医心方》改作"下"。

② 恶风：《校注》据《外台》及《医心方》改作"恶寒"。

③ 下窌：《校注》据《外台》及《医心方》改作"居窌"。

④ 快快：《校注》据《外台》《千金》及《医心方》改作"悒悒"。

⑤ 腰脊相引如解：《校注》据明抄本及《千金》于此前补"《千金》云："，并径改为小字注文。

⑥ 是前足少阴痛也：原作大字正文，据后文委中、殷门条文例改作小字注文。

腰痛不能举足，少坐，若下车踬地，胫中矫矫然，申脉主之。

腰痛如小锤居其中，怫然肿痛，不可以欬，欬则筋缩急，诸节痛，上下无常，寒热，阳辅主之。

腰痛不可举，足跟中踝后痛，脚痿，仆参主之。腰痛侠脊至头几几然，目䀮䀮，委中主之（是前刺足太阳郄中出血者）。

腰痛得俯不得仰，仰则恐仆，得之举重，恶血归之，殷门主之（是前衡络之脉腰痛者）。

腰脊痛，尻脊股臀阴寒大痛，虚则血动，实则并热痛，痔痛尻雕中肿，大便直①出，承扶主之。

三焦膀胱受病发少腹肿不得小便第九

少腹肿痛，不得小便，邪在三焦约，取之足②太阳大络，视其结络脉与厥阴小结络而血者，肿上及胃脘取三里。

三焦病者，腹胀气满，少腹尤甚③坚，不得小便，窘急，溢则为水，留则为胀，候在足太阳之外大络，络在太阳、少阳之间，亦见于脉，取委中④。

膀胱病者，在少腹偏肿而痛，以手按之，则欲小便而不得，眉（一本作肩）上热，若脉陷，及足小指外侧及胫踝后皆热者，取委中。

---

① 直：《校注》据《医心方》改作"膧。

② 足：《灵枢》无。

③ 甚：《灵枢》《太素》均无，原文疑衍。

④ 委中：《灵枢》《太素》均作"委阳"，《校注》兼据《脉经》《千金》改作"委阳"。

病在少腹痛，不得大小便，病名曰疝，得寒则少腹胀，两股间冷，刺腰股^①间，刺而多之尽炅，病已。少腹满大，上走胸^②至心，索索然身时寒热，小便不利，取足厥阴。

胞转不得溺，少腹满，关元主之。

小便难，水胀满，出^③少，转胞不得溺，曲骨主之。

少腹胀急，小便不利，厥气上头巅，漏谷主之。

溺难，痛，白浊，卒疝，少腹肿，咳逆呕吐，卒阴跳，腰痛不可以俯仰，面黑，热，腹中膜满，身热，厥痛，行间主之。

少腹中满，热闭不得溺，足五里主之。

少腹中满（一本作痛），小便不利，涌泉主之。

筋急身热，少腹坚肿，时满，小便难，尻股寒，髀枢痛，引季胁内控八窌，委中主之。

阴胞有寒，小便不利，承扶主之。

三焦约内闭发不得大小便第十

内闭不得溲，刺足少阴、太阳与骶上以长针。气逆，取其太阴、阳明。厥甚，取太阴^④、阳明动者之经。

三焦约，大小便不通，水道主之。

大便难，中渚及太白主之。大便难，大钟主之。

---

① 股：《素问》作"髁骨"。
② 胸：《灵枢》《太素》均作"胃"，《校注》兼据明抄本改作"胃"。
③ 出：《校注》据《医心方》及《医学纲目》于此前补"溺"字。
④ 太阴：《灵枢》《太素》均作"少阴"。

足厥阴脉动喜怒不时发癫疝遗溺癃第十一

黄帝问曰：刺节言去衣者①，刺关节之支络，愿闻其详。岐伯对曰：腰脊者人之关节，股胫者人之趋翔，茎睾②者身中之机，阴津③之候，津液之道路也。故饮食不节，喜怒不时，津液内流而下溢于睾，水④道不通，炅不休息⑤，俯仰不便，趋翔不能，荣然有水，不上不下，铍石所取，形不可匿，裳不可蔽⑥，名曰去衣⑦。

曰：有癃者，一日数十溲，此不足也。身热如炭，颈膺如格，人迎躁盛，喘息气逆，此有余也（《素问》下有阳气大盛于外一句⑧）。阴气不足⑨，则太阴脉细如发者，此不足者也。其病安在？曰：病在太阴，其盛在胃，颇在肺，病名曰厥，死不治。此得五有余，二不足。

曰：何谓五有余、二不足？曰：所谓五有余者，病之气⑩有余也；二不足者，亦病气之不足也。今外得五有余，内得二不足，此其不表不里，亦死证明矣。

---

① 刺节言去衣者：《灵枢》《太素》均作"刺节善去爪，夫子乃言"。

② 睾：《灵枢》《太素》均作"垂"。

③ 津：《灵枢》《太素》均作"精"，《校注》兼据明抄本改作"精"。

④ 水：《灵枢》作"血"。

⑤ 炅不休息：《灵枢》《太素》均作"日大不休"，原文疑为形近而误抄，并衍"息"字，刘衡如本改作"日大不休"。

⑥ 裳不可蔽：《灵枢》《太素》均作"常不得蔽"。

⑦ 名曰去衣：《灵枢》作"故命曰去爪"。

⑧ 阳气大盛于外：今本《素问》无此句。

⑨ 阴气不足：《素问》无此四字。

⑩ 病之气：《素问》《太素》均作"五病之气"，原文疑脱"五"字。

狐疝惊悸少气，巨阙①主之。

阴疝引睾，阴交主之。

少腹痛，溺难，阴下纵，横骨主之。

少腹疝，卧善惊，气海主之。

暴疝，少腹大热，关元主之。

阴疝，气疝，天枢主之。

癫疝，大巨及地机、中郄主之。

阴疝痿，茎中痛，两丸骞卧②，不可仰卧，刺气街③主之。

阴疝，冲门主之。

男子阴疝，两丸上下，小腹痛，五枢主之。

阴股内痛，气痛，狐疝走上下，引少腹痛，不可俯仰上下，商丘主之。

狐疝，太冲主之。

阴跳遗溺，小便难而痛，阴上下④入腹中，寒疝阴挺出偏大肿，腹脐痛，腹中悒悒不乐，大敦主之。

腹痛上抢心，心下满癃，茎中痛，怒瞋⑤不欲视，泣出，长太息，行间主之。

癫疝，阴暴痛（《千金》云癫疝阴暴痛，痿厥，身体不仁），中封主之。疝，癃，脐少腹引痛，腰中痛，中封主之。

气痛⑥癃，小便黄，气满塞，虚则遗溺，身时寒热，吐逆，溺难，腹满，石门主之。

---

① 巨阙：原作"巨缺"，为统一穴名改之。

② 卧：《校注》据《外台》《千金》改作"痛"。

③ 气街：《校注》据《外台》改作"气冲"，并删后文"主之"二字。

④ 下：《校注》据《外台》《千金》删之。

⑤ 瞋：据文义，此当作"瞋"，原文疑误。

⑥ 痛：《校注》据《外台》及《医心方》删之。

气癃，癫疝阴急，股枢腨内廉痛，交信主之。

阴跳腰痛，实则挺长、寒热、挛、阴暴痛、遗溺、偏大，虚则暴痒气逆，肿睾卒疝，小便不利如癃状，数噫恐悸，气不足，腹中悒悒，少腹痛，嗌中有热，如有瘜肉状，如着欲出，背挛不可俯仰，蠡沟主之。

丈夫癫疝，阴跳痛引纂中，不得溺，腹中支[1]，胁下榰满，闭癃，阴痿，后时泄，四肢不收，实则身疼痛，汗不出，目䀮䀮然无所见，怒欲杀人，暴痛引髋，下节时有热气，筋挛膝痛不可屈伸，狂如新发，衄，不食，喘呼，少腹痛引嗌，足厥痛，涌泉主之。

癃疝，然谷主之。

卒疝，少腹痛，照海主之[2]，病在左取右，右取左，立已。

疝，四肢淫泺，身闷，至阴主之。

遗溺关门及神门、委中主之。

胸满膨膨然，实则癃闭，腋下肿，虚则遗溺，脚急兢兢然，筋急痛，不得大小便，腰痛引腹不得俯仰，委阳主之。

癃，中窌主之。

气癃溺黄（《千金》此四字前有寒热不节，肾病不可以俯仰），关元及阴陵泉主之。

气癃，小便黄，气满，虚则遗溺，石门主之。

癃，遗溺，鼠蹊痛，小便难而白，期门[3]主之。

小便难，窍中热，实则腹皮痛，虚则痒瘙，会阴主之。

---

[1] 中支：《校注》据宋刊《外台》改作"膜"。

[2] 照海主之：《校注》据《外台》将此四字移至后文"右取左，立已"之后，并于此前补"阴暴起，疝"四字。

[3] 期门：《校注》据《外台》及《医心方》改作"箕门"。

小肠有热，溺赤黄，中脘主之。

溺黄，下廉主之。

小便黄赤，完骨主之。

小便黄，肠鸣相逐，上廉主之。

劳瘅，小便赤难，前谷主之。

足太阳脉动发下部痔脱肛第十二

痔痛，攒竹主之。

痔，会阴主之。凡痔与阴相通者死，阴中诸病，前后相引痛，不得大小便，皆主之。

痔骨蚀，商丘主之。

痔，篡痛，飞扬、委中及承扶主之；痔，篡痛，承筋主之。

脱肛下，刺气街①主之。

---

① 气街：《校注》据《外台》改作"气衝"，并据文例删后文"主之"二字。

卷　十

阴受病发痹第一（上）

黄帝问曰：周痹之在身也，上下移徙，随其脉上下，左右相应，间不容空，愿闻此痛在血脉之中耶，将在分肉之间乎，何以致是？其痛之移也，间不及下针，其蓄痛之时，不及定治而痛已止矣，何道使然？岐伯对曰：此众痹也，非周痹也。此各在其处，更发更止，更居更起，以左应右，以右应左，非能周也，更发更休。刺此者，痛虽已止，必刺其处，勿令复起。

曰：周痹何如？曰：周痹在于血脉之中，随脉以上，循脉以下，不能左右，各当其所。其痛从上下者，先刺其下以遏[①]之（通一作遏），后刺其上以脱之；其痛从下上者，先刺其上以遏[②]之，后刺其下以脱之。

---

① 遏：原作"通"，《灵枢》作"过"，据《太素》改。按《太素研究》云："'过'字误，当依《太素》卷二十八《痹论》作'遏'，杨上善注云：'刺周痹之法，观痹从上自下，当先刺向下之前，使其不得进而下也。''不得进而下'即'遏止'之意。又《甲乙经》卷十第一上作'通'，尤误，但林亿于'通'下注云：'通，一作遏'是'遏'讹为'通'，讹为'过'已在林亿之前矣。'遏''脱'均在段氏古音第十五部，若作'过''通'，均失韵"。
② 遏：原作"通"，《灵枢》作"过"，据《太素》改之，理同上文之"遏"。

曰：此病安生，因何有名？曰：风寒湿气客于分肉之间，迫切而为沫，沫得寒则聚，聚则排分肉而分裂，分裂则痛，痛则神归之，神归之则热，热则痛解，痛解则厥，厥则他痹发，发则如是。此内不在藏，而外未发于皮，独居分肉之间，真气不能周，故名曰周痹。故刺痹者，必先循切其上下之大经，视其虚实，及大络之血结而不通者，及虚而脉陷空者而调之，熨而通之，其瘈紧者，转引而行之。

曰：何以候人之善病痹者？少俞对曰：粗膂理而肉不坚者，善病痹。欲知其高下，视其三部[①]。曰：刺有三变何也？曰：有刺营[②]者，有刺卫者，有刺寒痹之留经者。刺营者出血，刺卫者出气，刺寒痹者内热。

曰：营卫寒痹之为病奈何？曰：营之生病也，寒热少气，血上下行。卫之生病也，气痛，时来去，怫忾贲响，风寒客于肠胃之中。寒痹之为病也，留而不去，时痛而皮不仁。

曰：刺寒痹内热奈何？曰：刺布衣者，用火淬[③]之。刺大人者，药熨之。方用醇酒二十升，蜀椒一升，干姜一升[④]，桂一升[⑤]，凡四物[⑥]，各细㕮咀，着清[⑦]酒中。绵絮一斤，细白布四丈二尺[⑧]，并内酒中。置酒马矢煴中，善封涂[⑨]，勿使气泄。五日五

---

① 视其三部：《灵枢》作"各视其部"。

② 营：原文及四库本均作"荣"，据《灵枢》《太素》及上下文例改。

③ 淬：《灵枢》作"焠"。

④ 升：《灵枢》作"斤"。

⑤ 桂一升：《灵枢》作"桂心一斤"。

⑥ 物：《灵枢》作"种"。

⑦ 着清：《灵枢》《太素》均作"渍"，义胜原文。

⑧ 二尺：《灵枢》《太素》均无。

⑨ 善封涂：《灵枢》《太素》均作"盖封涂"。"善"当为"盖"之讹。

夜，出布絮曝干，复渍之，以尽其汁。每渍必晬其日，乃出布絮干之①，并②用滓与絮布③长六七尺为六④巾，即用之生桑炭炙巾，以熨寒痹所乘⑤之处，令热入至于病所，寒复炙巾以熨之，三十遍而止；即汗出，炙巾以拭身，以⑥三十遍而止。起步内中，无见风，每刺必熨，如此病已矣⑦，此所谓内热。

曰：痹将安生？曰：风寒湿三气合至，杂而为痹。其风气胜者为行痹。寒气胜者为痛痹，湿气胜者为着痹。曰：其有五者何也？曰：以冬遇此者为骨痹，以春遇此者为筋痹，以夏遇此者为脉痹，以至阴遇此者为肌痹，以秋遇此者为皮痹。曰：内舍五脏六腑，何气使然？曰：五脏皆有合，病久而不去者，内舍于合。故骨痹不已，复感于邪，内舍于肾；筋痹不已，复感于邪，内舍于肝；脉痹不已，复感于邪，内舍于心；肌痹不已，复感于邪，内舍于脾；皮痹不已，复感于邪，内舍于肺。所谓痹者，各以其时，感⑧于风寒湿之气也。

诸痹不已，亦益内也。其风气胜者，其人易已。曰：其时有死者，或疼久者，或易已者，何也？曰：其入脏者死，其留连筋骨间者疼久，其留连皮肤间者易已。曰：其客六府者何如？曰：此亦其饮食居处为其病本也。六府各有俞，风寒湿气中其俞，而食饮应之，循俞而入，各舍其府也。曰：以针治之奈

---

① 布絮干之：《灵枢》作"干"。

② 并：《灵枢》作"干拜"。

③ 絮布：《灵枢》《太素》均作"绵絮复布为复巾"。

④ 六：《灵枢》《太素》均作"六七"。

⑤ 乘：《灵枢》《太素》均作"刺"，《校注》据此改作"刺"。

⑥ 以：《灵枢》《太素》均作"亦"，按上下文义，原文疑误。

⑦ 矣：原作"失"，据《灵枢》《太素》改。

⑧ 感：《素问》《太素》此前均有"重"字。

何？曰：五脏有俞，六府有合，循脉之分，各有所发，各治^①其过^②，则病瘳矣。

曰：营卫之气，亦令^③人痹乎？曰：营^④者水谷之精气也，和调五脏，洒陈六腑，乃能入于脉。故循脉上下，贯五脏，络六府。卫者水谷之悍气也，其气慓疾滑利，不能入于脉也。故循皮肤之中，分肉之间，熏于肓膜^⑤，聚^⑥（《素问》作散）于胸腹，逆其气则病，顺其气则愈，不与风寒湿气合，故不为痹也。

阴受病发痹第一（下）

黄帝问曰：痹或痛，或不痛，或不仁，或寒，或热，或燥，或湿者，其故何也？岐伯对曰：痛者，其寒气多，有寒故痛。其不痛不仁者，病久入深，营卫之行涩，经络时疏，故不痛，皮肤不营，故不仁。其寒者，阳气少，阴气多，与病相益，故为寒。其热者，阳气多，阴气少，病气胜，阳乘^⑦阴，故为热^⑧。其多寒汗出而濡者，此其逢湿胜也。其阳气少，阴气盛，两气相感，故寒汗出而濡也。夫痹在骨则重，在脉则凝而不流，在筋则屈而不伸，在肉则不仁，在皮则寒，故具此五者则不痛。

---

① 治：《素问》作"随"。

② 过：《太素》作"遇"。

③ 令：《太素》作"合"。

④ 营：《素问》作"荣"。

⑤ 肓膜：《太素》作"胃募"。

⑥ 聚：《太素》作"散"，《校注》据《素问》《太素》改作"散"，并删原校。

⑦ 乘：《素问》《太素》均作"遭"。

⑧ 热：《素问》《太素》均作"痹热"。

凡痹之类，逢寒则急^①，逢热^②则纵。

曰：或有一脉生数十病者，或痛或痈，或热^③，或痒，或痹或不仁，变化无有穷时，其故何也？曰：此皆邪气之所生也。曰：人有真气，有正气，有邪气，何谓也？曰：真气者，所受于天，与水谷气并而充身者也。正气者，正风，从一方来^④，非虚风也。（《太素》云非灾风也。）邪气者，虚风也^⑤。虚风之贼伤人也，其中人也深，不得^⑥自去。正风之中人也浅而自去，其气柔弱，不能伤真气，故自去。

虚邪之中人也，悽索动形，起毫毛而发腠理，其入深，内薄^⑦于骨则为骨痹；薄于筋则为筋挛；薄于脉中则为血闭而不通，则为痈；薄于肉中，与卫气相搏，阳胜则为热，阴胜则为

---

① 急：《素问》作"虫"，王冰注："虫，谓皮中如虫行"林亿新校正云："按《甲乙经》虫作急"。按《太素研究》引孙诒让注释："按'虫'当为'痋'之借字。《说文·疒部》云：'痋，动病也。从疒，虫声。'故古书'痋'或作'虫'。段玉裁《说文注》谓'痋'即'疼'字。《释名》云：'疼，旱气疼疼然烦也。''疼疼'即《诗·云汉》之'虫虫'是也。盖痹逢寒则急切疼疼然不安，则谓之'痋'。巢氏《诸病源候论》云：'凡痹之类，逢热则痒，逢寒则痛'痛与疼义亦相近。王注训为'虫行'，作'急'，顾校（按，谓顾尚之《素问校勘记》）从之，并非也。"

② 热：《太素》作"湿"。

③ 或热：《灵枢》此后有"或寒"二字，《太素》有"或寒热"三字，原文疑脱。

④ 来：《灵枢》此后有"非实风"三字。

⑤ 虚风也：《灵枢》《太素》均无此三字。

⑥ 不得：《灵枢》作"不能"，详《太素新校正》："《太素》自'不'字以下至杨注'此筋有寒之'上阙佚，抄校者于空白处注：'十行欠'三字。《灵枢》'不'下有'能自去……，搏于筋则为筋挛'六十三字"。

⑦ 薄：《灵枢》作"搏"，按《太素新校正》："明赵府居敬堂本《灵枢》作'搏'，他本皆作'搏'，按作'搏'是。"此段后文中之"薄"皆如此例。不复出。

寒，寒则其①气去，去则虚，虚则寒；薄于皮肤，其气外发，腠理开，毫毛摇，气（一本作淫气）往来微行则为痒；气留而不去故为痹；卫气不去②则为不仁。

病在骨，骨重不可举，骨髓痠痛，寒气至，名曰骨痹。深者刺无伤脉肉为故，其道大小分，骨热病已止③。病在筋，筋挛节痛，不可以行，名曰筋痹。刺筋上为故，刺分肉间，不可中骨，病起筋热，病已止。病在肌肤，肌肤尽痛，名曰肌痹，伤于寒湿。刺大分、小分，多发针而深之，以热为故，无伤筋骨，筋骨伤，痛发若变。诸分尽热，病已止。

曰：人身非衣寒也，中非有寒气也，寒从中生者何？曰：是人多痹，阳气少而阴气多，故身寒如从水中出。曰：人有身寒，汤火不能热也，厚衣不能温也，然下为④冻慄，是为何病？曰：是人者，素肾气胜，以水为事，太阳气衰，肾脂枯不长。一水不能胜两火。肾者水也，而主骨，肾不生则髓不能满，故寒甚至骨。所以不能冻栗者，肝一阳也，心二阳也，肾孤脏也，一水不能胜上二火，故不能冻栗，病名曰骨痹，是人当挛节。着痹不去，久寒不已，为肝痹⑤（一作骭痹）。

骨痹举节不用而痛，汗注烦心，取三阴之经补之。厥痹者，厥气上及腹，取阴阳之络，视主病者，泻阳补阴经也。风痹注病⑥（《灵枢》作淫泺），不可已者，足如履冰，时如入汤，

---

① 其：《灵枢》《太素》均作"真"，《校注》本据此改作"真"。
② 去：《灵枢》《太素》均作"行"，义胜。《校注》兼据明抄本改作"行"。
③ 《素问》"病在骨……骨热病已止"一段置于"诸分尽热，病已止"后。
④ 下为：《素问》作"不"，义胜。《校注》兼据《太素》改"下"作"不"。
⑤ 为肝痹：《灵枢》作"辛"。
⑥ 注病：《太素》作"淫"，《校注》据《灵枢》改作"泺"。

中肢①胫，淫泺，烦心头痛，时呕时闷，眩已汗出，久则目眩，悲以喜怒，短气不乐，不出三年死。足髀不可举，侧而取之，在枢阖中，以员利针，大针不可②。膝中痛，取犊鼻，以员利针，针发而间之，针大如牦，刺膝无疑。

足不仁，刺风府。腰以下至足清不仁，不可以坐起，尻不举，腰俞主之。痹，会阴及太渊、消泺、照海主之。嗜卧，身体不能动摇，大温（一本作湿），三阳络主之。骨痹烦满，商丘主之。足下热痛，不能久坐③，湿痹不能行，三阴交主之。膝内廉痛引髌不可屈伸，连腹引咽喉痛，膝关主之。痹，胫重，足跗不收，跟痛，巨虚下廉主之。胫痛，足缓失履，湿痹，足下热不能久立，条口主之。胫苔苔（一本作苦）痹，膝不能屈伸，不可以行，梁丘主之。膝寒痹不仁，不可屈伸，髀关主之。

肤痛痿痹，外丘主之。膝外廉痛，不可屈伸，胫痹不仁，阳关主之。髀痹引膝股外廉痛，不仁，筋急，阳陵泉主之。寒气在分肉间，痛上下，痹不仁，中渎主之。髀枢中痛，不可举，以毫针寒留之，以月生死为痏数，立已，长针亦可。腰胁相引痛急，髀筋瘦，胫痛不可屈伸，痹不仁，环跳主之。风寒从足小指起，脉痹上下带，胸胁痛无常处，至阴主之。足大指搏伤，下车挃地通背指端伤为筋痹，解溪主之④。

---

① 肢：《灵枢》作"股"，疑"肢"为"股"之讹写。

② 《灵枢》"足髀不可举……大针不可"一段置于"风痹注"前。

③ 坐：《校注》据《外台》及《医心方》改作"立"。

④ 足大指搏伤，……解溪主之：《校注》据明抄本及本经取穴体例移至本段上文"膝关主之"之后。

阳受病发风第二（上）

黄帝问曰：风之伤人也，或为寒热，或为热中，或为寒中，或为厉风，或为偏枯。其为风也，其病各异，其名不同，或内至五脏六腑，不知其解，愿闻其说？岐伯对曰：风气藏于皮肤之间，内不得通，外不得泄，风气者，善行而数变，腠理开则悽（《素问》作洒 [1]）然寒，闭则热而闷，其寒也则衰食饮，其热也则消肌肉，使人解㑊（《素问》作怢慄栗）。闷 [2] 而不能食，名曰寒热。

风气与阳明入胃，循脉而上至目内眦，其人肥则风气不得外泄，则为热中而目黄；人瘦则外泄而寒，则为寒中而泣出。风气与太阳俱入，行诸脉俞，散分肉间。卫气悍，邪时与卫气相干（《素问》无卫气悍邪时五字），其道不利，故使肌肉膹胀而有疡；卫气凝而有所不行，故其肉有不仁。厉者，有荣气热浮 [3]，其气不清，故使鼻柱坏而色败，皮肤疡以溃。风寒客于脉而不去，名曰厉风，或曰寒热。

以春甲乙伤于风者，为肝风，以夏丙丁伤于风者，为心风。以季夏戊己伤于风者，为脾风。以秋庚辛伤于风者，为肺风。以冬壬癸伤于风者，为肾风。风气中五脏六腑之俞，亦为脏腑之风，各入其门户。风之所中则为偏风。风气循风府而上，则为脑风。入系头则为目风眼寒，饮酒中风，则为漏风。入房汗出中风，则为内风。新沐中风，则为首风。久风入中，则为肠

---

① 洒：原作"酒"，据四库本改。

② 闷：《素问》无。

③ 浮：《素问》《太素》均作"胕"。

风飧泄，而外在腠理，则为泄风。故风者，百病之长也，至其变化乃为他病，无常方，然故有风气也。

肺风之状，多汗恶风，色皏（音平）然白，时欬短气，昼日则差，暮则甚，诊在眉上，其色白。

心风之状，多汗恶风，焦绝善怒[1]，色赤，病甚则言不快，诊在口，其色赤。

肝风之状，多汗恶风，善悲，色微苍，嗌干善怒，时憎女子，诊在目下，其色青。

脾风之状，多汗恶风，身体怠惰，四肢不欲动，色薄微黄，不嗜食，诊在鼻上，其色黄。

肾风之状，多汗恶风，面疣然浮肿，腰[2]脊痛，不能正立，色炲，隐曲不利，诊在肌上，其色黑。

胃风之状，颈多汗恶风，食饮不下，鬲塞不通，腹善满，失衣则䐜胀，食寒则泄，诊形瘦而腹大。

首风之状，头痛，面多汗恶风，先当风一日，则病甚，头痛不可以出内，至其风日，则病少愈。

漏风之状，或多汗，常不可单衣，食则汗出，甚则身汗，喘息恶风，衣常[3]濡，口干善渴，不能劳事。

泄风之状，多汗，汗出泄衣上，咽（《素问》作口中）干，上渍其风，不能劳事，身体尽痛则寒。

曰：邪之在经也，其病人何如？取之奈何？曰：天有宿度，地有经水，人有经脉。天地温和，则经水安静；天寒地冻，则

---

① 怒：《素问》此后有"吓"字。

② 腰：《素问》无。

③ 常：《太素》作"裳"。

经水凝泣；天暑地热，则经水沸溢；卒风暴起，关①经水波举②
（《素问》作涌）而陇起。夫邪之入于脉也，寒则血凝泣，暑则
气淖泽，虚邪因而入客也。亦如经水之得风也，经之动脉，其
至也亦时陇起，于脉中循循然。其至寸口中手也，时大时小，
大则邪至，小则平。其行无常处，在阴与阳不可为度。循而察之，
三部九候。卒然逢之，早遏其路。吸则内针，无令气忤。静以
久留，无令邪布。吸则转针，以得气为故。候呼引针，呼尽乃去。
大气皆出，故名曰泻。

曰：不足者补之奈何？曰：必先扪而循之，切而散之，推
而按之，弹而怒之，抓而下之，通而散③之，外引其门，以闭
其神。呼尽内针，静以久留，以气至为故。如待所贵，不知日暮。
其气已至，适以自护。候吸引针，气不得出，各在其处。推阖
其门，令真气④（《素问》作神气）存。大气留止，故名曰补。

曰：候气奈何？曰：夫邪去络，入于经，舍于血脉之中，
其寒温未相得，如涌波之起也，时来时去，故不常在。故曰：
方其来也，必按而止之，止而取之，无迎（《素问》作逢）其
冲而泻之。真气者经气也，经气太虚，故曰：其气⑤（《素问》
作其来）不可逢，此之谓也。故曰候邪不审，大气已过，泻之

---

① 关：义晦，《素问》作"则"。
② 举：《太素》作"涌"，《校注》兼据后文云"如涌波之起也"改作"涌"，
并删原校。
③ 散：《素问》《太素》均作"取"，《校注》兼据《太素》杨注改作"取"。
④ 真气：《太素》作"神气"，《校注》兼据前文"外引其针，以闭其神"
改作"神气"，并删原校。
⑤ 其气：《太素》作"其来"，《校注》据本经卷五第四"其来不可逢"及
后文"其来不可追"改作"其来"，并删原校。

则真气脱，脱则不复，邪气益①至而病益畜。故曰其往不可追，此之谓也，不可挂以发者，待邪之至时而发针泻焉。若先若后者，血气已尽，其病不下。故曰知其可取如发机，不知其取如叩椎。故曰：知机道者不可挂以发，不知机者叩之不发，此之谓也。

曰：真邪以合，波陇不起，候之奈何？曰：审扪循三部九候之盛虚而调之②。不知三部者，阴阳不别，天地不分。地以候地，天以候天，人以候人，调之中府，以定三部。故曰刺不知三部九候病脉之处，虽有太过，且至工不得（《素问》作能）禁也。诛罚无过，命曰大惑。反乱大经，真不可复。用实为虚，以邪为正（《素问》作真）。用针无义，反为气贼，夺人正气，以顺为逆，营卫散乱。真气已失，邪独内着，绝人长命，予人天殃。不知三部九候，故不能久长。固（《素问》作因）不知合之四时五行，因加相胜，释邪攻正，绝人长命。邪之新客来也，未有定处，推之则前，引之则上③，逢而泻之，其病立已。

曰：人之善病风，洒洒汗出者④，何以候之？曰：肉不坚、腠理疏者，善病风。曰：何以候肉之不坚也？曰：䐃肉不坚而无分理者，肉不坚⑤；肤粗而皮不致者，腠理疏也。

---

① 益：《素问》《太素》均作"复"，《校注》兼据明抄本改作"复"。
② 之：《素问》此后有"察其左右上下相失及相减者，审其病脏以期之"十九字。
③ 上：《素问》《太素》均作"止"，《校注》据改作"止"。
④ 洒洒汗出者：《灵枢》作"厥漉汗者"，《校注》兼据明抄本改作"漉漉汗出者"。
⑤ 肉不坚：《灵枢》作"理者麤理"。

阳受病发风第二（下）

黄帝问曰：刺节言解惑者，尽知调诸阴阳，补泻有余不足相倾移也，何以解之？岐伯对曰：大风在身，血脉偏虚，虚者不足，实者有余，轻重不得，倾侧宛伏，不知东西南北，乍上乍下，反复①颠倒无常，甚于迷惑。补其不足，泻其有余，阴阳平复。用针如此，疾于解惑。

淫邪偏客于半身，其入深，内居营卫，营卫稍衰，则真气去，邪气独留，发为偏枯；其邪气浅者，脉偏痛。风逆暴，四肢肿，身漯漯，晞然时寒，饥则烦，饱则善变，取手太阴表里，足少阴、阳明之经。肉反清取营②，骨清取井、经也。

偏枯，身偏不用而痛，言不变，智不乱，病在分腠之间，巨针取之，益其不足，损其有余，乃可复也。痱之为病也，身无痛者，四肢不收，智乱不甚，其言微知可治；甚则不能言，不可治也。病先起于阳，后入于阴者，先取其阳，后取其阴，必审其气之浮沉而取之。病大风骨节重，须眉坠，名曰大风。刺肌肉为故，汗出百日，刺骨髓汗出百日，凡二百日，须眉生而止针。

曰：有病身热懈惰，汗出如浴，恶风少气，此为何病？曰：名酒风，治之以泽泻、术各十分，麋衔③五分，合以三指撮为

---

① 反复：《灵枢》作"乍反乍覆"，《校注》兼据文例改作"乍反乍覆"。
② 肉反清取营：《灵枢》《太素》均作"肉清取荥"，《校注》据删"反"字，改"营"作"荥"。
③ 麋衔：原作"麋衔"，据《素问》《太素》改。按，麋衔即鹿衔草。

后饮①。身有所伤，出血多，及中风寒，若有所坠堕，四肢解㑊②不收，名曰体解。取其少腹脐下三结交。三结交者，阳明、太阴（一本作阳）脐下三寸关元也。

风眩善呕，烦满，神庭主之；如颜青者，上星主之。取上星者，先取譩譆，后取天牖、风池。

头痛颜青者，囟会主之。

风眩引颔痛，上星主之，取上星，亦如上法。

风眩目瞑，恶风寒，面赤肿，前顶主之。

顶上痛，风头重，目如脱，不可左右顾，百会主之。

风眩目眩，颅上痛，后顶主之。

头重顶③痛，目不明，风到脑中寒，重衣不热，汗出，头中恶风，刺脑户主之。

头痛项急，不得倾倒，目眩，鼻不得喘息，舌急难言，刺风府主之。

头眩目痛，头半寒（《千金》下有痛字），玉枕主之。

脑风目瞑，头痛，风眩目痛，脑空主之。

颈颔楷满，痛引牙齿，口噤不开，急痛不能言，曲鬓主之。

头痛引颈，窍阴主之。风头，耳后痛，烦心，及足不收失履，口喎僻，头项摇瘈，牙车急，完骨主之。

眩，头痛重，目如脱，项似拔，狂见鬼，目上反，项直不可以顾，暴挛，足不任身，痛欲折，天柱主之。

腰脊强，不得俯仰，刺脊中。大风汗出，膈俞主之，又譩

---

① 饮：《素问》《太素》均作"饭"，《校注》据改作"饭"。《太素》杨注："先食后服，故曰后饭。"《素问》王冰注："饭后药先，谓之后饭"，义相迳庭。

② 解㑊：《灵枢》作"懈惰"。

③ 顶：《校注》据《外台》及《医心方》改作"项"。

譆主之（《素问·骨空论》^①云：大风汗出灸譆譆）。

眩，头痛，刺丝竹空主之。

口僻，颧窈及断交、下关主之。

面目恶风寒，颊肿臃痛，招摇视瞻，瘛疭口僻，巨窈主之。口不能水浆，喝僻，水沟主之。

口僻禁，外关主之。

瘛疭，口沫出，上关主之。

偏枯，四肢不用，善惊，大巨主之。

大风逆气，多寒善悲，大横主之。

手臂不得上头，尺泽主之。

风汗出身肿喘喝，多睡恍惚善忘，嗜卧不觉，天府主之。在腋下三寸臂内动脉之中^②。

风热善怒，中心喜悲，思慕歔欷，善笑不休，劳宫主之。

两手挛不收伸及腋偏枯不仁，手瘛偏小筋急，大陵主之。

头身风^③，善呕怵，寒中少气，掌中热，肘急腋肿，间使主之。

足不收，痛不可以行，天泉主之。

足下缓失履，冲阳主之。

手及臂挛，神门主之。

痱痿，臂腕不用，唇吻不收，合谷主之。

肘痛不能自带衣，起头眩，颔痛面黑，风肩背^④痛不可顾，

---

① 论：原作“注”，据《素问·骨空论》篇名改。

② 在腋下三寸臂内动脉之中：此十一字与上下文例不合，疑为注文混入，当改作小字。

③ 风：《校注》据《外台》及《千金》于此后补“热”字。

④ 背：《校注》据《外台》改作“头”。

关冲主之。

嗌外肿，肘臂痛，五指瘛，不可屈伸，头眩，颔额颅痛，中渚主之。

马刀肿瘘，目痛，肩不举，心痛楮满，逆气，汗出，口噤不可开，支沟主之。

大风默默，不知所痛，嗜卧善惊瘛疭，（《千金》云：悲伤不乐）。天井主之。

偏枯臂腕发痛，肘屈不得伸手，又风头痛，涕出，肩臂颈痛，项急，烦满惊，五指挚不可屈伸，战怵，腕骨主之。

风眩惊，手腕痛，（《千金》手腕痛作手卷）。泄风，汗出至腰，阳谷主之。

风逆，暴四肢肿，湿则唏然寒，饥则烦心，饱则眩，大都主之。

风入腹中，侠脐急胸痛，胁楮满，衄不止，五指端尽痛，足不践地，涌泉主之。

偏枯不能行，大风默默不知所痛，视如见星，溺黄，小腹热，咽干，照海主之，泻在①阴跷、右少阴俞。先刺阴跷，后刺少阴，在横骨中。

风逆四肢肿，复溜主之。

风从头至足，面目赤，口痛啮舌，解溪主之。

大风，目外眦痛，身热痱，缺盆中痛，临泣主之。

善自啮颊，偏枯，腰髀枢痛，善摇头，京骨主之。

大风，头多汗，腰尻腹痛，腨跟肿，上齿痛，脊背尻重不欲起，闻食臭，恶闻人音，泄风从头至足，昆仑主之。

---

① 在：《校注》及刘衡如本迳改作"左"。

痿厥风头重，颏痛，枢股腨外廉骨痛，瘈疭，痹不仁，振寒，时有热，四肢不举，跗阳主之。

腰痛，颈项痛，历节汗出而步履①，寒复②不仁，腨中痛，飞扬主之。

八虚受病发拘挛第三

黄帝问曰：人有八虚，各以何候？岐伯对曰：肺心有邪，其气留于两腋③；肝有邪，其气留于两肘④；脾有邪，其气留于两髀；肾有邪，其气留于两腘。凡此八虚者，此⑤机关之室，真气之所过，血络之所由⑥，是八⑦邪气恶血，因而得留⑧，留则伤筋骨⑨，机关不得屈伸，故拘⑩挛。

暴拘挛，痫眩⑪，足不任身，取天柱主之⑫。腋拘挛，暴脉急，引胁而痛，内引心肺，噫嘻主之。从项至脊，自脊已下至十二椎，应手刺之，立已。转筋者，立而取之，可令遂已；痿

---

① 履：《校注》据《外台》于此前补"失"字。

② 复：《校注》据《外台》及《医心方》改作"腹"。

③ 腋：《灵枢》《太素》均作"肘"，《校注》据此改作"肘"。

④ 肘：《灵枢》《太素》均作"腋"，《校注》据此改作"腋"。

⑤ 此：《灵枢》《太素》均作"皆"，《校注》据此改作"皆"。

⑥ 由：《灵枢》作"游"。

⑦ 是八：《灵枢》《太素》均无，疑衍。《校注》据此删之。

⑧ 因而得留：《灵枢》作"固不得住留"，《太素》作"因不得住留"，原文疑脱"不"字。《校注》据此于"得"字前补"不"字。

⑨ 筋骨：《灵枢》作"筋络骨节"，骨：《太素》作"络"。

⑩ 拘：《灵枢》《太素》均作"病"。

⑪ 暴拘挛，痫眩：《灵枢》《太素》均作"暴挛痫眩"。

⑫ 主之：《灵枢》无。

厥者，张而引之，可令立快矣。

热在五脏发痿第四

黄帝问曰：五脏使人痿，何也？岐伯对曰：肺主身之皮毛，心主身之血脉，肝主身之筋膜，脾主身之肌肉①，肾主身之骨髓。故肺气热则叶焦，焦则皮毛虚②弱急薄着，着则生痿躄③矣。故心气热则下脉厥而上，上则下脉虚，虚则生脉痿，枢折痿胫，肿④而不任地（《素问》痿作挈，肿作疭）。

肝气热则胆热⑤泄，口苦筋膜干，筋膜干则筋急而挛，发为筋痿。脾气热则胃干而渴，肌肉不仁，发为肉痿。肾气热则腰脊不举，骨枯而髓减，发为骨痿。

曰：何以得之？曰：肺者脏之长也，为心之盖，有所亡失，所求不得，则发为肺鸣，鸣则肺热叶焦，发⑥为痿躄。悲哀太甚则胞络绝，胞络绝则阳气内动，发则心下崩，数溲血。故《本病》曰：大经空虚，发为肌痹⑦，传为脉痿。思想无穷，所愿不得，意淫于外，入房太甚，宗筋弛纵，发为筋痿，及为白淫。故《下经》曰：筋痿生于肝，使内⑧也。有渐于湿，以水为事，

---

① 肌肉：《太素》作"脂肉"。

② 虚：《太素》作"肤"。

③ 躄：《太素》作"辟"。

④ 枢折痿胫，肿：《素问》《太素》均作"枢折挈胫，纵"，《校注》据《素问》《太素》改作"枢折挈胫纵"，并删原校。

⑤ 热：《素问》《太素》均无，疑衍。《校注》及刘衡如本皆删之。

⑥ 发：《素问》此前有"故曰：五脏因肺热叶焦"九字。

⑦ 肌痹：《太素》作"脉痹"，参上下文义，疑原文误。

⑧ 肝，使内：肝，《太素》无，疑衍。杨上善注云："使内者，亦入房。"，王冰注："使内，谓劳役阴力费竭精气也。"

若有所留，居处伤①湿，肌肉濡溃②，痹而不仁，发为肉痿。故《下经》曰：肉痿者得之湿地。有所远行劳倦，逢大热而渴，渴则阳气内伐，内伐则热合（《素问》作舍）于肾，肾者水脏，今水不胜火，则骨枯而髓空③，故足不任身热④，发为骨痿。故《下经》曰：骨痿生于大热。

曰：何以别之？曰：肺热者，色白而毛败；心热者，色赤而络脉溢；肝热者，色苍而爪枯；脾热者，色黄而肉蠕动；肾热者，色黑而齿槁。曰：治⑤痿者独取阳明。何谓也？曰：阳明者，五脏六腑之海，主润宗筋。宗筋者，主束骨⑥而利机关。冲脉者，经脉之海，主渗灌谿谷，与阳明合于宗筋。阴阳揔宗筋之会，会于气衝⑦，而阳明为之长，皆属于带脉，而络于督脉。故阳明虚则宗筋纵，带脉不引，故足痿不用。治之各补其营⑧而通其俞，调其虚实，和其逆顺，则筋脉骨肉，各以其时受月，则病已⑨矣。

痿厥为四末束闷，乃疾解之。日二，不仁者，十日而知，无休，病已止。足缓⑩不收，痿不能行，不能言语，手足痿躄不能行，地仓主之。

<hr>

① 伤：《素问》作"相"。

② 溃：《素问》《太素》均作"渍"，《校注》据此改作"渍"。

③ 空：《素问》《太素》均作"虚"。

④ 热：《素问》《太素》均无，疑衍。

⑤ 治：《素问》此前有"如夫子言可矣，论言"八字。

⑥ 主束骨：《太素》作"束肉骨"。

⑦ 气衝：《素问》《太素》均作"气街"。

⑧ 营：《素问》《太素》均作"荣"，《校注》据此改作"荣"。

⑨ 已：原脱，据《素问》《太素》及上下文义补。

⑩ 足缓：《校注》据《外台》《千金》及《医心方》改作"口缓"。并删下文"痿不能行"四字。

痿不相知（一云身重骨痿不相知），太白主之。

痿厥，身体不仁，手足偏小，先取京骨，后取中封、绝骨皆泻之。

痿厥寒，足腕不收，躄，坐不能起，髀枢脚痛，丘墟主之。

虚则痿躄，坐不能起，实则厥，胫热时痛[1]，身体不仁，手足偏小，善啮颊，光明主之。

手太阴阳明太阳少阳脉动发肩背痛肩前臑皆痛肩似拔第五

肩痛不可举，天容及秉风主之。

肩背髀[2]痛，臂不举，寒热凄索，肩井主之。

肩肿不得顾，气舍主之。

肩背髀不举[3]，血瘀肩中，不能动摇，巨骨主之。

肩中热，指臂痛，肩髃主之。

肩重不举，臂痛，肩窌主之。

肩重肘臂痛，不可举，天宗主之。

肩胛甲[4]痛，而寒至肘，肩外俞主之。

肩胛[5]周痹，曲垣主之。

肩痛不可举，引缺盆痛，云门主之。

肘痛，尺泽主之。

---

[1] 时痛：《校注》据《外台》《千金》及《医心方》改作"膝痛"。

[2] 髀：《校注》据《外台》及《医心方》改作"痹"。

[3] 肩背髀不举：《校注》据《医心方》《医学纲目》及《千金》改作"肩背痹痛，臂不举"。

[4] 甲：《校注》据《外台》《医心方》及《医学纲目》改作"中"。

[5] 胛：《校注》据《外台》《铜人》及《圣济总录》改作"痛"。

臂瘘引口，中寒^①颐肿，肩肿^②引缺盆，商阳主之。

肩肘中痛，难屈伸，手不可举，腕重^③急，曲池主之。

肩肘节酸重，臂^④痛，不可屈伸，肘窌主之。

肩痛不能自举，汗不出，颈痛，阳池主之。肘中濯濯，臂内廉痛，不可及头，外关主之。

肘痛引肩，不可屈伸，振寒热，颈项肩背痛，臂瘘痹不仁，天井主之（《千金》云肩内麻木）。

肩不可举，不能带衣，清冷渊主之。

肘臂腕中痛，颈肿不可以顾，头项急痛，眩，淫泺，肩胛小指痛，前谷主之。

肩痛不可自带衣，臂腕外侧痛不举，阳谷主之。

臂不可举，头项痛，咽肿不可咽，前谷主之。

肩痛欲折，臑如拔，手不能自上下，养老主之。

肩背头痛时眩，涌泉主之。

水浆不消发饮第六

溢饮胁下坚痛，中脘主之。

腰清脊强，四肢懈惰，善怒，咳，少气，郁然不得息，厥逆，肩不可举，马刀瘘，身瞤，章门主之。

溢饮，水道不通。溺黄，小腹痛里急肿，洞泄，体痛引

---

① 寒：《校注》据《外台》及《医心方》于此前补"恶"字。

② 肿：刘衡如本据《外台》卷三十九改作"痛"。

③ 腕重：《校注》据《外台》《千金》及《医心方》改作"重，腕"。

④ 臂：《校注》据《外台》及《医心方》改作"痹"。

骨^①，京门主之。

饮渴身伏多唾，隐白主之。

腠理气，臑会主之。

---

① 体痛引骨：《校注》据明抄本注文及《外台》改作"髀痛引背"。

卷十一

胸中寒发脉代第一

脉代不至寸口，四逆脉鼓不通，云门主之。

胸中寒，脉代时至[1]，上重下轻，足不能地[2]，少腹胀，上抢心，胸[3]楷满，咳唾有血，然谷主之。

阳厥大惊发狂痫第二

黄帝问曰：人生而病癫疾者，安所得之？岐伯对曰：此得之在母腹中时，其母数有大惊，气上而不下，精气并居，故令子发为癫疾。

病在诸阳脉，且寒且热，诸分且寒且热，名曰狂。刺之虚脉，视分尽热，病已止。病初发，岁一发，不治，月一发，不治，月四五发，名曰癫疾。刺诸分[4]，其脉尤寒者，以针补之。

---

① 至：《校注》据《外台》及《千金》于此前补"不"字。
② 地：《校注》据《外台》及《千金》于此前补"安"字。
③ 胸：《校注》及刘衡如本皆据《外台》卷三十九于此后补"胁"字。
④ 刺诸分：《太素》作"刺诸其分诸脉"。

（《素问》云：诸分诸脉，其无寒者，以针调之），病已止①。

曰：有病狂怒者，此病安生？曰：生于阳也。曰：阳何以使人狂也？曰：阳气者因暴折而难决，故善怒，病名曰阳厥。曰：何以知之？曰：阳明者常动，太阳少阳不动，不动而动大疾，此其候也。曰：治之奈何？曰：衰②（《素问》作夺）其食即已。夫食入于阴，气长于阳，故夺其食即已。使人服以生铁落为后饮③。夫生铁落者，下气候也（《素问》候作疾）。

癫疾，脉搏大滑，久自已；脉小坚急，死不治。（一作脉沉小急实，死不治；小牢急，可治）癫疾，脉虚可治，实则死。厥成为癫疾。贯疽④（《素问》作黄疸），暴病厥⑤，癫疾狂⑥，久逆之所生也。五脏不平，六府闭塞之所生也。

癫疾始生，先不乐，头重痛，直视，举目赤甚，作极已而烦心，候之于颜，取手太阳⑦、太阴，血变而止。癫疾始作，而引口啼呼喘悸者，候之以手阳明、太阳，左强者攻其右（一本作左），右强者攻其左（一本作右），血变而止⑧。

治癫疾者，常与之居，察其所当取之处，病至视之，有过

---

① 病已止：原作校文小字，据《太素》及《素问》小字注文改作大字正文。

② 衰：《素问》作"夺"，参合下文义，疑原文误。

③ 后饮：《素问》《太素》均作"饮"，《校注》据明抄本、《素问》新校正引本经及《千金》改作"后饭"，刘衡如本亦改作"后饭"。

④ 贯疽：《太素》作"黄疸"。

⑤ 病厥：《素问》《太素》均作"痛"。

⑥ 狂：《素问》《太素》均作"厥狂"。

⑦ 太阳：《灵枢》《太素》此后均有"阳明"二字，原文疑脱，《校注》兼据《千金》补之。

⑧ 血变而止：此下《灵枢》有"癫疾始作先反僵，因而脊痛，候之足太阳、阳明、太阴，手太阳，血变而止"二十七字，《太素》同，惟无"太阴"二字。疑原本有脱文。

者即泻之。置其血于瓠壶之中，至其发时，血独动矣；不动灸穷骨三十①壮。穷骨者尾骶②也。

骨癫疾者，颔③齿诸俞分肉皆满，而骨倨强直，汗出烦闷，呕多涎沫，气下泄，不治。

脉癫疾者，暴仆，四肢之脉皆胀而纵，脉满，尽刺之出血；不满，灸之侠项太阳，又灸带脉于腰相去三寸，诸分肉本俞。呕多涎沫，气下泄，不治。

筋癫疾者，身卷挛急，脉大，刺项大经之大杼，呕多涎沫④，气下泄不治⑤。

狂之始生，先自悲也，善忘善怒善恐者，得之忧饥。治之先取手太阴、阳明，血变而止，及取足太阴、阳明。狂始发，少卧不饥，自高贤也，自辨智也，自尊贵也。善骂詈，日夜不休。治之取手阳明、太阳、太阴。舌下少阴，视脉⑥之盛者皆取之，不盛者释之。

狂，善惊善笑，好歌乐，妄行不休者，得之大恐。治之取手阳明、太阳、太阴。狂，目妄见，耳妄闻，善呼者，少气之所生也，治之取手太阳、太阴、阳明，足太阳⑦及头两颔。狂，多食，善见鬼神，善笑而不发于外者，得之有所大喜。治之取足太阴、阳明、太阳，后取手太阴、阳明、太阳。狂而新发，未应如此者，

---

① 三十：《灵枢》作"二十"。

② 尾骶：《灵枢》作"骶骨"。

③ 颔：《灵枢》作"顑"。

④ 涎沫：《灵枢》作"沃沫"，《太素》作"液沫"。

⑤ 筋癫疾者，……气下泄不治：此二十六字，《灵枢》《太素》均在"脉癫疾"条文之前。

⑥ 脉：《灵枢》无。

⑦ 太阳：《灵枢》《太素》均作"太阴"。

先取曲泉左右动脉及盛者见血，立顷^①已；不已以法取之，灸骶骨二十壮。骶骨者，尾屈也^②。

癫疾呕沫，神庭及兑端、承浆主之。其不呕沫，本神及百会、后顶、玉枕、天冲、大杼、曲骨、尺泽、阳谿、外丘、当上脘傍五分、通谷、金门、承筋、合阳主之。委中下二寸为合阳^③。

癫疾，上星主之，先取譩譆，后取天牖、风池。

癫疾呕沫，暂起僵仆，恶见风寒，面赤肿，囟会主之。

癫疾狂走，瘛疭摇头，口喎戾颈强，强间主之。

癫疾瘛疭，狂走，颈项痛，后顶主之。后顶，百会后^④一寸五分^⑤。

癫疾，骨痠，眩，狂，瘛疭，口噤（《千金》作喉噤），羊鸣，刺脑户。

狂易多言不休，及狂走欲自杀，及目^⑥妄见，刺风府。

癫疾僵仆，目妄见，恍惚不乐，狂走瘛疭，络却主之。

癫疾大瘦，脑空主之。

癫疾僵仆，狂疟，完骨及风池主之。

癫疾互引，天柱主之。

---

① 立顷：《灵枢》作"有顷"，《太素》作"食顷"。

② 骶骨者，尾屈也：《灵枢》《太素》均无此六字，疑为后人释语羼入正文。

③ 委中下二寸为合阳：此句疑为小字注文。

④ 百会后：原作"项后"，据四库本及本经卷三第二"后顶，在百会后一寸五分。"改。

⑤ 后顶，百会后一寸五分：疑为小字注文。

⑥ 及目：《校注》据《外台》《医心方》及《医学纲目》改作"目反"。按，此处"及"或为"反"之误抄，后文有"欲自杀，目反妄见"可证。

癫疾，怒欲杀人（《千金》又云：瘈疭身热狂走谵语见鬼），身柱主之。

狂走癫疾，脊急强，目转上插，筋俞主之。

癫疾发如狂走者，面皮厚敦敦不治，虚则头重，洞泄淋癃，大小便难，腰尻重，难起居，长强主之。

癫疾憎风，时振寒，不得言，得寒益甚，身热狂走，欲自杀，目反妄见，瘈疭泣出，死不知人，肺俞主之。

癫疾[1]，膈俞及肝俞主之[2]。

癫疾互引，水沟及龂交主之。

癫疾，狂瘈疭眩仆，癫疾，瘖不能言，羊鸣沫出，听宫主之。

癫疾互引，口喝喘悸者，大迎主之，及取阳明、太阴，候手足变血而止。

狂癫疾，吐舌，太乙及滑肉门主之。

太息善悲，少腹有热，欲走，日月主之。

狂易，鱼际及合谷、腕骨、支正、少海、崑嵛主之。

狂言，太渊主之。

心悬如饥状，善悲而惊狂，面赤目黄，间使主之。狂言笑见鬼，取之阳谿及手足阳明、太阴[3]。

癫疾，多言，耳鸣，口僻颊肿，实则聋龋，喉痹不能言，齿痛，鼻衄衄，虚则痹，鬲俞[4]、偏历主之。

---

① 癫疾：《校注》据《外台》《医学纲目》改作"癫狂"。

② 主之：此后《校注》据《外台》《千金》及《医学纲目》补"癫疾互引反折，……心中烦，攒竹主之"二十二字；另又兼据《医心方》于"攒竹主之"之后补"癫疾，狂，烦满，刺丝竹空"九字。

③ 太阴：《灵枢》《太素》均作"太阳"。

④ 俞：《校注》据《外台》及本经卷二第一下手阳明之别文例删。

癫疾，吐舌，鼓颔，狂言见鬼，温留主之。在腕后五寸^①。

目不明，腕急，身热惊狂，躄痿痹，瘈疯，曲池主之。

癫疾吐舌，曲池主之。

狂疾，掖门主之，又侠溪、丘墟、光明主之。

狂，互引，头痛，耳鸣，目痹^②，中渚主之。

热病汗不出，互引，颈嗌外肿，肩臂痠重，胁掖急痛，不举^③，痂疥，项不可顾，支沟主之。

癫疾，吐血^④，沫出，羊鸣戾颈，天井主之。在肘后^⑤。

热病汗不出，狂，互引，癫疾，前谷主之。

狂，互引^⑥，癫疾数发，后溪主之。

狂，癫疾，阳谷及筑宾、通谷主之。

癫疾，狂，多善^⑦食，善笑，不发于外，烦心渴，商丘主之。

癫疾，短气呕血，胸背痛，行间主之。

痿厥癫疾洞泄，然谷主之。狂仆^⑧，温留主之。

狂癫，阴谷主之。

癫疾，发寒热，欠，烦满，悲泣出，解谷^⑨主之。

狂，妄走善欠，巨虚、上廉主之。

---

① 在腕后五寸：《校注》据《医学纲目》及此前文例改作小字注文。

② 痹：《校注》据《外台》及《医心方》改作"痛"。

③ 不举：《校注》据《外台》及《医心方》于此前补"四肢"二字。

④ 吐血：《校注》据《外台》及《医学纲目》改作"吐舌"。

⑤ 在肘后：疑为小字注文。

⑥ 引：原脱，依《校注》据明抄本及《外台》补。

⑦ 善：《校注》据《外台》及《医学纲目》删之。

⑧ 仆：原作"什"，据四库本及《校注》改。

⑨ 解谷：《校注》据《外台》及《医学纲目》改作"解溪"。

狂，易见鬼与火，解溪主之。

癫狂，互引僵仆，申脉主之，先取阴跷，后取京骨，头上五行；目反上视，若赤痛从内眦始，复下①半寸，各三痏，左取右，右取左。

寒厥癫疾，噤吤，瘛疭惊狂，阳交主之。

癫疾，狂，妄行，振寒，京骨主之。

身痛，狂，善行，癫疾，束骨主之。补诸阳②。

癫疾，僵仆，转筋，仆参主之。

癫疾，目疏疏，䟐䡾，昆仑主之。

癫狂疾，体痛，飞扬主之。

癫疾反折，委中主之。

凡好太息，不嗜食，多寒热，汗出，病至则善呕，呕已乃衰，即取公孙及井俞。实则肠中切痛，厥，头面肿起，烦心，狂多饮，霍则鼓浊③，腹中气大滞④，热痛不嗜卧⑤，霍乱，公孙主之。

阳脉下坠阴脉上争发尸厥第三

尸厥，死不知人，脉动如故，隐白及大敦主之。

---

① 复下：《校注》据《素问·缪刺论》"邪客于阳跷之脉，令人目痛从内眦始，刺外踝之下半寸所。"义改，且，踝下半寸即申脉穴，为足阳跷脉气所发。

② 补诸阳：《校注》据《医学纲目》改此三字为小字注文。

③ 霍则鼓浊：《校注》据《外台》卷三十九、《千金》卷三十及《医学纲目》改作"虚则腹胀"，刘衡如本据《外台》《千金》改作"虚则鼓胀"。

④ 滞：《校注》据《外台》《千金》及《医学纲目》改作"满"。

⑤ 卧：《校注》据《千金》及《医学纲目》改作"食"。

恍惚尸厥，头①痛，中极及仆参主之。

尸厥暴死，金门主之。

气乱于肠胃发霍乱吐下第四

霍乱，刺俞傍五，足阳明及上傍三。

呕吐烦满，魄户②主之。

阳逆霍乱，刺人迎，刺入四分，不幸杀人。

霍乱，泄出不自知，先取太溪，后取太仓之原。

霍乱，巨阙、关冲、支沟、公孙（《千金》又取阴陵泉）解溪主之。

霍乱泄注，期门主之。

厥逆霍乱，府舍主之。

胃逆霍乱，鱼际主之。

霍乱逆气，鱼际及太白主之。

霍乱遗矢③气，三里主之。

暴霍乱，仆参主之。

霍乱转筋，金门、仆参、承山、承筋主之。

霍乱胫痹不仁（《千金》云：主痿疝脚痿），承筋主之。

转筋于阳理其阳，转筋于阴理其阴，皆卒刺之。

---

① 头痛：刘衡如本据《千金》卷三十、《外台》卷三十九及《资生》第五改作"烦痛"。

② 魄户：原作"魄尸"，依《校注》据明抄本及《外台》改。

③ 矢：刘衡如本据《千金》卷三十、《外台》卷三十九于此后补"失"字。

足太阴厥脉病发溏泄下痢第五

春伤于风，夏生飧①泄，肠澼。久风为飧泄。飧泄而脉小，手足寒者，难已；飧泄而脉大②，手足温者，易已。

黄帝问曰：肠澼便血何如？岐伯对曰：身热则死，寒则生。曰：肠澼下白沫何如？曰：脉沉则生，浮则死。曰：肠澼下脓血何如？曰：悬③绝则死，滑大则生。曰：肠澼之属④，身不热，脉不悬绝⑤何如？曰：脉滑大皆生；悬涩皆死，以脏期之。

飧泄，补三阴交⑥，上补阴陵泉，皆久留之，热行乃止。

病注下血，取曲泉、五里⑦。

肠中有寒热⑧，泄注肠澼便血，会阳主之。

肠鸣澼泄，下窌主之。

肠澼泄切痛，四满主之。

便脓血，寒中，食不化，腹中痛，腹哀主之。

绕脐痛抢心，膝寒注利，腹哀⑨主之。

溏瘕，腹中痛，脏痹，地机主之。

---

① 飧：《灵枢》作"后"。

② 而脉大：《灵枢》《太素》均作"脉小"，《校注》据此改作"脉小"。

③ 悬：《素问》此前有"脉"字。

④ 属：《太素》作"病"。

⑤ 脉不悬绝：《太素》无。

⑥ 交：《灵枢》作"之"。

⑦ 五里：《校注》据《外台》改作"五脏"。

⑧ 热：《校注》及刘衡如本皆据《外台》卷三十九、《千金》卷三十及《医心方》删之。

⑨ 腹哀：刘衡如本据《外台》卷三十九改作"腹结"，《校注》兼据明抄本、《医心方》及《医学纲目》亦改作"腹结"。

飧泄，太衝主之。

溏^①不化食，寒热不节，阴陵泉主之。

肠澼，中郄主之。

飧泄大肠痛，巨虚上廉主之。

五气溢发消渴黄瘅第六

黄帝问曰：人之善病消瘅者，何以候之？岐伯对曰：五脏皆柔弱者，善病消瘅。夫柔弱者必刚强，刚强多怒，柔者易伤也。此人薄皮肤而目坚固以深者，长衡^②直扬，其心刚，刚则多怒，怒则气上逆，胸中畜积，血气逆留（《太素》作留积），腹皮充胀^③（《太素》作䐃皮充肌），血脉不行，转而为热，热则消肌，故为消瘅，此言其刚暴^④而肌肉弱者也。

面^⑤色微黄，齿垢黄，爪甲上黄，黄瘅也。安卧小便黄赤，脉小而涩者，不嗜食。曰：有病口甘者，病名曰何，何以得之？曰：此五气之溢也，名曰脾瘅。夫五味入口，发于脾，胃^⑥为之行其精气^⑦，津液在脾，故令人口甘，此肥美之所发也。此人必数食美而多食甘肥，肥令人内热，甘令人中满，故其气上溢，

---

① 溏：《校注》据《外台》及《医学纲目》于此后补"泄"字。

② 衡：《灵枢》作"冲"。

③ 腹皮充胀：《灵枢》作"䐃皮充肌"。按，《太素研究》云："'肌'字当依《甲乙经》作'胀'，与'行'押韵，二字皆在段氏第十部阳韵"。

④ 其刚暴：《灵枢》作"其人暴刚"。

⑤ 面：《灵枢》作"而"，且此前有"寒热身痛"四字，似不与"而"连读，《太素》此前有"寒热也，身痛"，"身痛"与"面"连读。

⑥ 发于脾，胃：原句读于"胃"之后。《素问》《太素》均作"藏于胃，脾"，《校注》兼据明抄本改作"藏于胃，脾"。

⑦ 精气：《太素》作"清气"。

转为消瘅①（《素问》作渴）。治之以兰，除陈气也②。

凡治消瘅③，治偏枯、厥气④逆满⑤，肥贵人则膏粱之病也。鬲塞闭绝，上下不通，暴忧之病也。消瘅脉实大，病久可治；脉悬绝小坚，病久不可治也。

曰：热中消中，不可服膏粱芳草石药，石药发疽（《素问》作癫⑥），芳草发狂。夫热中消中者，皆富贵人也。今禁膏粱。是不合其心，禁芳草石药，是病不愈，愿闻其说？曰：夫芳草之气美，石⑦药之气悍，二者其气急疾坚劲，故非缓心和人，不可以服此二者。夫热气慓悍，药气亦然，二者相遇，恐内伤脾，脾者土也而恶木，服此药也，至甲乙日当愈甚（《素问》作当更论）。瘅成为消中。

黄瘅，刺脊中（《千金》云：腹重不动作⑧），黄瘅善欠，胁下满欲吐，脾俞主之（《千金》云：身重不能动）。

消渴身热，面赤⑨（《千金》作目）黄，意舍主之。

消渴嗜饮，承浆主之。

黄瘅目黄，劳宫主之。

嗜卧，四肢不欲动摇，身体黄，灸手五里，左取右，右取左。

---

① 瘅：《太素》作"渴"。

② 治之以兰，除陈气也：《太素》作"兰除陈气"。

③ 瘅：《素问》此后有"仆击"二字。

④ 厥气：《素问》作"痿厥"。

⑤ 逆满：《素问》《太素》均作"气满发逆"。

⑥ 癫：原脱，据四库本补。

⑦ 石：原文此字不可辨，据四库本及《素问》补。

⑧ 腹重不动作：四库本作"腹满不能食"，《校注》据明抄本及《千金》改作"腹满不能食"，疑原文误。

⑨ 赤：《校注》据《外台》及《医心方》改作"目"，并删原校。

消渴，腕骨主之。

黄瘅热中善渴，太衝主之。

身黄时有微热，不嗜食，膝内[1]内踝前痛，少气，身体重，中封主之。

消瘅，善喘，气走[2]喉咽[3]而不能言，手足清，溺黄，大便难，嗌中肿痛，唾血，口中热，唾如胶，太溪主之。

消渴黄瘅，足一寒一热，舌纵烦满，然谷主之。

阴气不足，热中消谷善饥，腹热身烦狂言，三里主之。

动作失度内外伤发崩中瘀血呕血唾血第七

黄帝问曰：人年半百而动作皆衰者[4]，人将失之耶？岐伯对曰：今时之人，以酒为浆，以妄[5]为常，醉以入房，以欲竭其精，以好[6]散其真，不知持满，不时御神，务快其心，逆于生乐，起居无节，故半百而衰矣。夫圣人之教也[7]，形劳而不倦，

① 内：《校注》据《外台》及《千金》于此后补“廉”字。

② 走：原作“是”，当为“走”之讹，依《校注》据《外台》《千金》及《医学纲目》改。

③ 喉咽：四库本做“咽喉”。

④ 者：此下《素问》有“时世异耶”四字。

⑤ 妄：原作“安”，据《素问》改，《校注》亦兼据明抄本及《千金》改作“妄”。

⑥ 好：原作“耗”，据《素问》新校正文：“按《甲乙经》耗作好”改，于义更真。

⑦ 教也：《素问》作“教下也”，并于此后有“皆谓之虚邪贼风，避之有时，恬淡虚无，真气从之，精神内守，病安从来。是以志闲而少欲，心安而不惧。”三十九字。

神气从以顺，色①欲不能劳其目，淫邪不能惑其心，智愚贤不肖，不惧于物，故合于道数，年度百岁而动作不衰者，以其德全不危故也。久视伤血，久卧伤气，久坐伤肉，久立伤骨，久行伤筋。

曰：有病胸胁榰满②，妨于食③，食至则先闻腥臊臭，出清涕④，先唾血，四肢清，目眩，时时前后血，何以得之？曰：病名曰血枯，此得之少年时，有所大夺血。若醉以入房，中气竭，肝伤，故使月事衰少不来也。治之以乌贼鱼骨、藘茹⑤。二物并合，丸以雀卵，大如小豆，以五丸为后饭，饮以鲍鱼汁，以饮⑥利肠中及伤肝也。

曰：劳风为病何如？曰：劳风法在肺下，其为病也，使人强上而瞑视，唾出若涕，恶风而振寒，此为劳风之病也。曰：治之奈何？曰：以救俯仰，太阳引精者三日，中年者五日，不精者七日（《千金》云：候之三日及五日中不精明者是也），欬出青黄涕，状如脓，大如弹丸，从口中若鼻空出；不出则伤肺，伤肺则死矣。

少气，身漯漯也，言吸吸也，骨酸体重，懈惰不能动，补足少阴。短气，息短不属，动作气索，补足少阴，去⑦血络。

男子阴端寒，上冲心中悢悢，会阴主之。

---

① 色：《素问》作"嗜"。
② 榰满：《素问》《太素》均作"支满"。
③ 食：《素问》《太素》均作"病"，按下文义，此当作"病"是。
④ 清涕：《素问》《太素》均作"清液"。
⑤ 治之以乌贼鱼骨、藘茹：《素问》作"以四乌鲗骨一藘茹"，《太素》作"四乌贼鱼骨，一藘茹"。
⑥ 以饮：《素问》《太素》均无，疑衍。
⑦ 去：《太素》作"取"。

男子脊急目赤，支沟主之。

脊内廉痛，溺难，阴痿不用，少腹急引阴，及脚内廉[①]，阴谷主之。

善厌梦者，商丘主之。

丈夫失精，中极主之。

男子精溢，阴上缩，大赫主之[②]。

男子精不足，太冲主之。

崩中，腹上下痛，中郄主之。

胸中瘀血，胸胁榰满，膈痛不能久立，膝痿寒，三里主之。

心下有膈，呕血，上脘主之。

呕血有[③]息，胁下痛，口干，心痛与背相引，不可欬，欬则肾痛[④]，不容主之。

唾血，振寒，嗌干，太渊主之。

欬血[⑤]，大陵及郄门主之。

呕血上气，神门主之。

内伤不足，三阳络主之。

---

① 内廉：《校注》及刘衡如本皆据《外台》卷三十九及《千金》卷三十于此后补"痛"字。

② 大赫主之：《校注》据《外台》《医学纲目》及《黄帝针灸甲乙经》（新校本）、唐永徽二年杜相墓出土《甲乙经》残纸补"男子精溢，胫痿不能久立，然谷主之"十四字。

③ 有：《校注》据《外台》及《医心方》改作"肩"。

④ 肾痛：《校注》及刘衡如本皆据《外台》卷三十九、《千金》卷三十及《医心方》于此前补"引"字。

⑤ 欬血：《校注》及刘衡如本皆据《外台》卷三十九、《千金》卷三十及《医学纲目》改作"呕血"。

内伤唾血不足，外无膏泽，刺地^①五会。

凡唾血，泻鱼际，补尺泽^②。

邪气聚于下脘发内痈第八

黄帝问曰：气为上膈。上膈者，食^③入而还出，余已知之矣。虫为下膈，下膈者，食晬时乃出，未得其意，愿卒闻之？岐伯对曰：喜怒不适，食饮不节，寒温不时，则寒汁留于肠中，留则虫寒，虫寒则积聚，守于下脘，守下脘则肠胃充郭，胃气^④不营，邪气居之。人食则虫上食，虫上食则下脘虚，下脘虚则邪气胜，胜则积聚以留，留则痈成，痈成则下脘约。其痈在脘内者，则沉而痛深；其痈在脘外者，则痛外而痛浮，痈上皮热。按^⑤其痈，视气所行，先浅刺其傍，稍内益深，还而刺之，无过三行，察其浮沉，以为浅深^⑥，已刺必熨，令热入中，日使热内，邪气益衰，大痈乃溃，互以参禁，以除其内，恬淡无为，乃能行气，后服酸苦^⑦，化谷乃下膈矣。

曰：有病胃脘痈者，诊当何如？曰：诊此者，当候胃脉，

---

① 地：原作"第"，音近致误，依《校注》据《外台》《千金》及《医学纲目》改。

② 凡唾血，泻鱼际，补尺泽：《校注》据明抄本及《千金》改作小字注文，并于此前补"《千金》云"三字。

③ 食：《素问》《太素》均作"食饮"。

④ 胃气：《素问》《太素》均作"卫气"，原文疑误。

⑤ 按：此上《素问》《太素》均有"微"字。

⑥ 察其浮沉，以为浅深：《太素研究》云："按，'沉浮''深浅'皆字倒，当作'浮沉''浅深'。'沉'与'深'均在段氏古韵第七部侵韵。《甲乙经》卷十一第八正作'浮沉''浅深'。《太素》此篇佚。"

⑦ 后服酸苦：《灵枢》作"后服咸苦"，《太素》作"后以酸苦"。

其脉当沉涩（《素问》作细）。沉涩者气逆，气逆者则人迎甚盛，甚盛则热。人迎者，胃脉也，逆而盛则热聚于胃口而不行，故胃脘为痈。

肝满肾满肺满皆实，则为瘟。肺痈喘而两胫^①（《素问》作胠）满；肝痈两胁（《素问》作胠）下满，卧则惊，不得小便；肾痈肬（《素问》作脚）下至少腹满，胫有大小，髀胫跛，易偏枯。

寒气客于经络之中发痈疽风成发厉浸淫第九（上）

黄帝问曰：肠胃受谷，上焦出气，以温分肉，以养骨节，通腠理。中焦出气如雾^②，上注谿谷而渗孙脉，津液和调，变化赤而为血，血和则孙络^③先满，乃注于络脉，络脉皆盈，乃注于经脉。阴阳乃张，因息而行，行有经纪，周有道理，与天合同，不得休止。切而调之，从虚去实，泻则不足，疾则气减，留则先后，从实去虚，补则有余，血气已调，神气^④乃持。

余已知血气之至与不至^⑤，未知痈疽之所从生，成败之时，死生之期，或^⑥有远近，何以度之？曰：经脉流行不止，与天同度，与地合纪，故天宿失度，日月薄蚀，地经失纪，水道流

---

① 胫：《太素》作"胁"，《校注》据《素问》改作"胠"。

② 雾：《素问》《太素》均作"露"。

③ 孙络：《素问》《太素》均作"孙脉"，《校注》兼据明抄本及《千金翼方》改作"孙脉"。

④ 神气：《灵枢》作"形气"，《太素》作"形神"。

⑤ 至与不至：《素问》《太素》均作"平与不平"，《校注》兼据《千金翼方》《医心方》及《鬼遗方》改作"平与不平"。

⑥ 或：《太素》作"期"，《校注》兼据《医心方》及《鬼遗方》改作"期"。

溢，草蒉^①不成，五谷不植^②，经纪^③不通，民不往来，巷聚邑居，别离异处。血气犹然，请言其故。夫血脉营卫，周流不休，上应天宿，下应经数。寒邪客经络之中则血泣，血泣则不通，不通则卫气归之，不得复反，故痈肿也。寒气化为热，热胜则肉腐，肉腐则为脓，脓不泻则筋烂，筋烂则骨伤，骨伤则髓消，不当骨空，不得泄泻，则筋骨枯空^④，枯空则筋骨肌肉不相亲^⑤，经络^⑥败漏，熏于五脏，脏伤则死矣。

寒气客于经络之中发痈疽风成发厉浸淫第九（下）

　　黄帝问曰：病之生时，有喜怒不测，饮食不节，阴气不足，阳气有余，营气不行，乃发为痈疽，阴阳气^⑦不通，而热相薄^⑧，乃化为脓，小针能取之乎？岐伯对曰^⑨：夫致使身被痈疽之疾，脓血之聚者，不亦离道远乎。痈疽之生，脓血之成也^⑩，

---

① 草蒉：《灵枢》作"草萱"，《太素》作"草蘆"。

② 植：《素问》《太素》均作"殖"，义胜。

③ 经纪：《素问》《太素》均作"径路"，《校注》兼据《千金翼方》改作"径路"。

④ 则筋骨枯空：《灵枢》作"血枯空虚"，《太素》作"煎枯空虚"。

⑤ 亲：《灵枢》作"荣"，《太素》作"营"。

⑥ 经络：《素问》《太素》均作"经脉"。

⑦ 气：《灵枢》无。

⑧ 而热相薄：而，《灵枢》《太素》均作"两"，原文疑误；薄，《灵枢》作"搏"，义胜。

⑨ 岐伯对曰：此后《灵枢》《太素》均有"圣人不能使化者，……非一日之务也，须久之方得也。"六十四字，为以军政事喻医事之文，皇甫氏节之。

⑩ 脓血之成也：《灵枢》《太素》此后均有"不从天下，不从地出"八字

积聚^①之所生。故圣人自治于未形也，愚者遭其已成也。

曰：其已有形，脓已成，为之奈何？曰：脓已成十死一生^②。曰：其已成有脓血^③，可^④以少针治乎？曰：以小治小者其功小，以大治大者其功大，以小治大者多害大^⑤，故其已成脓血者，其惟砭石铍锋之所取也。

曰：多害者，其不可全乎？曰：在逆顺焉耳。曰：愿闻顺逆。曰：已为伤者，其白晴青黑，眼小，是一逆也；内药而呕，是二逆也；腹痛渴甚，是三逆也；肩项中不便，是四逆也；音嘶色脱，是五逆也。除此五者为顺矣。

邪之入于身也深，其寒与热相搏^⑥，久留而内着，寒胜其热则骨疼肉枯，热胜其寒则烂肉腐肌为脓。内伤骨为骨蚀。有所疾前^⑦，筋屈不得伸，气居其间而不反，发为筋瘤也。有所结，气归之，卫气留之，不得复反，津液久留，合而为肠（一本作疡）疽，留^⑧久者数岁乃成，以手按之柔。有所结，气归之，

---

① 积聚：《灵枢》《太素》均作"积微"，详后文"圣人自治于未形也，愚者遭其已成也"，作"积微"义胜。

② 十死一生：此后《太素》有"故圣人不使以成而明为良方，着之竹帛，使能者踵之，传之后世，无有终时者，为其不遭子也"三十六字，《灵枢》同，惟"不使"作"弗使"，"遭子"作"予遭"。

③ 其已成有脓血：《灵枢》作"其已有脓血而后遭乎"，《太素》作"其以有脓血而后遭子"。

④ 可：《灵枢》作"不道之"，《太素》作"可造"。

⑤ 以大治大者其功大；以小治大者多害大：《灵枢》《太素》均作"以大治大者多害"。

⑥ 搏：原作"薄"，据《灵枢》改。

⑦ 疾前：《灵枢》此后有"筋"字。按，刘衡如本点注云："据以下各段，疑'疾'当作'结'，音近而误，'前'与'筋'字形近，疑涉后而衍。待考。"

⑧ 疽，留：《灵枢》作"溜"。按前文"筋瘤"《灵枢》作"筋溜"，则此句作"合而为肠瘤，久者数岁乃成"，较原文义胜。

津液留之，邪气中之，凝结日以易甚，连以聚居，为昔瘤，以手按之坚。有所结，气深中骨，气因于骨，骨与气并息[1]，日以益大，则为骨疽。有所结，气中于肉，宗气归之，邪留而不去，有热则化为脓，无热则为肉疽。凡此数气者，其发无常处而有常名。

曰：病痈[2]肿，颈痛，胸满腹胀，此为何病？曰：病名曰厥逆，灸之则瘖，石之则狂，须其气并，乃可治也，阳气重上（一本作止），有余于上，灸之阳气入阴，入则瘖；石之阳气虚，虚则狂。须其气并而治之使愈。

曰[3]：病颈痈者，或石治之，或以针灸治之，而皆已，其治何在？曰：此同名而异等者也。夫痈气之息者，宜以针开除去之；夫气盛血聚者，宜石而泻之。此所谓同病而异治者也。

曰：诸痈肿，筋挛骨痛，此皆安在？曰：此皆寒气之肿也，八风之变也。曰：治之奈何？曰：此四时之病也，以其胜治其俞。

暴痈筋濡（一本作緛[4]），随分而痛，魄汗不尽，胞气不足，治在其经俞。腋痈大热，刺足少阳五，刺而热不止，刺手心主三，刺手太阴经络者，大骨之会各三。

痈疽，不得顷回[5]。痈不知所[6]，按之不应手，乍来乍已，刺手太阴傍三[7]与缨脉各二。

---

① 息：《灵枢》《太素》均无，疑衍。

② 痈：《太素》作"膺"。

③ 曰：原作"目"，形近致误，据四库本改。

④ 緛：緛，音义同"软"。

⑤ 不得顷回：《素问》作"不得顷时回"，《太素》作"不得须时，因"。

⑥ 所：《太素》作"不致"。

⑦ 三：《素问》此后有"痈"字。

治痈肿者，刺痈上。视痈大小深浅刺之，刺大者多而深之[1]，必端内针为故止也（《素问》云：刺大者多血，小者深之，必端内针为故止）。

项肿不可俯仰，颊肿引耳，完骨主之。咽肿难言，天柱主之。颔肿唇痛，颧窌主之。颊肿痛，天窗主之。头[2]项痛肿不能言，天容主之。身肿，关门主之。胸下满痛，膺肿，乳根主之。马刀肿瘘，渊腋、章门、支沟主之。面肿目痛[3]，刺陷谷出血立已。犊鼻肿，可刺其上，坚勿攻，攻之者死。疽[4]，窍阴主之。

厉风者，索[5]刺其肿上，已刺以吮其处[6]，按出其恶血[7]，肿尽乃止，常食方食，无食他食，脉风成为厉。管疽发厉，窍阴主。头大浸淫，间使主之。管疽，商丘主之。瘈蜕欲呕，大陵主之。痂疥，阳谿主之。

黄帝问曰：愿尽闻痈疽之形与忌日[8]名？岐伯对曰：痈发于嗌中，名曰猛疽。不急治化为脓，脓不泻塞咽，半日死；其化为脓者，脓泻已，则合[9]豕膏，冷食[10]三日已。发于颈者，名曰夭疽。其状大而赤黑，不急治则热气下入渊腋，前伤任脉，内熏肝

① 刺大者多而深之：《太素》作"刺大者多血深之"。
② 头：《校注》据《外台》《医心方》《千金》及《圣济总录》改作"颈"。
③ 痛：《校注》于此后据《外台》《千金》及《圣济总录》补"肿"字。
④ 疽：四库本此前有"痛"字。
⑤ 索：《灵枢》作"素"。
⑥ 以吮其处：《灵枢》作"以锐针针其处"，《太素》作"以兑针兑其处"。疑"吮"为"兑"之误。
⑦ 血：《灵枢》《太素》均作"气"。
⑧ 日：原作"曰"，据《太素》及文义改。
⑨ 合：《太素》作"含"。
⑩ 冷食：《太素》作"毋冷食"。按，刘衡如本注云："《外台》卷二十四作'无冷食'。似作'无冷食'为宜。"待考。

肺，熏则十余日死矣。阳气大发，消脑溜项，名曰脑烁。其色不乐，脑项痛如刺以针，烦心者，死不治。

发于肩及臑，名曰疵痈，其状赤黑，急治之。此令人汗出至足，不害五脏，痈发四五日，逆焫之。

发于腋下，赤坚者，名曰米^①疽，治之以砭石，欲细而长，疏砭之，涂以豕膏，六日已，勿裹之。其痈坚而不溃者，为马刀挟瘿，以急治之。

发于胸，名曰井疽，其状如大豆，三四日起，不早治，下入腹，不治，七日死。

发于膺，名曰甘疽，色青，其状如谷实瓜蒌，常苦寒热。急治之，去其寒热；不急治，十岁死，死后出脓^②。

痈^③发于胁，名曰败疵，此言女子之病也，灸之。其状大痈脓，其中乃有生肉大如赤小豆，治之以陵翘草根及赤松子根^④各一升，以水一斗六升，煮之令竭得三升，即强饮，厚衣坐于釜上，令汗至足已。

发于股胫(一作腨)，名曰股胫疽^⑤，其状不甚变色^⑥，痈脓内薄于骨，急治之，不急治，四十^⑦日死。

发于尻，名曰锐疽。其状赤坚大，急治之，不治，三十日

---

① 米：按刘衡如本注云："《千金翼》卷二十三作'朱'，与赤坚义合。"此说可从，"米"字或为"朱"字之误抄亦未可知。

② 发于膺，……死后出脓：《太素》无此三十七字。

③ 痈：《灵枢》《太素》均无，据上下文例，疑衍。

④ 及赤松子根：《灵枢》《太素》均无此五字。按《甲乙经》刘衡如本注云："陵翘草根：诸书均指'陵翘草及根'。《太素》卷二十六杨注云：'有本翘松各一升。'与本书同。"

⑤ 股胫疽：《太素》作"脱疽"。

⑥ 色：《灵枢》《太素》均无，疑衍，或为"也"之讹。

⑦ 四十：《灵枢》《太素》均作"三十"。

死。发于股阴，名曰赤弛①。不治，六十②日死；在两股之内，不治，十③日死。

发于膝，名曰疵痈④，其状大痈，色不变，寒热而坚者，勿石，石之者即死；须其色异⑤柔，乃石之者生。

诸痈⑥之发于节而相应者不可治，发于阳者，百日死，发于阴者四十⑦日死。

发于胫，名曰兔啮，其状如赤豆至骨，急治之，不急治杀人。

发于内踝，名曰走缓。其状痈，色不变，数石其俞而止其寒热，不死。

发于足上下，名曰四淫。其状大痈⑧，不急治之，百日死。

发于足傍，名曰厉痈。其状不大，初从小指发，急治去之，其状黑者不可消，辄益不治，百日死。

发于足指，名曰脱痈。其状赤黑者，死不治；不赤黑者不死。治之不衰，急斩去之，不去则死矣。

黄帝问曰：何为痈？岐伯对曰：营气积留于经络之中，则血泣而不行，不行则卫气归之，归而不通，拥遏而不得行，故曰热。大热不止，热胜则肉腐，肉腐则为脓。然不能陷肌肤于骨髓，骨髓不为焦枯，五脏不为伤，故名曰痈。

---

① 赤弛：《灵枢》《太素》均作"赤施"。

② 六十：《太素》作"六"。

③ 十：《太素》作"六十"。

④ 疵：《灵枢》作"痈"。

⑤ 色异：《灵枢》《太素》均无。

⑥ 痈：《灵枢》作"痈疽"，《太素》作"疽痈"。

⑦ 四十：《灵枢》作"三十"。

⑧ 痈：《太素》此后有"不色变"三字。

曰：何谓疽？曰：热气纯盛，下陷肌肤筋髓骨肉[1]，内连五脏，血气竭绝，当其痈下筋骨，良肉皆无余，故名曰疽。疽者，其上皮夭瘀[2]以坚，状如牛领皮；痈者，其皮上薄以泽，此其候也。

曰：有疽死者奈何？曰：身五部：伏菟一，腨（《灵枢》作腓）二，背三，五脏之俞四，项五。此五部有疽死也。

曰：身形应九野奈何？曰：请言身形之应九野也。左手[3]（一作足）应立春，其日戊寅己丑；左胸（一作胁）应春分，其日乙卯；左足[4]应立夏，其日戊辰己巳；膺喉头首应夏至，其日丙午；右手应立秋，其日戊申己未；右胸（一作胁）应秋分，其日辛酉；右足应立冬，其日戊戌己亥；腰尻下窍应冬至，其日壬子；六府及鬲下三脏[5]应中州，其日大禁，太乙所在之日，及诸戊己。凡此九者，善候八正所在之处，主左右上下身体有痈肿者，欲治之，无以其所直之日溃治之，是谓天忌日也。

五子夜半　五丑鸡鸣　五寅平旦　五卯日出　五辰食时　五巳隅中　五午日中　五未日昳　五申晡时　五酉日入　五戌黄昏　五亥人定

以上此时得疾者皆不起。

---

① 筋髓骨肉：《灵枢》作"筋髓枯"，《太素》作"筋髓骨枯"。
② 瘀：《灵枢》《太素》均无，据下文"薄以泽"之行文，"瘀"字疑衍。
③ 手：《灵枢》作"足"。
④ 足：《灵枢》作"毛"，疑为"手"之讹。
⑤ 三脏：原作"五脏"，鬲下仅肝脾肾三脏，据《灵枢》改。

卷十二

欠哕唏振寒噫嚏亸泣出太息涎下耳鸣啮舌善忘善饥第一

黄帝问曰：人之欠者，何气使然？岐伯对曰：卫气昼行于阳，夜行于阴。阴主夜，夜主卧。阳主上，阴主下。故阴气积于下，阳气未尽，阳引而上，阴引而下，阴阳相引，故数欠。阳气尽，阴气盛，则目瞑；阴气尽，阳气盛，则寤。肾主欠[1]，故泻足少阴，补足太阳。

曰：人之哕者何？曰：谷入胃，胃气上注于肺。今有故寒气，与新谷气俱还入于胃，新故相乱，真邪相攻[2]相逆，复出于胃，故为哕。肺主哕，故补手太阴，泻足太阴[3]。亦可以草刺其鼻，嚏而已，无息而疾引之立已，大惊之亦可已[4]。

曰：人之唏者何？曰：此阴气盛而阳气虚，阴气疾而阳气徐，

---

[1]　肾主欠：《灵枢》《太素》均无此三字。欠，原作"吹"，据《太素新校正》及下文"肺主哕"之例改。

[2]　相攻：《灵枢》此后有"气并"二字，义胜；《太素》此后有"并"字。

[3]　太阴：《灵枢》《太素》均作"少阴"。

[4]　亦可以草刺其鼻，……大惊之亦可已：《灵枢》《太素》均无。

阴气盛阳气绝，故为唏者。阴盛阳绝^①，故补足太阳，泻足少阴。

曰：人之振寒者何？曰：寒气客于皮肤，阴气盛阳气虚，故为振寒寒慄，补诸阳。

曰：人之噫者何？曰：寒气客于胃，厥逆从下上散，复出于胃，故为噫。补足太阴、阳明（一云补眉本）。

曰：人之嚏者何？曰：阳气和利，满于心，出于鼻，故为嚏。补足太阳、荣^②眉本（一云眉上）。

曰：人之軃^③者何？曰：胃不实则诸脉虚，诸脉虚则筋脉懈惰，筋脉懈惰，则行阴用力，气不能复，故为軃。因其所在补分肉间。

曰：人之哀而泣涕^④者何？曰：心者五脏六腑之主也；目者宗脉之所聚也，上液之道也；口鼻者气之门户也。故悲哀愁忧则心动，心动则五脏六腑皆摇，摇则宗脉感，宗脉感则液道开，液道开故涕泣出焉。液者所以灌精濡空窍者也，故上液之道开则泣，泣不止则液竭，液竭则精不灌，精不灌则目无所见矣，故名曰夺精，补天柱，经侠颈^⑤，侠颈者，头中分也^⑥。

---

① 者，阴盛阳绝：《灵枢》《太素》均无，疑衍。刘衡如本据《灵枢》《太素》删之，《校注》按《灵枢》《太素》篇末有"唏者，阴与阳绝，故补足太阳，写足少阴。"而于"者"前补"唏"字。

② 荣：《太素》作"荥"，并与前文"太阳"连读，杨上善注云："太阳荥在通谷，足指外侧本节前陷中。"《校注》据《太素》改作"荥"。

③ 軃：《灵枢》作"軃"，《太素》作"挥"。按《太素新校正》云："疑'挥'为'軃'误。按，'軃'音躲，慵倦之义。萧延平云：'挥《灵枢》作軃，音妥，下垂也《甲乙经》作'軃'，乃'軃'之讹。'"刘衡如本迳改作"軃"。下"軃"字同此例。

④ 泣涕：《灵枢》《太素》此后均有"出"字。

⑤ 侠颈：《太素》作"侠项"，又详本经卷三第六云"天柱，在侠项后发际，大筋外廉陷者中"，而项在颈前，此当改作"侠项"是。

⑥ 侠颈者，头中分也：《灵枢》《太素》均无此七字，疑为小字注文。

曰：有哭泣而泪不出者，若出而少涕，不知水所从生，涕所从出也？曰：夫心者五脏之专精也，目者其窍，华色其荣。是以人有德，则气和于目，有亡忧知于色，是以悲哀则泣下，泣下水所由生也。众精（《素问》作水宗）者积水也，积水者至阴也，至阴者肾之精也。宗精之水所以不出者，是精持之也，辅之裹之，故水不行也。夫气之传也，水之精为志，火之精为神，水火相感，神志俱悲，是以目之水生[①]也。故谚言曰：心悲又名曰志悲。志与心精共凑于目也。是以俱悲则神气传于心，精上下[②]传于志而志独悲，故泣出也。泣涕者脑也，脑者阳（《素问》作阴[③]）也。髓者骨之充也。故脑渗为涕。志者骨之主也，是以水流涕从之者，其类也。夫涕之与泣者，譬如人之兄弟，急则俱死，生则俱生[④]（《太素》作出则俱亡），其志以早[⑤]悲，

---

① 生：《太素》此前有"不"字，与前文义合，当据补之。

② 下：《素问》《太素》均作"不"，原文疑误。

③ 阴：疑误。《太素研究》云："按，'阴'字误。王冰注云：'《五脏别论》以脑为地气所生，皆藏于阴而象于地，故言脑为阴。'林亿新校正云：'按全元起本及《甲乙经》《太素》阴作阳。'观王氏注，'阴'字乃王氏妄改也。脑为诸阳之会，何得云'阴'。《太素》卷二十九《水论》正作'阳'。杨上善注云：'头髓为阳，充骨之阴也。''阳'与'充'为东阳合韵，若作'阴'，则与'充'（段氏第九部东韵）不押韵矣。《素问》经王冰大肆改动，与全元起本相异之处甚多，失韵之处亦不一而足，尤当据《太素》《甲乙》而细校之。"此说是。

④ 生则俱生：《太素研究》云："按，林亿于'生则俱生'下注云：'按《太素》生则俱生作出则俱亡。'《太素》卷二十九《水论》正作'出则俱亡'，与《新校正》合。按作'亡'是，与'行'皆在段氏第十部阳韵，属同韵部相押。杨上善注云：'涕之与泣，同为水类，故泣之水出，涕即从之。比之兄弟，有急有出，死生是同，相随不离，涕泣亦尔，志动而悲，则涕泣横之也。'"

⑤ 早：《太素》作"摇"，义长。

是以涕泣俱出^①而相从者，所属之类也。

曰：人哭泣而泣不出者，若出而少，涕不从之，何也？曰：夫泣不出者，哭不悲也。不泣者，神不慈也。神不慈则志不悲，阴阳相持，泣安能独来。夫志悲者惋，惋则冲阴，冲阴则志去目，志去则神不守精，精神去目，涕泣出也。

夫经言乎，厥则目光^②无所见。（自"涕之与泣者"以下至"目光无所见"原本^③漏，今以《素问》《灵枢》补之）。夫人厥则阳气并于上，阴气并于下，阳并于上，则火独光也；阴并于下则足寒，足寒则胀。夫一水不能胜五火^④，故目盲^⑤。是以气衝风，泣下而不止。夫风之中目也，阳气内守于精，是火气燔目，故见风则泣下也。有以比之，夫（《素问》下有火字）疾风生，乃能雨，此之类也（《九卷》言其形，《素问》言其精，亦互相发明也）。

曰：人之太息者何？曰：忧思则心系急，心系急则气道约，约则不利，故太息以伸出之。补手少阴、心主，足少阳留之。

曰：人之漾下者何？曰：饮食皆入于胃，胃中有热，热则虫动，虫动则胃缓，胃缓则廉泉开，故漾下。补足少阴。

曰：人之耳中鸣者何？曰：耳者，宗脉之所聚也。故胃中空，空^⑥则宗脉虚，虚则下，溜脉有所竭者，故耳鸣。补客主

---

① 出：此后《素问》有"而横行也，夫人涕泣俱出"十字，《太素》有"而横行，是故涕泣俱出"九字。

② 光：《素问》《太素》均无。疑衍。

③ 本：原作"不"，据四库本改。

④ 五火：费解，《太素》作"两火"，当据改之。

⑤ 目盲：《素问》作"目眦盲"，《素问》新校正云："按《甲乙经》无盲字。"《太素》作"目眦而盲"。

⑥ 空：《灵枢》《太素》均无，疑衍。

人，手大指甲上与肉交者。

曰：人之自啮舌者何？曰：此厥逆走上，脉气皆至也。少阴气至则自啮舌，少阳气至则啮颊；阳明气至则啮唇矣。视主病者补之。

曰：人之善忘者何？曰：上气不足，下气有余，肠胃实而心肺虚。虚则荣卫留于下，久不以时上，故善忘也。

曰：人之善饥不嗜食者何也？曰：精气并于脾，则热留于胃，胃热则消谷，消谷故善饥，胃气逆上故胃脘塞，胃脘塞故不嗜食。

善忘及善饥①，先视其腑脏，诛其小过，后调其气，盛则泻之，虚则补之。凡此十四②邪者，皆奇邪走空窍者也。邪之所在，皆为不足。故上气不足，脑为之不满，耳为之善鸣，头为之倾，目为之瞑③；中气不足，溲便为之变，肠为之善鸣，补之足外踝下留之④；下气不足，则乃为痿厥心闷。急刺足大指上二寸留之，一曰补足外踝下留之。

寒气客于厌发瘖不能言第二

黄帝问曰：人之卒然忧恚而言无音者，何气不行？少师对

---

① 善忘及善饥：《灵枢》《太素》均无此五字。

② 十四：《灵枢》《太素》均作"十二"。本篇将"人之善忘"及"人之善饥不欲食"二证移至此，故曰"十四"邪。

③ 瞑：《灵枢》作"眩"。《太素研究》云："按，'眩'字误，依《太素》卷二十七《十二邪》当作'瞑'，与'鸣''倾'相押，三字皆在段氏古音第十一部耕韵。《甲乙经》卷十二第一亦作'瞑'。('耳为之苦鸣'之'苦'，《太素》《甲乙经》均无。则《灵枢》上一'苦'字当做'善'，下一'苦'字衍。)"

④ 补之足外踝下留之：《灵枢》《太素》均无，与篇末句重，疑衍。

曰：咽喉者，水谷之道路也；喉咙者，气之所以上下者也；会厌者，音声之户也；唇口者，音声之扇也；舌者，音声之机也；悬痈垂者，音声之关也；颃颡者，分气之所泄也；横骨者，神气之所使，主发舌者也。故人之鼻洞涕出不收者，颃颡不闭[1]，分气失也。其厌小而薄，则发气疾，其开阖利，其出气易；其厌大而厚，则开阖难，其出气迟，故重言也。所谓吃者，其言逆，故重之[2]。卒然无音者，寒气客于厌，则厌不能发，发不能下至其机扇，机扇开阖不利故无音。足少阴之脉上系于舌本，络于横骨，终于会厌，两泻血脉，浊气乃辟。会厌之脉，上络任脉，复取之天突，其厌乃发也。

暴瘖气硬[3]，刺扶突与舌本出血。瘖不能言，刺脑户。暴瘖不能言，喉嗌痛，刺风府。舌缓，瘖不能言，刺瘖门。喉痛瘖不能言，天突[4]主之。暴瘖气硬，喉痹咽肿，不得息，食饮不下，天鼎主之。食饮善呕，不能言，通谷主之。瘖不能言，期门主之。暴瘖不能言，支沟主之。瘖不能言，合谷及涌泉、阳交主之。

目不得眠不得视及多卧卧不安不得偃卧肉苛诸息有音及喘第三

黄帝问曰：夫邪气之客于人也，或令人目不得眠者，何也？

---

① 闭：《灵枢》作"开"。

② 所谓吃者，其言逆，故重之：《灵枢》无此十字，疑为上文注语。

③ 硬：《灵枢》作"鞭"，《太素》作"鲠"，按文义当作"鲠"。刘衡如本及《校注》均据《外台》改作"哽"，下同。

④ 天突：《校注》据《外台》及《医心方》改作"天窗"。

伯高对曰：五谷入于胃也，其糟粕、津液、宗气分为三隧。故宗气积于胸中，出于喉咙，以贯心肺而行呼吸焉。营气者，泌其津液，注之于脉，化而为血，以营四末，内注五脏六腑，以应刻数焉。卫气者，出其悍气之慓疾，而先行于四末分肉皮肤之间，而不休息也。昼行于阳，夜行于阴，其入于阴也，常从足少阴之分间，行于五脏六腑。今邪气客于五脏①，则卫气独营②其外，行于阳，不得入于阴。行于阳则阳气盛，阳气盛则阳跷满。不得入于阴，阴气虚故目不得眠③。治之补其不足，泻其有余，调其虚实，以通其道而去其邪，饮以半夏汤一剂，阴阳已通，其卧立至。此所以决渎壅塞，经络大通，阴阳得和者也。其汤方以流水千里以外者八升，扬之万遍，取其清五升煮之，炊以苇薪火，沸煮秫米一升，治半夏五合，徐炊令竭为一升半，去其滓④，饮汁一小杯，日三，稍益，以知为度。故其病新发者，覆杯则卧，汗出则已矣，久者三饮而已。

曰：目闭不得视者何也？曰：卫气行于阴，不得入于阳，行于阴则阴气盛，阴气盛则阴跷满；不得入于阳则阳气虚，故目闭焉（《九卷》行作留，入作行）。

曰：人之多卧者何也？曰：此人肠胃大而皮肤涩（《九卷》

---

① 五脏：此后《灵枢》有"六府"，《太素》作"脏腑"，疑此后当脱"六府"二字。

② 营：《灵枢》《太素》均作"卫"，义胜。杨上善注云："邪气客于内脏腑中，则卫气不得入于脏腑，卫气惟得卫外，则为盛阳。"

③ 行于阳，不得入于阴……阴气虚故目不得眠：此段《太素》作"卫其外则阳气瞋，瞋则阴气益少，阳乔满，是以阳盛，故目不得暝"二十五字。《灵枢》同，惟"不得眠"作"不暝"。

④ 滓：《太素》作"滓"，按：滓，音滓，与滓义同。

作湿，下同）。涩则分肉不解焉。肠胃大则胃气行^①留久，则皮肤涩，分肉不解则行迟。夫卫气者，昼常行于阳，夜常行于阴，故阳气尽则卧，阴气尽则寤。故肠胃大，卫气行留久，皮肤涩，分肉不解则行迟^②。留于阴也久，其气不精，（一作清）则欲瞑，故多卧矣。其肠胃小，皮肤滑以缓，分肉解利，卫气^③之留于阳也久，故少卧焉。

曰：其非常经也，卒然多卧者何也？曰：邪气留于上焦，上焦闭而不通，已食若饮汤，卫气久留于阴而不行，故卒然多卧。曰：治此诸邪奈何？曰：先视其腑脏，诛其小过，后调其气，盛者泻之，虚者补之，必先明知其形气之苦乐，定乃取之。

曰：人有卧而有所不安者，何也？曰：脏有所伤，及情有所倚，则卧不安（《素问》作精有所寄则安，《太素》作精有所倚则不安^④），故人不能悬其病也。曰：人之不得偃卧者何也？曰：肺者脏之盖也。肺气盛则脉大，脉大则不得偃卧。

曰：人之有肉苛者何也，是为何病？曰：营气虚，卫气实也^⑤。营气虚则不仁，卫气虚则不用，营卫俱虚，则不仁且不用。肉加苛也，人身与志不相有也，三十日死。

---

① 胃气行：《灵枢》《太素》均作"卫气"，据后文"故肠胃大，卫气行留久""卫气久留于阴而不行"等，疑作"卫气"是。

② 故肠胃大，卫气行留久，皮肤涩，分肉不解则行迟：此十九字与上文相重，且与上下文义不相接，疑衍。

③ 气：原文残缺，据四库本、《灵枢》及《太素》补。

④ 精油所倚，则不安：《太素》作"精有所之，倚则不安"，《素问》新校正引《太素》之文作"精有所倚则不安"，疑此当脱"乏"字，详参《太素新校正》。

⑤ 营气虚，卫气实也：《校注》引《素问识》云："简按：下文云：营气虚则不仁，卫气虚则不用，营卫俱虚则不仁且不用，则此七字不相冒，恐是衍文"。刘衡如本注："此七字《素问·逆调论》同，疑衍或误。"

曰：人有逆气不得卧而息^①有音者，有不得卧而息无音者，有起居如故而息有音者，有得卧行而喘者，有不得卧，不能行而喘者，有不得卧，卧而喘者，此何脏使然？曰：不得卧而息有音者，是阳明之逆也。足三阳者下行，今逆而上行，故息有音也。阳明者胃脉也，胃者六府之海也，其气亦下行。阳明逆不得从其道故不得卧。

《下经》曰：胃不和则卧不安，此之谓也。夫起居如故而息有音者，此肺^②之络脉逆，不得随经上下^③，故留经而不行。络脉之病人也微，故起居如故而息有音也。夫不得卧，卧则喘者，水气客也。夫水气循津液而留（《素问》作流）者也，肾者水藏，主津液，主卧与喘也。

惊不得眠，善龄^④水气上下，五脏游气也，三阴交^⑤主之。不得卧，浮郄主之。身肿皮肤不可近衣，淫泺苛获，久则不仁，屏翳^⑥主之。

足太阳阳明手少阳脉动发目病第四

黄帝问曰：余尝上青霄^⑦之台，中陛而惑，独冥视之，安心定气，久而不解，被发长跪，俯而复视之，久不已，卒然自

---

① 息：原脱，据《素问》《太素》及下文例补。

② 肺：《太素》作"脾"。

③ 下：此前原有"行"字，据《素问》及《太素》删。

④ 龄：原作"断"，据四库改，按：龄，《说文·齿部》："齿相切也"即夜中磨牙之患。

⑤ 三阴交：《校注》及刘衡如本皆据《外台》及《千金》改作"阴交"。

⑥ 屏翳：《校注》及刘衡如本皆据《外台》《千金》及《医心方》改作"屋翳"。

⑦ 青霄：《灵枢》《太素》均作"清冷"。

止，何气使然？岐伯对曰：五脏六腑之精气，上注于目而为之精，精之裹（《灵枢》作窠，下同）者①为眼，骨之精者为瞳子，筋之精为黑睛（《灵枢》作黑眼），血之精为其络，气之精为白睛②（《灵枢》亦作白眼），肌肉之精为约束，裹挈（一作撷）筋骨血气之精而与脉并为系，上属于脑，后出于项中。故邪中于头目③，逢身之虚，其入深，则随眼系以入于脑，入则脑转，脑转则引目系急，目系急则目眩以转矣。邪中之④精，则其精所中者不相比，不相比则精散，精散则视歧，故见两物也。目者，五脏六腑之精也，营卫魂魄之所常营也，神气之所生也。故神劳则魂魄散，志意乱。是故瞳子黑眼法于阴，白睛赤脉法于阳，故阴阳合揣（《灵枢》作传）而精明也。目者心之使也，心者神之所舍也，故神分精乱而不揣（一作转），卒然见非常之处，精气⑤魂魄散不相得，故曰惑。曰：余疑何其然也，余每之东苑，未尝不惑，去之则复。余惟独为东苑劳神乎，何其异也？曰：不然，夫心有所喜，神有所恶，卒然相惑⑥则精气乱，视误故惑，神移乃复，是故间者为迷，甚者为惑。

目眦外决（一作次）于面者，为兑眦；在内近鼻者，上为外眦，下为内眦。目色赤者病在心，白色者病在肺，青色者病

---

① 者：《灵枢》《太素》均无，按下文例疑衍，刘衡如本据删之。

② 睛：《太素》作“眼”。此前《灵枢》有“其窠”二字，《太素》有“其果”二字，均连下句读。

③ 头目：《灵枢》《太素》均作“项，因”，“因”字连后句读《校注》云：“据上文作‘项’义胜。”刘衡如本注：“《灵枢·大惑论》《太素》卷二十七及《千金》卷六均做‘项因’，并以‘因’字属下句。本书义长。”

④ 之：《灵枢》《太素》均作“其”，义胜。

⑤ 气：《灵枢》《太素》均作“神”。据上文作“气”义长。

⑥ 惑：《太素》作“感”，《校注》据《太素》《千金》《医学纲目》改作“感”。

在肝，黄色者病在脾，黑色者病在肾，黄色不可名者病在胸中。诊目痛赤脉从上下者，太阳病；从下上者，阳明病；从外走内者，少阳病。夫胆移热于脑，则辛頞鼻渊（一作洞）。鼻渊者，浊涕下不止，传为衄蔑（《素问》作衊蔑），瞑目，故得之气厥。

足阳明有侠鼻入于面者，名曰悬颅，属口对入系目本。头痛，引颔取之^①，视有过者取之，损有余，补不足，反者益甚。足太阳有通项入于脑者，正属目本，名曰眼系。头目苦痛，取之在项中两筋间，入脑乃别，阴跻阳跻阴阳相交。阳入阴出，阴阳交于兑眦，阳气绝则瞑目^②，阴气绝则眠。目中赤痛，从内眦始，取之阴跻。

目中痛不能视，上星主之，先取譩譆，后取天牖、风池。青盲，远视不明，承光主之。目瞑还^③视䀮䀮，目光^④主之，目䀮䀮赤痛，天柱主之。目眩无所见，偏头痛，引^⑤外眦而急，颔厌主之。目不明，恶风，日^⑥泪出憎寒，目痛目眩，内眦赤痛，目䀮䀮无所见，眦痒痛，淫肤白翳，睛明主之。青盲无所见，远视䀮䀮，目中淫肤，白膜覆瞳子，目窗^⑦主之。目不明，泪出，目眩瞽^⑧，瞳子痒，远视䀮䀮，昏夜无见，目瞤动，与项口参相

---

① 头痛，引颔取之：《灵枢》《太素》均无此六字。此为悬颅穴主治证，疑羼于此。

② 阳气绝则瞑目：《灵枢》《太素》均作"阳气盛则瞑目"，义胜。

③ 还：《校注》据《外台》《千金》《医心方》《医学纲目》改作"远"。

④ 目光：《校注》据《外台》《千金》《医心方》《医学纲目》改作"目窗"。

⑤ 引：此后《校注》据《外台》《千金》《医心方》《医学纲目》补"目"字。

⑥ 日：《校注》及刘衡如本皆据《外台》卷三十九、《千金》卷三十及《医心方》改作"目"。

⑦ 目窗：《校注》据《外台》《医心方》改作"瞳子窌"。

⑧ 目眩瞽：《校注》及刘衡如本皆据《外台》卷三十九、《千金》卷三十校语改作"目眩瞀"。

引，喝僻口不能言，刺承泣。目痛口僻戻（一作泪出），目不明，四白主之。目赤黄，颧窌主之。眴目，水沟主之。目痛不明，龂交主之。目瞑身汗出，承浆主之。青盲瞳目恶风寒，上关主之。青盲，商阳主之。瞳目，目眦瘘，偏历主之。眼痛，下廉主之。瞳目，目眦瘘，少气，灸手五里^①，左取右，右取左。目中白翳，目痛泣出，甚者如脱，前谷主之。白膜覆珠，瞳子无所见，解溪主之。

手太阳少阳脉动发耳病第五

暴厥而聋，耳偏塞闭不通，内气暴薄也。不从内外中风之病，故留瘦著也。头痛耳鸣，九窍不利，肠胃之所生也。

黄帝问曰：刺节言发蒙者，刺府腧以去府病，何俞使然？岐伯对曰：刺此者，必于白^②日中，刺其耳听（一作听宫）^③，中其眸子，声闻于外^④，此其俞也。曰：何谓声闻于外？曰：已刺以手坚按其两鼻窍令疾偃，其声必应其中^⑤。耳鸣，取耳前动脉。耳痛不可刺者，耳中有脓，若有干擿抵（一本作耵聍），耳无闻也。耳聋，取手^⑥少指（《太素》云少指次指）爪甲上与肉交者，先取手，后取足。耳鸣，取手中指爪甲上，左取右，右取左，先取手，后取足。聋而不痛，取足少阳；聋而痛，取手

---

① 手五里：《校注》据《外台》《千金》改作"五里"。

② 白：《灵枢》《太素》均无，义胜。

③ 耳听：《灵枢》《太素》均作"听宫"，义胜。

④ 外：《灵枢》《太素》均作"耳"，义胜，下句亦同。

⑤ 必应其中：《灵枢》《太素》均作"必应于针也"，义胜。

⑥ 手：《太素》作"手足"，据此与下文"先取手，后取足"疑"手足"是，下文述耳鸣文句。

阳明。

耳鸣，百会及颔厌、颅息、天窗、大陵、偏历、前谷、后溪皆主之。耳痛聋鸣，上关主之，刺不可深。耳聋鸣，下关及阳谿、关冲、腋门，阳谷主之。耳聋鸣，头颔痛，耳门主之。头重，颔痛，引耳中憹憹嘈嘈，和窌主之。聋，耳中癫溲若风，听会主之。耳聋填填如无闻，憹憹嘈嘈若蝉鸣，颏颊^①鸣，听宫主之。下颊取之，譬如破声，刺此（即《九卷》所谓发蒙者）。聋，翳风及会宗、下关主之。耳聋无闻，天窗主之。耳聋，嘈嘈无所闻，天容主之。耳鸣无闻，肩贞及完骨^②主之。耳中生风，耳鸣耳聋时不闻，商阳主之。聋，耳中不通，合谷主之。耳聋，两颞颥痛，中渚主之。耳焞焞浑浑无所闻，外闻^③主之。卒气聋，四渎主之。

手足阳明脉动发口齿病第六

诊龋痛，按其阳明之来，有过者独热，在左者左热，在右右热，在上上热，在下下热。臂之阳明，有入頄^④齿者，名曰大迎^⑤，下齿龋取之臂，恶寒补之（一作取之），不恶泻之（《灵枢》名曰禾窌，或曰大迎。详大迎乃是^⑥阳明脉所发，则当云

---

① 颊：《校注》据《外台》改作"鸠"。

② 完骨：《校注》及刘衡如本均据《外台》卷三十九、《千金》卷三十改作"腕骨"。

③ 外闻：《校注》据《外台》改作"外关"，刘衡如本径改之。

④ 頄：《灵枢》作"顅"。此后《灵枢》《太素》均有"偏"字，与文义合，《校注》及刘衡如本均补之。

⑤ 大迎：《太素》作"人迎"，疑误。

⑥ 是：疑为"足"字之误。

禾窌是也。然而下齿龋又当取足阳明大迎，当试可知耳）。手太阳有八颏①偏齿者，名曰角孙，上龋齿②，取之在鼻与鼽（一作颊）前。方病之时，其脉盛，脉盛则泻之，虚则补之。一曰取之眉③外，方病之时，盛泻虚补。齿动④痛，不恶清饮，取足阳明；恶清饮，取手阳明。舌缓漾下颊⑤闷，取足少阴。重舌，刺舌柱以铍⑥针。

上齿龋肿，目窗主之。上齿龋痛，恶风寒，正营主之。齿牙龋痛，浮白及完骨主之。齿痛，颧窌及二间主之。上齿龋，兑端及耳门主之。齿间出血者，有伤酸，齿床落痛，口不可开，引鼻中，龂交主之。颊肿，口急，颊车痛，不可以嚼，颊车主之。上齿龋痛，恶寒者⑦，上关主之。厥口僻，失欠，下牙痛，颊肿，恶寒，口不收，舌不能言，不得嚼，大迎主之。失欠，下齿龋，下牙痛，颔肿，下关主之⑧。齿牙不可嚼，龂肿，角孙主之。口僻不正，失欠口⑨不开，翳风主之。舌下肿，难言，舌纵，喎戾不端，通谷主之。舌下肿，难以言，舌纵涎出，

---

① 手太阳有八颏：《灵枢》作"足太阳入颏"，《太素》作"足之太阳入颊"，此句当作"足太阳入颊"义胜。

② 龋齿：《灵枢》《太素》均作"齿龋"，按上下文义，当乙作"齿龋"是。

③ 眉：《灵枢》作"鼻"。

④ 动：《灵枢》《太素》均无此字，义胜。

⑤ 颊：《灵枢》《太素》均作"颛"，"颊"当为"颛"之讹写。

⑥ 铍：原作"排"，《灵枢》作"钺"，据《太素》改。

⑦ 恶寒者：《校注》据《外台》《医心方》改作"口僻禁不开"。

⑧ 下关主之之：此后《校注》据《外台》《医学纲目》补"齿龋痛，听会及冲阳主之"一条。

⑨ 失欠口：《校注》据《外台》《医心方》改作"失欠口噤"，刘衡如本据《外台》卷三十九及《铜人》改作"失口脱颔，口噤"。

广泉①主之。口僻，刺太渊，引而下之。口中肿②臭，劳宫主之。口中③下齿痛，恶寒顿肿，商阳主之。齿龋痛，恶清，三间主之。口僻，偏历主之。口齿痛，温留主之。下齿龋，则上齿痛，腋门主之。齿痛，四渎主之。上牙龋痛，阳谷（一作阳谿）主之。齿龋痛，合谷主之，又云少海④主之。舌纵漾下，烦闷，阴交⑤主之。

血溢发衄第七（鼻䪿息肉着附）

暴痹⑥内逆，肝肺相薄⑦，血溢鼻口，取天府，此为胃之大腧五部也（五部，按《灵枢》云：阳逆头痛，胸满不得息，取人迎。暴瘖气鞕⑧，刺扶突与舌本出血。暴聋气蒙，耳目不明，取天牖。暴拘挛痫痉⑨，足不任身者，取天柱。暴痹⑩内逆，肝肺相薄⑪，血溢鼻口，取天府，此为胃之五大俞五部也⑫。今士安

---

① 广泉：《校注》据《外台》《医心方》改作"廉泉"，刘衡如本径改之。
② 肿：《校注》据《外台》《医心方》改作"腥"，刘衡如本据《千金》卷三十于此后补"腥"字。
③ 中：《校注》及刘衡如本均据《外台》卷三十九改作"干"。
④ 少海：《校注》据本经取穴体例及《外台》《千金》《医心方》改作"小海"。
⑤ 阴交：《校注》据明抄本及《外台》卷三十九改作"阴谷"，刘衡如本兼据《千金》卷三十及《铜人》卷五改作"阴谷"。
⑥ 痹：《灵枢》《太素》均作"瘅"，当据改。
⑦ 薄：《灵枢》作"搏"。
⑧ 鞕：《太素》作"鲠"，是。
⑨ 暴拘挛痫痉：今《灵枢》作"暴挛痫眩"。
⑩ 痹：今《灵枢》作"瘅"。
⑪ 薄：今《灵枢》作"搏"。
⑫ 此为胃之五大俞五部也：今《灵枢》作"此为天牖五部"。

散作五穴于篇中，此特五部之一耳）。衄而不止[①]衃，血流，取足太阳；大衄衃血[②]，取手太阳；不已刺腕骨[③]下；不已，刺膕中出血。

鼻鼽衄，上星主之。先取譩譆，后取天牖、风池。鼻管疽发为厉[④]，脑空主之。鼻鼽不利，窒洞气塞，喎僻多洟，鼽衄有痈，迎香主之。鼽衄洟出，中有悬痈宿肉，窒洞不通，不知香臭，素髎主之。鼻窒口僻，清洟出不可止，鼽衄有痈，禾髎主之。鼻中息肉不利，鼻头额頞中痛，鼻中有蚀疮，龂交主之[⑤]。鼻鼽不得息，不收洟，不知香臭，及衄不止，水沟主之。衄血不止，承浆及委中主之。鼻不利，前谷主之。衄，腕骨主之。

手足阳明少阳脉动发喉痹咽痛第八

喉痹不能言，取足阳明；能言，取手阳明。

喉痹，完骨及天容、气舍、天鼎、尺泽、合谷、商阳、阳谿、中渚、前谷、商丘、然谷、阳交悉主之。喉痹咽肿，水浆不下，璇玑主之。喉痹食不下，鸠尾主之。喉痹咽如梗，三间主之。喉痹不能言，温留及曲池主之。喉痹气逆，口喎，喉咽

---

① 止：《太素》无，义胜，《校注》及刘衡如本皆删之。

② 大衄衃血：《灵枢》作"衃血"，《太素》作"衃"，二者均较原文义胜。

③ 腕骨：《灵枢》作"宛骨"，《太素》作"捥"，原文当误。《校注》据《圣济总录》卷一百九十三改作"腕骨"，刘衡如本径改作"腕骨"。

④ 厉：《校注》及刘衡如本均据《外台》卷三十九、《千金》卷三十改作"厉鼻"。

⑤ 龂交主之：《校注》云："据本经取穴体例，疑本条应在'水沟治之'条之后。"

如柜[①]状，行间主之（《千金》作间使）。咽中痛，不可纳食，涌泉主之。

气有所结发瘤瘿第九

瘿，天窗（一本作天容，《千金》作天府）及臑会主之。瘤瘿，气舍主之。

妇人杂病第十

黄帝问曰：人有重身，九月而瘖，此为何病？岐伯对曰：胞之络脉绝也。胞络者系于肾，少阴之脉，贯肾，系舌本，故不能言，无治也，当十月复。治法[②]曰：无损不足，溢[③]有余，以成其辜（《素问》作疹）。所谓[④]不足者，身羸瘦，无用镵石也。无益其有余者，腹中有形而泄之，泄之则精出而病独擅中，故曰成辜。

曰：何以知怀子且生也？曰：身有病而无邪脉也。诊女子，手少阴脉动甚者，妊子也。乳子而病热脉悬小，手[⑤]足温则生，寒则死。乳子中风，病热喘渴[⑥]（《素问》作鸣），肩息，脉急[⑦]大，缓则生，急则死。

---

① 柜：《校注》据《外台》《千金》《医学纲目》改作"扼"，刘衡如本径改之。
② 治法：《素问》《太素》均作"《刺法》"，疑是。
③ 溢：《素问》《太素》均作"益"，据此及下文义当作"益"是。
④ 谓：此后《素问》有"无损"二字，义胜。
⑤ 手：《太素》无。
⑥ 渴：《太素》作"鸣"。按："渴"疑为"喝"之误。
⑦ 急：《素问》《太素》均作"实"。

乳子下赤白，腰俞主之。女子绝子，阴挺出不禁白沥，上窌主之。女子赤白沥，心下积胀，次窌主之。腰痛不可俯仰[①]，先取缺盆，后取尾骶。女子赤淫时白，气癃，月事少，中窌主之。女子下苍汁不禁，赤沥，阴中痒痛，少[②]腹控䏚，不可俯仰，下窌主之，刺腰尻交者两胂上，以月生死为痏数，发针立已。肠鸣泄注，下窌主之[③]。

妇人乳余疾，肓门主之。乳痛寒[④]热短气，卧不安，膺窗主之。乳痛，凄索寒热，痛不可按[⑤]，乳根主之。绝子灸脐中，令有子。女子手脚拘挛，腹满，疝，月水不通[⑥]，乳余疾，绝子，阴痒，阴交主之。腹满疝积，乳余疾，绝子阴痒，（《千金》云：奔肫上腹坚痛，下引阴中，不得小便，刺阴交入八分）刺石门。女子绝子，衃血在内不下，关元主之（《千金》云：胞转不得尿，少腹满，石水痛，刺关元，亦宜矣）。女子禁中痒，腹热痛，乳余疾，绝不足[⑦]，子门不端，少腹苦寒，阴痒及痛，经闭不通，中极主之。妇人下赤白沃后[⑧]，阴中干痛，恶合阴阳，少腹膜坚，

---

① 腰痛不可俯仰：《校注》据《千金》改作："《千金》云：腰痛不可俯仰"，并改作小字。

② 少：此前《校注》据《外台》《千金》《医学纲目》补"引"字。

③ 肠鸣泄注，下窌主之：《校注》据《千金》改作："《千金》云：肠鸣泄注，下窌主之"，并改作小字。

④ 乳痛寒："乳痛"二字原阙，据四库本补，《校注》据《外台》《千金》补"乳痛"二字。

⑤ 痛不可按："痛不"二字原阙，据四库本补，《校注》据《外台》《千金》《医心方》补"痛不"二字。"按"，四库本作"安"。

⑥ 通：《校注》据《外台》《医心方》《医学纲目》改作"下"。

⑦ 绝不足：《校注》及刘衡如本均据《外台》卷三十九、《千金》卷三十补作"绝子内不足"。

⑧ 后：《校注》据《外台》《千金》《医心方》删。

小便闭，曲骨（《千金》作屈骨）主之。女子血不通，会阴主之。

妇人子脏中有恶血逆①满痛，石关主之。月水不通，奔肫泄气，上下②引腰脊痛，气穴主之。女子赤淫，大赫主之。女子胞中痛，月水不以时休止，天枢主之（《千金》云：腹胀肠鸣，气上冲胸，刺天枢）。小腹胀满，痛引阴中，月水至则腰脊③痛，胞中瘕，子门有寒，引髌髀，水道主之（《千金》云：大小便不通，刺水道）。女子阴中寒，归来主之。女子月水不利，或暴闭塞，腹胀满，癃，淫泺身热，腹中绞痛，癫疝阴肿，及乳难，子④抢心，若胞衣不出，众气尽乱，腹满不得反复⑤，正偃卧，屈一膝，伸一膝，并气冲针上入三寸，气至泻之。妇人无子，及少腹痛，刺气冲主之。妇人产余疾，食饮不下，胸胁榰满，眩目足寒，心切痛，善噫，闻酸臭，胀痹，腹满，少腹尤大，期门主之。妇人少腹坚痛，月水不通，带脉主之。妇人下赤白，里急瘛疭，五枢主之。妬乳，（《千金》云：膺胸痛）大渊主之。绝子，商丘主之，穴在内踝前宛宛中。女子疝瘕，按之如以汤沃其股内至膝，飧泄，灸刺曲泉⑥，妇人阴中痛，少腹坚急痛，阴陵泉主之。妇人漏下，若血闭不通，逆气胀，血海主之。月事不利，见血⑦而有身反败，阴寒，行间主之。乳痈，

---

① 逆：《校注》及刘衡如本均据《外台》卷三十九、《千金》卷三十、《医心方》卷改作"内逆"。

② 奔肫泄气，上下：《校注》据《千金》《医心方》《医学纲目》改作"奔泄气上下"。

③ 脊：《校注》据《外台》《千金》《医心方》改作"背"。

④ 子：此后《校注》据《外台》卷三十九、《千金》卷三十补"上"。

⑤ 复：《校注》据《外台》《千金》改作"息"。

⑥ 灸刺曲泉：《校注》及刘衡如本皆据《外台》卷三十九、《千金》卷三十删。

⑦ 血：《校注》据《外台》《千金》《医学纲目》改作"赤白"。

太冲及复溜主之。女子疝及少腹肿，溏泄，癃，遗溺，阴痛，面尘黑，目下眦痛，太冲主之。女子少腹大，乳难，嗌干嗜饮，中封主之。女子漏血，太冲主之。女子侠脐疝，中封主之。大疝绝子，筑宾主之。女子疝，小腹肿，赤白淫，时多时少，蠡沟主之。女子疝瘕，按之如以汤沃两股中，少腹肿，阴挺出痛，经水来下，阴中肿或痒，漉青汁若葵羹，血闭无子，不嗜食，曲泉主之。

妇人绝产，若未曾生产，阴廉主之，刺入八分，羊矢下一寸是也。妇人无子，涌泉主之。女子不字，阴暴出，经水漏，然谷主之。女子不下月水，照海主之（《千金》云：痹惊，善悲不乐，如坠堕，汗不出，刺照海）。妇人阴挺出，四肢淫泺，身闷，照海主之。月水不来而多闭①，心下痛，目䀮䀮不可远视，水泉主之。妇人漏血，腹胀满不得息，小便黄，阴谷主之（《千金》云：漏血，少腹胀满如阻，体寒热，腹偏肿，刺阴谷）。乳痛有热，三里主之。乳痈惊痹，胫重，足跗不收，跟痛，巨虚下廉主之。月水不利，见血而有身则败及乳肿，临泣主之。女子字难，若胞不出，昆仑主之。

小儿杂病第十一

婴儿病，其头毛皆逆上者死。婴儿耳间青脉起者，瘈，腹痛。大便青辦②，飧泄，脉小，手足寒，难已；飧泄，脉小，手足温者，易已。

---

① 闭：《校注》据《千金》改作"闷"。
② 青辦：《灵枢》作"赤瓣"，《太素》作"赤青辦"。

惊^①痫脉五，针手足^②太阴各五，刺经太阳者五，刺手足少阴^③经络傍者一，足阳明一，上踝五寸刺三针。

小儿惊痫，本神及前顶、囟会、天柱主之。如反视，临泣主之。小儿惊痫加瘛疭，脊急强，目转上插，缩筋^④主之。小儿惊痫，瘛疭脊强互相引，长强主之。小儿食晦头痛，谚喑主之。小儿痫发，目上插，攒竹主之。小儿脐风，目上插，刺丝竹空主之。小儿痫瘛，呕吐泄注，惊恐失精，瞻视不明，眵䁾，瘛脉及长强主之。小儿惊痫不得息，颅囟^⑤主之。小儿惊痫如有见者，列缺主之，并取阳明络。小儿口中腥臭，胸胁楂满，劳宫主之。小儿咳而泄，不欲食者，商丘主之。小儿痫瘛，手足扰，目昏口噤，溺黄，商丘主之。小儿痫瘛，遗精^⑥溺，虚则病诸痫癫，实则闭癃，少腹中热，善寐，大敦主之。小儿脐风，口不开，善惊，然谷主之。小儿腹满不能食饮，悬钟主之。小儿马痫，仆参及金门主之^⑦。

风从头至足，痫瘛，口闭不能开，每大便腹暴满，按之不下，嚔，悲，喘，昆仑主之。

---

① 惊：《素问》《太素》此前均有"刺"字。

② 足：《素问》《太素》均无，据后文义，当有"足"字。

③ 手足少阴：《素问》作"手少阴"，《太素》作"手少阳"。按：若作"手足少阴"，则与前文所述"脉五"之数不合，故疑原文"足"字衍。

④ 缩筋：《校注》据《外台》乙作"筋缩"，刘衡如本径改之。

⑤ 颅囟：《校注》据《外台》《千金》《医心方》改作"颅息"，刘衡如本径改之。

⑥ 精：《校注》及刘衡如本皆据《外台》卷三十九改作"清"。

⑦ 之：此后《校注》据《外台》《医学纲目》补"小儿羊痫，会宗下空主之"十字。